中华文脉
SINIC CONTEXT

从中原到中国

王战营/主编

中华文脉
SINIC CONTEXT
从中原到中国
王战营/主编

本草中华

王振国　主编

中原出版传媒集团
中原传媒股份公司
河南科学技术出版社

图书在版编目（CIP）数据

本草中华 / 王振国主编. -- 郑州 : 河南科学技术出版社, 2024. 11. -- ISBN 978-7-5725-1779-2

Ⅰ. R281

中国国家版本馆CIP数据核字第2024EP8812号

出版发行：河南科学技术出版社

地址：郑州市郑东新区祥盛街 27 号　　邮编：450016

电话：（0371）65788613　65788629

网址：www.hnstp.cn

选题策划：杨秦予

责任编辑：冯俊杰

责任校对：耿宝文

封面设计：张　伟

责任印制：徐海东

印　　刷：河南博之雅印务有限公司

经　　销：全国新华书店

开　　本：720 mm × 1 020 mm　1/16　　印张：17.5　　字数：263 千字

版　　次：2024 年 11 月第 1 版　　2024 年 11 月第 1 次印刷

定　　价：96.00 元

目录

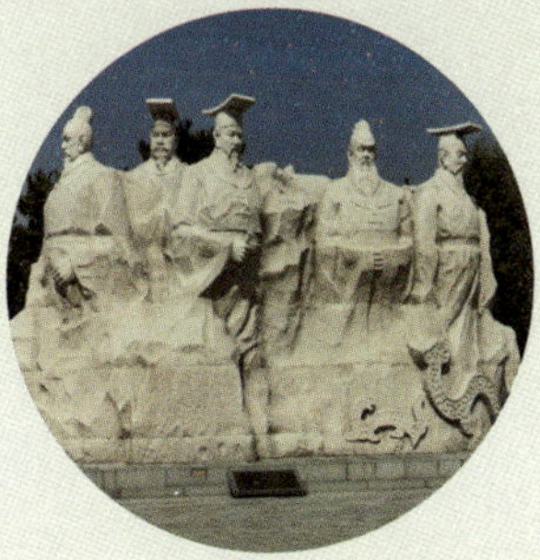

第一章 本草之光 辉耀华夏

本草学是中国医药的精华，更是中国传统文化重要的组成部分。人类文明是江河的赠礼，中华文明以黄河、长江流域为其发轫之中心，中医药文化从这里孕育、发源、流传、壮大而至今，既为中华民族的繁衍做出了不可磨灭的贡献，并从此扩散、流布，辉耀神州，在全球独领风骚。纵观本草学的发展脉络，梳理其发展成就，更加彰显其璀璨光芒。中华本草文脉流传，融入中国传统文化的血脉，具有鲜明的特色：从道法自然、博识万物出发，药食同源、广积博采，凝聚东方智慧、本土创新，构建开放模式、包容兼收，文明筑基、绵延不绝，必将融汇新知、再创辉煌。丰富多彩的中药宝库必将为世界文明和全人类健康事业做出不朽的贡献。

自从盘古开天地，三皇五帝到如今。

中国传统医药文化，融汇于中华文明的血脉，绵延赓续，如星光璀璨，闪耀于世界文明的银河。科技史学家胡道静在为《出入命门》所作的序言中总结说："中医学这一'生命文化'的胚胎，是中国整个传统文化和社会历史推进的舵桨，是中国传统文化区别于其他世界文化的分水岭。"

"医无药不能扬其术，药无医不能奏其效。"中华医药的主体，由医经与本草构筑。医工遵"医经"执医术临证处治疾病，这是古代医药之"医"；至于古代医药之"药"，古人创用"本草"二字，涵盖了传统药物学广泛的层面。本草一词，成为赅通中药研究广博范畴的专门术语，具有开放包容、跨学科通识的特点，成为后世所认知的以自然科学为根基、以医药互联为主体的一门实用学问。

由药而医，由医及药。作为中国医药一端的中华本草，滥觞于远古而源远流长。中华民族在认识人体、疾病、健康以维系生存繁衍的道路上，其治病祛疾的用药智慧，亦如从"盲眼寻星"到"放眼寰宇"，所形成的本草知识的洪流，也是从肇始的"涓流成河"，继之"江河竞流"，终成"百川归海"：源流而下，清波荡漾，吸纳万水，奔腾向前，汇合成浩瀚无垠、博大深邃的中华医药海洋。中华本草理论，如珍珠在磨砺与层积中壮大。回眸审视，其发展道路曲折漫长，跨越时空，脉络不绝，有序可循。其根基立足华夏，精华传播四海，辉光闪耀全球。

中华本草发展的脉络，自有其"薪火传承，代有赓续"的不绝历程，也经历了"跌宕起伏，路转峰回"的雄关曲道，更有着"守正创新，本草重光"的光明前景。爬梳中华本草的脉络，可以观其大概，识来路，循大道，更可放眼向前，使我们以必有的文化自觉与坚定的文化自信，走好传承弘扬之路。

第一节　溯　源

——萌芽茁发　始尝百草

本草的起源或者说孕育前期，主要在秦代以前，可远溯到原始社会，其间经过夏、商、周等朝代，到秦汉时期，《神农本草经》横空出世，本草学体系初创。

茹毛饮血，以求果腹。如此形容远古时期我们先人的生活状态当不为过。

应当说，中医药文化的发源与孕育，是伴随着远古人类的生活生存而开始的。对云南的元谋人、陕西的蓝田人、北京的周口店人等远古人类文化遗址的考古发现，古代先人们在与自然灾害、猛兽、创伤以及疾病等长期抗争的过程中，产生出了治病求存等健康需求。随着人类进化的步伐与文明的不断进步，人们逐渐形成了对生命、健康与病痛的思考以及对药物的认识，开始了早期外治工具的运用，发现了某些简便治疗方法。与药物起源有关的，莫过于“药食同源”的本草发生学观点。

药物知识的积累，来源于生活与生产活动。有关中药起源的传说颇多，但以中华人文始祖伏羲氏和神农氏为引领，并且食物与药物同源的说法得到普遍公认，这与原始社会畜牧业、农业的发展有着密切关系。原始社会初期，生产力极其低下，原始部落的人们共同采集，成群出猎，共同享用得来的食物，其间可能误用误食一些有毒的植物，引起诸如腹泻或呕吐或昏迷等各种不适，甚至造成死亡。经过长期的生活实践与经验积累，逐渐掌握了一些植物的形态和性能，哪些植物对人有害，哪些植物对人有益。有关植物药的知识就这样慢慢积累丰富起来。随着生产工具制作技术的不断改进，生产力不断提高，渔猎经济发展，为原始人提供了较多的畜禽、鱼、蚌蛤类食物，并渐渐认识了某些动物的脂肪、血液、肝胆、骨骼和壳甲等有一定的治疗作用。随着采矿业的发展，人们对矿物的性能有所了解，并认识到某些矿物对治疗疾病有一定作用，这样，人们又逐渐掌握了矿物药的知识。由此，有关植物、动物与矿物的知识共同与避害、治病产生联系。

追溯中医药起源，不能不提及中华人文始祖的“三皇”——伏羲、神农与黄帝，他们都是中华医药创始的祖先。在古典文献中，《帝王世纪》有“伏羲氏……画八卦……乃尝味百药，而制九针”的记载；《路史》有伏羲“尝草治砭”的记载。《淮南子·修务训》所载更详，谓：“古者民茹草饮水，采树木之实，食蠃蛖之肉，时多疾病毒伤之害。于是神农乃始教民播种五谷，相土地宜燥湿肥垸高下，尝百草之滋味，水泉之甘苦，令民知所辟就。当此之时，一日而遇七十毒。”《补史记·三皇本纪》有神农氏“以赭鞭鞭草木，始尝百草，始有医药”的记载。这些都是对古代华夏祖先不断积累医药知识的认同与记述。

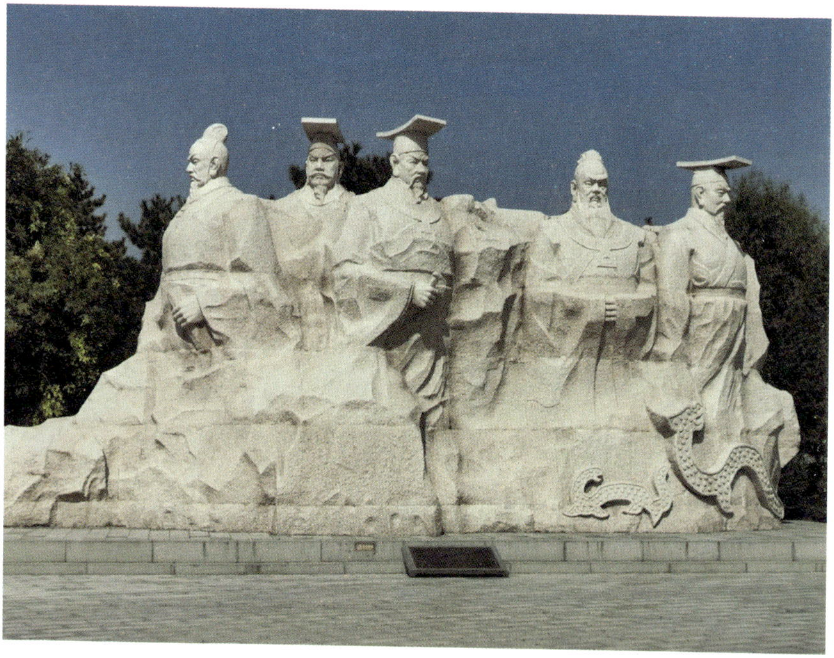

中华人文始祖三皇五帝雕像

中华文明创始，古代华夏从原始社会进入奴隶社会阶段，从器具到文字，识病与识药的人类基本需求，是医药专门学科诞生与发展的基础。

夏代制陶，商代制铜器，为中药调剂、煎煮提供了器具。在此时期，已出现药酒及汤液。商代伊尹是创制“汤液”的鼻祖，据晋代皇甫谧在《针灸甲乙经·序》中说："伊尹以亚圣之才，撰用神农本草，以为汤液。"

夏商周时代，中医药文化相关的记载还较少，但在中医药发展史上此时期是不可或缺的奠基与过渡阶段。现存最早的成熟汉字是甲骨文，据统计与疾病有关的甲骨有 323 片，记载疾病 40 多种。甲骨文所记载医治疾病的方法，包括针刺、按摩、接骨、拔牙以及药物治疗。在商代的金文中已经有了"药"字，《说文解字·草部》将其训释为"治病草"。

据《周礼·天官》记载，西周时已有食医、疾医和疡医的分工，并且周代已经开始使用望、闻、问、切等诊病方法，运用药物、针灸、手术等治疗方法。其中疾医以"五味、五谷、五药养其病"，据汉代郑玄注释：五味，酸、苦、辛、咸、甘也。五谷，麻、黍、稷、麦、豆也。五药，草、木、虫、石、谷也。这些都是由"疾医"掌管用以治病的，体现了周代医者对药物的认识和初步的自然分类方法。

《诗经》是周初至春秋中叶的文学作品，也是我国传世文献中最早记载具体药物的书籍。书中收录上百种供药用的动物、植物名称，如葈耳（今苍耳）、芣苢（今车前草）、桑椹、合欢、瓜蒌、蓷（今益母草）、芍药、枸杞、鲤鱼、蟾蜍等，并对一些品种的采集季节、性状、产地及服用等有着具体的记载。

《山海经》是古代地理、神话传说著作，里面记载了先秦时期我国各地的名山大川、动植物产，也记载了许多药物，甚至明确指出了药物的产地、效用和性能，说明人们对药物的认识又深入了一步。《山海经》记载的药物数量，各家的统计有所差异，大致可分为四类：动物药 67 种，植物药 52 种，矿物药 3 种，水类 1 种，另有 3 种不详何类，共计 126 种。服法则有内服（汤服、食用）和外用（佩带、沐浴、涂抹等）的不同。所涉及的病种 31 种，包括内、外、妇、五官、皮肤等科疾患。其中也有补药和疾病预防的记载，反映了当时已有预防医学思想的萌芽。

春秋战国时期，医药专门文献已经形成，从出土文献中可以得见其一二。《万物》是 1977 年考古发现的汉简文献，出土自安徽阜阳，其编制年代约在春秋时代或战国初期。所载药物 70 余种，对各药所治疾病的记载较《山海经》更加具体，并已有复方的出现。因此，有学者认为《万物》是迄今为止发现最早的我国药物学专著。

《五十二病方》是1973年考古发现的帛书，出土自长沙马王堆汉墓，约成书于战国时期。2012年出土自成都老官山汉墓的医简《六十病方》，经专家研究认为此书较《五十二病方》晚出。故《五十二病方》是我国迄今为止最早的医方，书中共载药名247个，能够反映与说明其时所用药物品种的广泛情况。

经过原始社会、奴隶社会和封建社会初期各阶段的萌芽孕育，本草学已经具备了形成专门学科的基础，为秦汉时期本草学的建立与发展奠定了基础。基于以上的“溯源”，对自秦汉以来所确立的本草学科及其历史成就，将从“清波”到“竞流”，再从“融汇”到前行“汇海”为关键词，沿着历史发展的脉络，予以梳理与审视，并总结与概括本草学的优势与特色。

第二节　清　波

——涓流成河　顺风扬帆

神农尝百草而始有医药。本草学的建立，以《神农本草经》的成书为典型标志。“本草”既是专门的术语，更成为专门的学问。本草学从秦汉时期初步架构，历经魏晋南北朝并隋唐时期，涓流成河汇为盛世清波。

一、秦汉时期

秦汉时期，社会政治、经济、文化显著发展，学术思想趋于活跃。秦统一六国，统治较为短暂，而汉代社会出现长久安定的局面，不仅政治、经济、文化稳定发展，中医药的发展也呈现出“百家争鸣”的态势。中医学四大经典著作《神农本草经》《黄帝内经》《难经》和《伤寒杂病论》在此时期初步形成或者已经成型，也说明传统中医学从“本草”到“医经”得以初步完备。以神农、黄帝等中华始祖之名来命名本草与医经，更彰显了中医药学与中华文明的血脉联系。

1. 本草学的奠基:《神农本草经》

《神农本草经》，书虽托名为“神农”所作，实成书于汉代，是已知最早的中药学著作。其所载述的本草专门知识，相传起源于神农氏，代代口耳相传，于东汉时期集结整理成书。然其成书绝非一时，作者更非一人，是秦汉时期众多医家搜集、整理、总结当时与此前药物学经验成果的专著。《神农本草经》将其成书以前所积累的采药、制药、用药的经验进行了系统的总结，将药物按良毒之药性厘分为上、中、下三品，提出了中药学基本理论如“四气五味”药物属性和“君臣佐使”的配伍原则等，在其后几千年的用药实践中发挥了巨大的指导作用，是中药学专门理论发展的源头。

2. 医学经典的形成:《黄帝内经》与《伤寒杂病论》

春秋以前，临证医学基本上处于凭借朴素经验治病的阶段，所用药物以单味药为主，而《黄帝内经》的出现，标志着中国传统医学理论体系基本形成，其理论体系被后世尊为医经。《黄帝内经》包括《素问》和《灵枢》两部分，系统总结春秋战国以前的医疗成就，确立中医药学临床理论原则，标志着中医学临床理论体系的构建与完善，奠定了人体生理、病理、诊断以及治疗的认识基础。《黄帝内经》并非由一位作者完成于一个短时间内，而是众多人参与并且跨越了较长的时间段集结而成的专门著作。由于它是属于“医经”的典籍，故详于阐述医理，而略于方药。治疗措施，多以针刺为主，对方药的运用，仅记载了十三首方剂，被后人通称为“内经十三方”。这些方所涉药味尚少，但已经是汤液醪醴兼备。

东汉末年，《伤寒杂病论》由张仲景编撰而成，被称为“方书之祖”。《伤寒杂病论》提出了外感热病包括瘟疫等传染病的诊治原则和方法，论述了内伤杂病的病因、病证、诊法、治疗、预防等辨证规律和原则，确立了辨证论治的理论和方法体系。辨证论治是中医药学的一大特色，是理法方药的概括，对疾病的诊治，以辨证、治则和方药的次序加以阐发，形成指导临床的规范模式。《伤寒杂病论》在流传过程中不幸散失，后经过整理而析分为《伤寒论》和《金匮要略》。《伤寒论》载方113首，《金匮要略》载方262首，合计共载药方375首，除去重复，实载方剂269首，共使用药物214味。

中医药学从形成之初，即不断向周围或更远地域传播并发挥重要影响。秦汉时期，中医学已从其所统治的疆域不断传入周边甚至更远的异域，而且也伴随着药物的相互交流，如汉代时通过丝绸之路已将中药材大黄、枸杞、生姜等播散到亚洲其他地区甚至远传到欧洲之地。

二、三国与魏晋南北朝时期

三国与魏晋南北朝时期，中医药学得到全面发展。在汉代的基础上，人们广泛总结新的实践经验，本草学、方剂学以及脉学、针灸学等方面的医学著作大量涌现。

本草药物与方剂等专门学问得到进一步的发展。东晋时的葛洪编撰完成了《肘后救卒方》，后经补充而成为《肘后备急方》，是临床第一部急救手册。书中描述临床常见疾病的疗法，也包括预防策略，如隔离防止传染病蔓延，同时又提出利用药物预防疾病发生。葛洪主张利用简、便、廉、验的疗法，一些方法沿用至今，如麻黄及常山分别用于治疗哮喘及疟疾。当时对于一些传染病如伤寒、痢疾、疟疾、天花、麻疹及霍乱等已有较清楚的认识。葛洪著的《抱朴子》总结炼丹经验，反映了炼丹技术的成熟，所积累的冶炼技术和化学知识，是制药化学的肇始。凡提及20世纪惠及全球的青蒿素的发现，国人莫不联想到屠呦呦所强调的启示来自传承，成功得益于葛洪《肘后备急方》中那段宝贵的记述：“青蒿一握，以水二升渍，绞取汁，尽服之。”

这一时期，《神农本草经》得到第一次系统的深化与扩展。南朝齐梁时医药学家陶弘景编撰完成《本草经集注》，共记录730种药物，使《神农本草经》收载药物数量从365味得到倍增。除了增加对每种药物的说明外，还将药物按自然属性分为玉石、草木、虫兽、米食、果、菜及有名未用七大类，成为后期中药分类的标准，也为中药学分类奠定基础。陶弘景还曾将先前诸多名医增录的本草学资料整理而成《名医别录》。

中药炮制的专门化在中医药文化的发展史上留下了不可磨灭的印记。此时期诞生了第一部药物炮制学专著《雷公炮炙论》，主要针对植物类药材，系统地总结药物炮制方法，如炮法、蒸法、煮法等，以达到药物增效减毒的主要目的。

三、隋唐五代时期

1. 隋代

隋朝立国三十多年，战乱频繁，中医药文化发展较为缓慢。大业六年（610），巢元方被隋政府指派编写《诸病源候论》，这是一部重要的临床病症著作，在对病源的探讨、病机转变的分析以及症候的描述方面都有了相当深入、系统的探索，是中国最早的病因证候学记录，内容涉及临床各科，其思想对后世本草亦有影响。据《隋书·经籍志》载，隋朝廷曾编撰《四海类聚方》《四海类聚单要方》等大型方书，均佚。《隋书·经籍志》中所著录的本草著作有二十余种，多为隋以前文献，其中《灵秀本草图》六卷，为我国早期的本草图谱，惜早已散佚。这一时期的本草著作也有别具新特点的，如《入林采药法》二卷、《太常采药时月》一卷、《四时采药及合目录》四卷、《种植药法》一卷，张灿玾在《中医古籍文献学》中总结认为，这些著述“说明该时对药物之采集加工、家养种植等，已积累了丰富的经验，并形成了专业性文献，为后世药物的采集、种植的研究打下了基础”。

2. 唐代

隋朝后，唐朝建立并快速发展成为物产富饶、文化发达的王朝。唐朝政府重视医疗，频繁的中外文化交流也丰富了中医药内容，使得中医药学术在此时期呈现发展繁荣的局面。

唐朝政府设立了包含有药工部的“太医署”，医学教育分为医疗及药学两方面，涉及“四科一园”。四科即医科、针科、按摩科、咒禁科，为医疗；一园即药园，为药学。医科教学中，《神农本草经》列为学生必须学习的基础课程之一。太医署专门设置的药园主要培养药园师。唐朝政府在京城创建药园，从百姓中招收 16 岁以上青年为药园生，专门学习药材种植及制药技术，将药园生培养为药园师，“以时种莳，收采诸药”。政府通过严格的考试，保证药学人才培养的质量。药园的设立与人才的培养，说明药学已经从医学中分离出来，而且服务于医科，承担教授医师科、针师科、按摩科等各科学生识本草、辨药性的任务。

医药著作及医药大家相继涌现。唐朝首创由政府组织编撰国家药典，并颁行全国。显庆二年至四年（657—659），唐高宗李治诏令苏敬等 23 位儒臣和医官集体编撰，同时诏令在全国各地征集道地药材，绘成药图，完成了世界上第一部由国家颁行的药典《新修本草》。它比西方公认的历史上欧洲最早的政府药典要早 800 多年。

唐朝经济文化高度发展，中医药行业涌现了一批卓越的人才，孙思邈是代表性人物。孙思邈精通医药、佛教、儒家和道家思想，一生为普通百姓服务。他编撰了巨著《备急千金要方》及《千金翼方》。他重视疾病预防，倡导食疗先于药治，并创新诊疗，是医学史上第一位记录脚气病诊断、治疗及预防的医家。孙思邈具有非常丰富的本草学识，非常注重药材采收季节及处理方法。他编纂的《备急千金要方》与《千金翼方》各 30 卷。《千金翼方》的一些卷专述本草学，广收中药 800 余种，较官修的《新修本草》载药数量还多。因孙思邈对中药的研究冠绝于世，故后世誉称其为“药王”。

唐开元年间（713—741），著名药物学家陈藏器深入实际，搜集了《新修本草》所遗漏的许多民间药物，对《新修本草》进行了增补和辨误，编写成《本草拾遗》。此书扩展了用药范围，仅矿物药就增加了 110 多种，且其辨识品类也极为审慎，根据药物功效，提出宣、通、补、泻、轻、重、燥、湿、滑、涩十种分类方法，对后世方药分类产生了很大影响。

唐朝《新修本草》最迟在公元 731 年即传入日本，日本律令《延喜式》有“凡医生皆读苏敬《新修本草》”的记载。佛教的普及，还加强了中国和印度之间的文化交流，中国药材如麻黄、人参和白芷等被带到印度。由于阿拉伯商人到中国经商，中药也随之传播到了阿拉伯国家。阿拉伯人将炼丹术、脉诊技术以及草药如大黄、肉桂等带回国，炼丹术也经此途径而传播到西方其他国家。

在对外交流频繁的背景下，中医学开始渗入其他医学文化，外来文化也扩充了中医学内容。域外药材大量输入，如从朝鲜半岛输入的有人参、白附子、延胡索等，从越南输入的有苏木和丁香等，从东南亚其他地区输入的有乳香、没药和葫芦巴等，还有来自波斯的无花果等。

3. 五代时期

唐朝之后五代纷争，战乱频发，但此时期中医药仍旧艰难前行。后蜀翰林学士韩保昇等受蜀主孟昶之命编成《蜀本草》。它以《新修本草》为蓝本，参阅有关文献，进行增补注释，增加了新药，撰写了图经。该书绘图十分精致，颇具特点，李时珍谓“其图说药物形状，颇详于陶（弘景）、苏（敬）也”。

整个隋唐五代时期，中国与世界上许多国家有贸易往来，同时中医药也随着经济贸易的发展得到了传播与交流。尤其唐朝盛世，我国与域外的医药交流盛过以前。对外交流既丰富了中华传统医药的内容，又对许多近邻甚至远方国家和地区的医药学发展产生了积极影响。

第三节　竞　流

——江河汇聚　百舸竞渡

承继大唐盛世本草发展的基础，宋元明清各代，本草学的发展如江河竞流，百舸争渡，跨过千山万水而前行。

一、两宋时期

宋代活字印刷术的发明，给中国和世界科学文化的发展带来了巨大变化。宋朝政府开设医学管理机构，有校正医书局、和剂局、太医局等，推动了中医药的发展，加速了行业的完善，促进了药物学的发展。药品数量的增加、功效认识的深化、炮制技术的改进、成药应用的推广，使宋代本草学呈现出空前繁荣的局面。

1．重定与图经：官修本草颇为密集

两宋时期，本草撰修十分活跃是其典型特点。

北宋初期开宝六年（973），刘翰、马志等奉命在《新修本草》（一名《唐本草》）与《蜀本草》基础上增修本草，完成了宋代第一部官修本草《开宝新详定本草》。次年发现其仍存在遗漏和不妥，经李昉、王佑、扈蒙等重加校定，较《新修本草》增加药物 133 种，名《开宝重定本草》。经政府两次修订而成的《开宝重定本草》，严谨求实，存真正误，苏颂称本书“言药之良毒，性之寒温，味之甘苦，可谓备且详矣”。

嘉祐二年至五年（1057—1060），北宋出现了第三部官修本草《嘉祐补注神农本草》，简称《嘉祐本草》。此书以《开宝重定本草》为蓝本，附以《蜀本草》《本草拾遗》等各家之说，成书 21 卷，较《开宝重定本草》增加新药 99 种，合计载药 1082 种，采摭广泛，校修恰当。嘉祐六年，由苏颂负责编纂，将国家从各郡县搜集的所产药材实图，以及开花、结果、采收时间和药物功效等的说明资料，还有外来药物的样品，汇总京都，编辑成《图经本草》21 卷，考证详明，颇多发挥。《图经本草》与《嘉祐本草》互为姊妹篇。元祐七年（1092），陈承将两书合编，附以古今论说及个人见解，定名《重广补注神农本草并图经》。上述诸本草虽已亡佚，但内容散见于《证类本草》《本草纲目》等后世本草中。

2. 和剂与惠民：药品的官方生产与专营

北宋王安石变法，于熙宁五年（1072）颁布《市易法》，其中规定药品由政府专卖。专门成立负责药品制造和经营的官方机构。熙宁九年，朝廷下令将“合药所”与“熟药库”等合并，在东京设立了第一个熟药所，又称卖药所，从药材收购、检验、管理到监督中成药的制作，均由专人负责。这是我国乃至世界上最早开办的国家药局。崇宁二年（1103），东京城内熟药所增加到 5 所，专门负责药品出售；将制药的业务从中剥离出来，设立了两处修合药所，专门炮制药物，如此实行生产和经营分开。政和四年（1114），熟药所改名为“医药惠民局”，修合药所改名“医药和剂局”。《宋史·职官五》载：“和剂局、惠民局，掌修合良药，出卖以济民疾。”主要制造并出售丸、散、膏、丹等中成药和药酒。它们的包装上打上“和剂局记”四字印记。

为防止野医骗人，宋朝官方主持编撰了成药规范标准，最早名为《太医局方》，后经多次增补修订，书名、卷次不断调整。北宋崇宁年间（1102—1106），改称《和剂局方》。南宋绍兴十八年（1148），熟药所改为“太平惠民局”，《和剂局方》也更名为《太平惠民和剂局方》。其后陆续增补为10卷，将成药方剂分为14门，收录常用有效中药方剂788方，记述其主治、配伍及修制法。其中许多名方如至宝丹、牛黄清心丸、苏合香丸、紫雪丹、四物汤、逍遥散等至今仍广泛用于临床。

3.《证类本草》：层积经史的本草范本

宋代本草学的代表作当推唐慎微个人所撰著的《经史证类备急本草》，简称《证类本草》。四川名医唐慎微整理了经史百家240余种典籍中有关药学的资料，在《嘉祐本草》与《图经本草》基础上，于元丰六年（1083）撰成了《经史证类备急本草》。全书32卷（含目录1卷），载药1558种，较前增加476种，附方3000余首。附方是药物功能的直接例证，每味药物附有图谱，这种方药兼收、图文并重的编写体例，较前代本草又有所进步，且保存了民间用药的丰富经验。每药还附以制法，为后世提供了药物炮炙资料。他广泛引证历代文献，保存了《开宝重定本草》《日华子本草》《嘉祐本草》等佚书内容。本书承前启后，使中华大型主流本草编写格局臻于完备。《证类本草》沿用五百多年，从大观二年（1108）出版的《经史证类大观本草》（简称《大观本草》）、政和六年（1116）出版的《政和新修证类备用本草》（简称《政和本草》），以及南宋绍兴二十九年（1159）出版的《绍兴校定经史证类备急本草》（简称《绍兴本草》），直到金元时期（1302年后）出版的《经史证类大全本草》等，都是在《证类本草》

基础上加以修订补充而成的官修本草著作。可见《证类本草》成为当时的本草学范本，它不仅完成了当时的历史使命，也为《本草纲目》的诞生奠定了基础。

两宋时期中医药文化在对外交流中继续得到传播与发展。10 世纪，宋朝在经济繁盛之下，与海内外 50 多个国家进行通商贸易，其中药材是外销的主要产品之一，外销品种和数量都大大增加。宋朝甚至在广州专门设立市舶司作为管理药材出口的机构。宋朝制药业发达，各国来华学习药物制作方法，促进了世界制药行业发展。11 世纪初，具有“阿拉伯医学王子”美称的伊本·西纳（980—1037）著成不朽名著《医典》，长期被欧洲、阿拉伯国家及北非诸国奉为医学指南，该书作为中世纪欧洲的医学权威教科书一直被沿用几百年，是世界医学史上的经典。这本《医典》融合了许多中医药学内容，见证了中医传播到欧洲并影响西方医学的历史。

二、金元时期

金元时期，本草药性理论发展成就较大，以研究药性著名的医籍有张元素的《医学启源》及《珍珠囊》、王好古的《汤液本草》等，体现了当时的本草研究成就。

金元时期是中国医学史上百家争鸣、新说纷呈的时代，清代学者纪昀在《四库全书总目提要》中称“儒之门户分于宋，医之门户分于金元”。该时期最有影响的医学流派是刘完素为代表的“河间学派”和张元素为代表的“易水学派”。也有“金元四大家”的说法，分别为刘完素、张子和、李东垣和朱丹溪。从传承脉络与学术主张来分，刘完素、张子和、朱丹溪都属于“河间学派”，而李东垣则是“易水学派”的正宗传人。金元四大家具有丰富而独特的临床经验，对药物的临床运用极为娴熟，他们关于药性的创新与阐发也对本草学理论建构与应用产生了巨大的促进作用。

刘完素用药主于寒凉，后世称为寒凉派。他提出人身之气皆随五运六气而有所兴衰变化，认为人体致病皆为火热，治病需从寒凉法入手，以降心火、益肾水为第一要旨。他反对套用古方，力辩滥用局方燥热剂之弊，同时创制了不少运用寒凉药物的方剂，对后世温病学说有所启发。

金代医家张子和，在医学理论上有很多创见，是“攻邪派”的开山鼻祖。他师法刘完素，主要学说内容为三法六门。强调病因多为外邪伤正，病以热证、实证为多，疾病分风、寒、暑、湿、燥、火六门。主张祛邪以扶正，治病善用汗、吐、下三法，后世亦称攻下派。但他并非专事攻下，也注意适时补益。

金代医学家李东垣，是中医“补土派”的代表人物，《脾胃论》是其创导脾胃学说的代表著作。他十分强调脾胃在人身的重要作用，其脾胃论的核心是“内伤脾胃，百病由生”。他还十分强调运用辨证论治原则，强调虚者补之，实者泻之，不可犯虚虚实实的错误。

元代的朱震亨，号丹溪，倡导“阳常有余，阴常不足”说，创阴虚相火病机学说，善用滋阴降火的方药，为“滋阴派”（又称“丹溪学派”）的创始人。他在众多医论著作外还编撰了《本草衍义补遗》，阐述本草。

元代的忽思慧编著的《饮膳正要》是饮食疗法的专门著作。对养生避忌、妊娠食忌、食物烹调、营养疗法、食物卫生、食物中毒都有论述，充分运用了药食两用的原料，寓治于食，并介绍了少数民族的不少食疗方法。

三、明清时期

1. 明代

明朝是中国历史上政治比较稳定，封建经济高度发展的王朝。明代中后期出现了资本主义萌芽，商品经济推动着对外交流、科学技术和文化发展，医学水平有了明显提高。明代中医药的发展，主要体现在医药学著作的创新、本草的集成、中外医药交流等方面。药物进入商品流通，对药材的性能、产地、炮制、功效、真伪鉴别等方面的研究提出了更高的要求。农业技术为药物的驯化栽培提供了条件，交通贸易促进了海外药物的传入及新药物的发现，推动了本草学的发展。有明一代，药物学的发展又充实了农业知识，《农政全书》就收录了明太祖第五子朱橚（周定王）所撰《救荒本草》的全部内容。

明朝本草学发展最为突出而重要的特点，就是创新。本草创新且集大成的代表性人物是李时珍。他花费毕生精力撰著《本草纲目》，而《本草纲目》也终成为中华本草中最为璀璨的一颗明珠，在世界医药史与世界科技史上都占有举足轻重的历史地位。

《本草纲目》系本草学、博物学巨著。李时珍历经 27 载，三易其稿，最终定稿，完成于 1578 年。1596 年《本草纲目》才最终得以刊行。本书问世后，促进了国内对本草学、生物学的研究，涌现出一批以《本草纲目》提供的资料为主，选药精当的实用型本草学著作，有药有图有方，切于临床应用。1606 年该书传入日本，后又通过各种途径传入欧洲，在国外产生了很大影响。2011 年，《本草纲目》与《黄帝内经》成功入选联合国教科文组织设立的《世界记忆名录》，正是基于它们所代表的中华优秀传统文化，对世界产生了广泛而深刻的影响。

本草学对域外药物或技术持开放的消化吸收态度。明代西方药物与制药方法的传入，一些知识被本草学接受，如药露制法在宋代之前已传入我国，明代熊三拔在《泰西水法》中做了详细介绍，徐光启对此非常赞赏。明代郑和下西洋，带回阿魏、没药、丁香、木香、芦荟、乳香、血竭、苏合香、安息香、降真香、紫檀香、胡椒、香盐等药物。越南有医师来南京供职，一些越南药物如降香、龙脑、苏木等不断输入我国，越南医书《药草新编》等也随之传入。

2. 清代

自明迄清，中医药界出现了中药堂、中药铺，并不断兴起。清代初期，北京同仁堂就已创建，最初为康熙八年（1669）的同仁堂药室，后从药铺发展成为中药调配与成药生产的药业商号。其不仅仅运用饮片调配中药汤剂，而且能够生产多种中药制剂，还专门为皇宫供应药物。有清一代，九芝堂（1650 年创立）、雷允上（1734 年创立）等著名中药堂铺相继建立，绵延发展成为数百年历史的制药老字号，并最终发展成为现代中药制造企业。

清朝编纂了《医宗金鉴》等综合性医书，汉学复兴、考据学兴盛之下也校疏了诸多中医经典著作，厘正谬误。《本草纲目》得到很重要的补充和完善。赵学敏编辑了《本草纲目拾遗》，该书总结了19世纪前的本草药物学成就，共载药物921种，其中716种是《本草纲目》所未收载或记录不详者。

清朝学者着眼于研究中药的植物本源，标志着从传统本草开始向科学研究方向发展的著作，有吴其濬编纂的《植物名实图考》。这是基于对以植物为主体的本草学更加深入的探究，有助于对中药材纠误存真，促进中医药发展。除了论述植物的药用和食用，还兼及其他更广博的内容。

温病学在明清时期达到发展高峰。明朝吴有性《温疫论》是温病学的重要里程碑，亦有其他医家对温病学体系继续进行临床实践及理论探讨。清朝温病学说进一步发展的重要人物及著作如叶桂与《温热论》、薛雪与《湿热条辨》、吴瑭与《温病条辨》。叶桂是温病学派的奠基人物，突出表现在他对温热病辨证论治规律即卫气营血辨证的总结；薛雪以对湿热证治的阐发影响深远；吴瑭继承叶桂卫气营血辨证学说，在此基础上创立了三焦辨证学说。这些为近现代运用中医药应对传染性疫病提供了宝贵经验与实用方法。

清朝后期社会动荡，中医学与本草学的发展相对也受到了阻碍。中西方文化的碰撞之下，出现了文化冲突之下的“废止中医”思潮，当然也有中西方医学的结合汇通研究。清朝后期，洋务运动引起了传统中医界的重视。由于种种复杂的原因，当时医学界出现了不同的态度和主张，如一些人对传统中医一概认为不符合“科学”，极力主张限制或取缔；一些人拒绝接受新事物，认为西方医学全部不适合中国人；有一些受过西方教育或影响的人，认识到中西医各有所长，迫切探索发展中国医学之路，试图把中西医学术加以汇通。中西医汇通之下，也有将中西药物纳入同一视野下进行对比考察，在一定程度上补充完善了中医药学术体系。

并非只有西学影响中学，承明迄清，中医药的外传，也让异域更多地了解到中华传统医药的诸多方面，清代尤其是本草学西传的重要时期。而本草的“西传”更多出自中华本草的独特光环吸引了西方所谓“发现”东方宝藏的目光。在15世纪至17世纪的西方“地理大发现”亦即“大航海时代”之后的“中医西传”（中药西传），西方植物学家对中国药用植物的介绍与竭力搜寻也主要发生在清代。

出生于波兰的耶稣会传教士卜弥格（1612—1659），他来华是在明清交替之时。他在南明永历初期抵达海南岛，曾活动于广西等南方地区。他是第一位把中国的本草药物翻译成欧洲文字的西方人。从西方的视角来看，其著述涉及中国动植物学、医药学、地图学等方面，其实这些都是本草学所涵盖的基本内容，本草学科的广博知识覆盖成为西方博物学所追求的“博识”与“博雅”。他著的《中国植物志》是对中华本草文化的一次忠实的宣讲，对于每一种植物，卜弥格都仔细标注有葡萄牙文、拉丁文和中文名称，有生长区域、形质特征、药物制作方法、治疗的疾病和销售情况，并绘有插图，图文并茂，十分生动。该书用当时欧洲医学通用的拉丁语写成，于1656年在维也纳出版。这是欧洲发表的第一部关于远东和东南亚大自然的著作，也是介绍中国本草最早的文献。法国在1690年、1768年、1813年出版了该书译本或编译本。

17世纪欧洲市场对某些中药已经相当熟知。如莎士比亚戏剧《李尔王》中李尔说：“好药剂师，给我一盎司麝香，让我除去想象中的臭味道。”此时欧洲已经从东方进口麝香，还大量进口大黄。第一位进入中国传教的意大利传教士利玛窦比较过二者在东方与欧洲有着巨大的价格差：“在这里买一磅大黄只要一角钱，而在欧洲却要花六七倍之多的金块。”

《本草纲目》在刊行后很快就传播到了日本。而流传到欧洲，却是18世纪由欧洲派到中国的传教士完成的，较早的有1735年法文的《中华帝国全志》，主编者是巴黎耶稣会教士杜赫德。

18世纪，世界著名的博物学家林奈鼓励其学生彼得·奥斯贝克带着科学的眼光去中国考察自然世界，为其编写《植物种志》在世界范围内搜集植物的信息。奥斯贝克自瑞典哥德堡启程时说：“我非常渴望了解中国药草的知识，以及各种草药所对应的疾病信息。”

欧洲国家一些汉学学者对《本草纲目》等的引录与记述，令著名的英国生物学家达尔文在其进化论著作中不止一次地引用过，关于李时珍的文化记忆由此深刻写入西方人的脑海中。

有清一朝，来自西方的“植物猎人”们，踏足中国的山水田园，他们以“博物学”的眼光来搜猎神奇的东方植物。追溯西方博物学家在东方世界的 “寻宝”足迹，无法回避他们所受到中华本草文化的深刻影响。经由西方植物猎人之手，东方各种各样的珍贵植物，包括药用植物在内，翻山越岭又跨过大洋，最终集中种植于西方植物园中，成为西方文明所展示的一道风景。

以中药植物为例，历史上就曾发生过如下有趣的一幕：18 世纪初，有位植物猎人将一株茶树与一株宁夏枸杞送给了苏格兰贵族阿盖尔三世公爵。不幸的是，两株植物的标牌被弄反了：茶树上挂的是

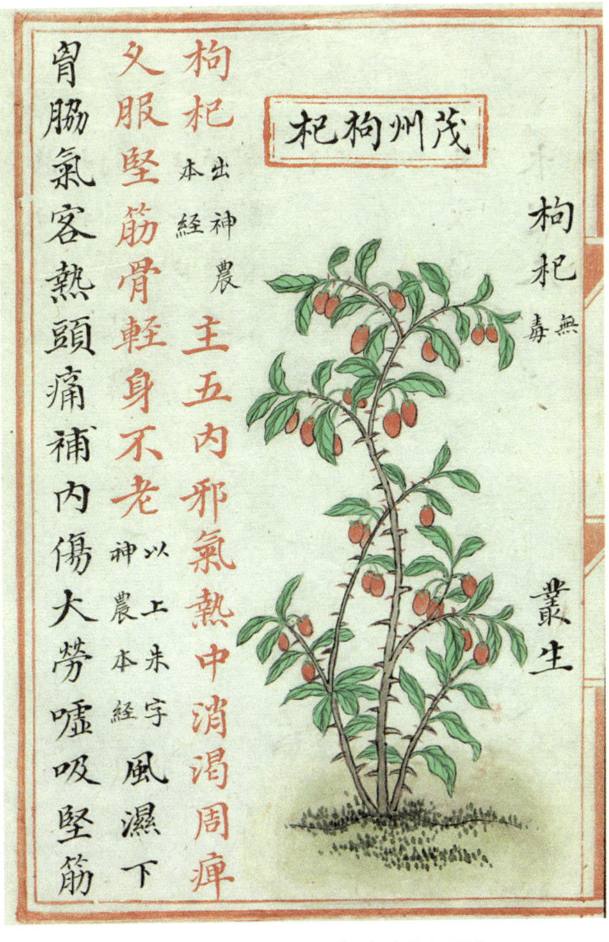

《本草品汇精要》中的枸杞图文

宁夏枸杞的标牌，宁夏枸杞挂的却是茶树的标牌。这位公爵三世就这样让它们顶着错误的标牌生长着，当时的人们也未能发现这一错误。直到一个世纪后的1838年，真相才为人们所知。此时公爵已经过世了。既然那么多年这株宁夏枸杞被称为“茶树”，英国人干脆送给来自中国的宁夏枸杞一个戏谑性的名字——“阿盖尔公爵的茶树”！较长一段时间内欧洲人并没有将枸杞子像中国人那样供药用，但在当今世界文明交流的大潮中，枸杞子已然在西方成为颇为风行的饮食点缀品。

在此，无法回答从何时起异域文化的传入影响到中医学理论与认识方法的嬗变，也并非着眼于回答西方是从何时开始眼热中华本草宝库中的珍宝。真正的历史事实已经在昭示，在西方文化对中国医药产生影响的同时，异域文明的眼睛也一直在凝视与考察着中医药宝库中的草木虫鱼、根叶花果。

第四节　融　汇

——西风东渐　会通新知

进入近现代，西医学在中国传播日广。国人对西学经历了从猜疑到肯定，从抗拒到主动吸收的过程。而随着国人对西医学的了解，中西医比较逐渐成为热门话题，时至今日仍不绝于耳。

近现代背景下的中华本草，既经历了自鸦片战争至民国时期的深重苦难，有着遭遇“废止中医”而验药证药的挑战，也有着融汇新知而摸索探路，千难万险存亡续绝。真正的浴火重生，中国传统医药发展的新机遇，也来自1949年10月中华人民共和国的成立。在宪法规定“国家发展医疗卫生事业，发展现代医药和我国传统医药”的保障支持下，中药学砥砺前行，守正创新，屡获硕果，带着梦想出发，融汇于世界创新发展的新潮流，迈上新征程。

一、民国时期

鸦片战争后，中国逐渐沦为半殖民地半封建社会，科技文化的发展受到阻碍。民国时期，民国政府对中医、中药采取歧视、排斥的政策。由于中医药具有确切疗效，以及它深深植根的传统文化，既有广大民众的信赖与不离不弃，更有志士仁人以及中医药行业人员的努力抗争，艰难困苦之下，中医药仍然在波澜中得以保存，虽经历曲折而有一定发展。

20 世纪前半叶，中国社会文化背景复杂，中医学的发展处在一个特殊的历史阶段。随着西方文化在中国传播，中国在知识与制度方面发生了一系列变革。西医西药作为“赛先生”进入中国，对中医药传统模式产生巨大冲击。西医传入后，不断发展与壮大，传统中医却得不到民国政府的支持和重视，反而还受到歧视，并引发生存危机。学术革新和抗争运动相互交织，在极其艰难的条件下，中医学循其自身规律，继续缓慢地发展，“改良医学”成为这一时期中医药学变迁的总基调。中药学和方剂学在变革改良中也取得不少新成就。部分医家致力于沟通中西医，形成中西医汇通思潮和学派。民间中医药教育发展迅速，成立了许多学术团体，出版大量中医药报刊，为后半叶中医药学发展奠定了基础。

这一时期，西方医学的大量传入，引发了一场中西医争论与维护中医药的抗争运动。中医药事业受到民国政府层面的歧视、限制，甚至有人提案“废止中医”。中医药界和全国广大民众为中医药的生存而抗争，“废止中医”的企图归于失败。起始于 1929 年 3 月 17 日的“中国国医节”，也成为历史记忆留存在中国医学史上。中央国医馆于 1930 年成立，曾以“科学化”的“标准中医”为目标，对中医药进行“整理国故”式的研究。中西医的争论在社会上一直持续，出现了“中西汇通”“衷中参西”“中医科学化”等不同观点，民国时期的所谓“汇通学派”，成为后来“中西医结合”的先声。

民国时期，中医药处于艰难发展阶段，当时的废除中医药政令使中医界大为震动。此时，中医药界与西医药界不断争论、互鉴，为谋求中医生存，挽回中药界权利，提倡改良国药者大有人在。所谓“改良”是想通过一系列实践促成中药“科学化”。在中药“科学化”的过程中，中医药界、西医药界由于各自立场、地位以及科学认知的“非均质化”特征，主张纷呈，出现“以‘科学’阐释或附会中药药理”“中药西制与科学国药”“真正的科学化”等多种实践路径。纷争之下，本草学、方剂学等出现了新的发展形态。

本草相关领域在此时期涌现了大量著作。影响最大的当推陈存仁主编的《中国药学大辞典》（1935 年），全书有 200 多万字，收录词目 4300 条，分别介绍中药的名称、别名、本原、产地、形态、性质、成分、功效、主治、历史考证、鉴别、配伍禁忌、用法用量、参考资料等 21 项，汇集古今有关论述及研究成果，既广罗古籍，又博采新说，且附有标本图册，不失为近代第一部具有重要影响的大型药学典籍。中药功效著作，主要有蒋玉伯的《中国药物学集成》《药物学讲义》《本草用法研究》等。中药鉴别与分类著作，有《药物图考》《药物出产辨》《中国新本草图志》《中国药用植物志》等。中药炮制及制剂方面专门著作，有《制药大纲》《增订药业指南》和《国药科制作法》等，丰富了中药炮制及制剂的内容。

此时期还有对《神农本草经》的辑复和注释，如刘复依据《太平御览》《大观本草》和孙星衍、顾观光辑本重加考订，辑成《神农本草经》三卷（1942 年）。蔡陆仙编纂的《中国医药汇海》中收载《神农本草经》（1936 年），汇集自吴普、陶弘景以来三十余家的注释与阐发，内容丰富。注重药性理论与应用的本草著述有周志林编的《本草用法研究》（1941 年），鉴别药物真伪优劣的著述有曹炳章编的《增订伪药条辨》四卷（1928 年），论述中药饮片的著述有王一仁编的《分类饮片新参》（1935 年）。

1915 年后，为反对民国政府的中医政策，发展中医，在社会各界大力支持下，全国各地先后建立起一批私立中医院校，并编写了一批适应教学和临床的中药学讲义。如浙江兰溪中医学校张山雷编的《本草正义》、上海中医专门学校秦伯未编的《药物学》、浙江中医专门学校何廉臣编的《实验药物学》、天津国医函授学校张锡纯编的《药物讲义》等。

西风渐起，秋水波澜。西方近代科学哲学思想对国人思维方式的影响渐深，国土疆域之内，中西两种医学并存的格局，成为世界医学史上极为独特的一幕。西方医药在民国时期传入较为迅速。中医药在发展过程中，西医学的一些新的观点、概念深入人们的思想中，如生理、病理、解剖、诊断、细胞、组织、神经、消化、循环、生殖等；机械唯物论的严密推理，实验科学着眼于微观验证，细胞、器官、血液循环等生理病理的新词频出，西方各种学科在中国学术界逐渐占据了主导地位。毫无例外，中医与西医也有进一步融合。在此背景下，出现了“中医科学化”的思潮，并对中医学的嬗变产生影响，采用西医药理、化学分析、生物学的方法来确认中药功效，逐渐付诸实施，诸如丁福保编《中药浅说》、温敬修编《最新实验药物学》和蒋玉伯编《中国药物学集成》等，开始了用西药原理来解释中药功效的尝试。

随着西医更加广泛传入，中医逐渐处于次要和边缘化的地位。中医药从业者与学者反对中西医不平等，但也有意借鉴西医学文化，主要目的是发展中医药。随着中西医的结合，西药学知识不断渗透到中医药多个领域，包括本草、方剂、诊断、病因病机、临床各科等，使中医药理论体系在嬗变中也得到了一定的发展与完善。

这一时期，随着西方药学知识和化学、生物学、物理学等近代科学技术的传播，以中药为主要研究对象的生药学、药用动物学、药用植物学、中药鉴定学、中药药理学等一些新学科逐步建立起来，当时主要集中于中药的生药、药理、化学分析及临床验证等方面，对本草学发展也做出了贡献。

二、中华人民共和国成立以来

1949 年 10 月，中华人民共和国成立。中国共产党和人民政府高度重视中医药的继承与发展，中医药学进入前所未有的发展时期。从保护和发展中药，到调查资源、鼓励生产、促进现代研究、建立全方位的教育等，伴随着国家经济、政治、文化、教育事业的全面进步，传统本草学已经逐步发展成为现代中药学，与本草学相关的现代中药事业发展壮大，瞩目成就比比皆是。现代中药事业既重继承又重发扬，在国家政策的强力引领与保障下，奋进在赓续传统、守正创新的道路上。

党和政府制定了一整套的方针政策，强调团结中西医，中西医结合，以后又提出中医、西医、中西医结合三支力量长期并存、共同发展的方针，为中医药事业的发展创造了良好的条件。1958 年 10 月 11 日，毛泽东在对中医工作的报告中做出重要批示，明确提出“中国医药学是一个伟大的宝库，应当努力发掘，加以提高”，并把中医药学提升到了“文化遗产”与“对全世界有贡献”的高度。1982 年通过的《中华人民共和国宪法》，规定了“发展现代医药和我国传统医药”的条款，从国家根本大法上保证了中国传统医药学的继承和发展。1991 年国家继续强调中西医并重的大政方针，保障我国的传统医药与现代医药互相补充，共同发展。迈入 21 世纪，继续坚持中西医并重，传承发展中医药事业。《中华人民共和国中医药法》自 2017 年 7 月 1 日起施行，为推进中医药事业发展和健康中国建设提供法律保障，促进中医药学传承精华，守正创新。

1. 本草著作守正传承，更谋新篇

古代本草著作的整理出版，一直是守正传承的重要举措。从 1954 年起，各地出版部门根据卫生部的安排和建议，对历代中医药书籍进行整理出版。在本草方面，陆续影印、重刊或校点评注了《神农本草经》《新修本草（残卷）》《证类本草》《滇南本草》《本草品汇精要》《本草纲目》等数十种重要的古代本草专著。20 世纪 60 年代以来，对亡佚本草的辑复也取得突出成绩，多部重要的亡佚本草在辑复后得以正式出版发行，致力于本草文献研究的专家学者如尚志钧等对本草学的辑复、研究、发展做出了较大贡献。在全国范围开展的中医古籍的整理出版工作已有数次，本草典籍是其中重要的内容。《中药志》《中药大辞典》《全国中草药汇编》《原色中国本草图鉴》等当代的中药新著，内容丰富，卷帙浩繁，种类齐全，将本草学提高到新的水平。

《中药志》1959 年出版，其特点是在广泛调查研究的基础上，采用现代科学方法和手段，对中草药质量的真伪优劣进行鉴别和比较，以保证用药的准确性，而且特别增加有本草考证等方面的重要内容。《中药大辞典》1977 年出版，共收载中药 5767 种，主要原植（动）物药材均附以墨线图，该书成为中华人民共和国成立以来中药方面最全面最有影响的大型工具书之一。《全国中草药汇编》于 1975 年和 1978 年出版，全书文字内容共上、下两册，正文收载中草药 2202 种，附录 1723 种，并附墨线图近 3000 幅；配合正文编绘的《全国中草药汇编彩色图谱》选收中草药彩图 1156 幅。该书比较系统全面地整理了全国关于中草药认、采、种、养、制、用等方面的经验与有关国内外科研技术资料，其实质相当于一部 20 世纪 70 年代的“现代实用本草”。

当代更谋本草新篇。在中华人民共和国成立 50 周年前夕，国家中医药管理局主持编写并出版了专门以“本草”命名的鸿篇巨著——《中华本草》，内容涵盖了 20 世纪中药学的几乎全部内容，系统总结了两千多年来的中药学成就，涉及学科众多，资料收罗宏丰，分类先进，项目齐全，载药 8980 种。其在全面继承传统本草学成就的基础上，增加了化学成分、药理制剂、药材鉴定和临床报道等内容，在深度和广度上超过了以往的本草文献，可以说《中华本草》是反映 20 世纪中药学科发展水平的一部综合性本草巨著。

2. 中药资源调查与可持续利用

开发利用中药资源历史悠久，中药资源是中国人民防治疾病、康复保健的物质基础，具有很高的实用价值和丰富的科学内容，是祖国医药学宝库的重要组成部分。可持续地做好中药资源的开发和应用，既是当代“健康中国”卫生保健事业发展的需要，也是社会经济发展和生态保护、合理利用与可持续发展的必然要求。

为搞清药材资源，由政府组织协调各方面人员，已先后四次（1960—1962、1969—1973、1983—1987、2018—2022）开展了全国性的中药资源普查。通过普查，基本上摸清了天然药物资源的种类、产区分布、生态环境、野生资源、蕴藏量、收购量和社会需要量等。在资源调查的基础上，编著出版了全国性的中药志及一大批药用植物志、药用动物志及地区性的中药志或民族药志。为满足日益增长的药材供应需求，建立药用植物开发研究院所、药物栽培场所或动物饲养基地，从事药材的生产或引种、栽培、驯养研究与推广，包括养鹿取茸、养麝取香、西洋参引种、人工培育牛黄与熊胆、寻找珍稀药材代用品等诸多有意义的工作。通过普查，对一些珍稀品种如国产沉香、马钱子、安息香、阿魏、萝芙木等进行开发利用，使之能在相当程度上满足国内需求，而不再完全依赖进口。

“道地药材”是本草学中重要的概念，如东北人参、山东丹参、河南地黄、杭州白芍等，就是因为药材在特定的生态环境中，积累的活性成分直接影响到药材的性质和效能。结合资源状况与中医用药所形成的独特传统，因地制宜发展道地药材成为国家医药产业重要的支撑。全国各地强化自身区域的道地药材品种，已有许多成功的举措，充分发挥地区特色优势发展道地药材生产，不仅强化提高了中药材质量，甚至使道地药材生产成为助力地方经济的宝贵增长点。

3. 中药现代研究奉献硕果

赓续传统本草，离不开与时代同行，更需要运用现代技术方法解读中药宝库中的深奥诀窍与隐藏密码。中药的现代研究是寻宝探秘的时代途径。

1955 年在北京成立了卫生部中医研究院（现中国中医科学院），设置有中药研究所。而全国大部分省份都相继成立了中医研究机构。在药物研究方向上，从本草的文献整理入手，中药的本草考证、基原研究、中药鉴定、成分分析、药理作用以及炮制工艺、中药剂型等，都取得了可喜成果。

中药研究涉及药性理论、中药鉴定、中药化学、中药药理、中药炮制、中药剂型甚至民族医药的方方面面，在众多的成果中，最值得一说的当为青蒿素的发现与开发，屠呦呦因此于 2015 年荣获诺贝尔生理学或医学奖。

青蒿素的发现源自国家专为研发抗疟新药而设立的“523 项目”，该项目因 1967 年 5 月 23 日会议启动而命名。全国协作攻关，共克难题。在十多年的时间里，有来自 60 个军民机构的 500 多名科学家参与此项目，屠呦呦参与其中并做出了突出的贡献。

1969 年，在中医研究院中药研究所任实习研究员的屠呦呦以中药抗疟研究组组长的身份，承担了“523 项目”的课题任务。她早期的艰难攻关就是从本草研究入手，通过广泛搜集整理历代医籍，查阅地方献方，用了三个月的时间，搜集了包括内服外用药在内的两千多个方药。在筛选到青蒿时，遇到了怎样提取才能得到它的有效成分的难题，中药运用最广泛的水煎煮方法被证明并不是从青蒿中提取活性成分的正确途径。屠呦呦广泛搜集整理历代医籍，仔细寻找那一丝火花，后来终于在《肘后备急方》中找到了灵感。正是得益于经典文献的记述，青蒿治疟有效，原来老祖宗使用的并非煎煮的方法。在这一宝贵启发下，设计出采用低沸点的乙醚提取的工艺，终于得到了乙醚中性提取样品，而它对鼠疟和猴疟的抑制率都达到了 100%。这一成分就是后来所命名的青蒿素，当时也曾命名为“黄蒿素”。

青蒿素的发现，令人类在与疟疾这种可怕的传染病的抗争中，面对曾经抗疟特效药奎宁、氯喹等相继耐药的挑战，奇迹般地从中药材中寻找到了对付疟疾的制胜法宝。据世界著名医学杂志《柳叶刀》的统计，青蒿素复方药物对恶性疟疾治愈率达到 97%，而且几乎没有抗药性。这是一个相当惊人的比例，此前从来没有一种药物能够达到这一高度。因为青蒿素的出现，全球疟疾死亡率下降了 50%、感染率降低了 40%，数以亿计的人受益于这一特效药。最为受益的是在医药卫生和环境设施方面都较为落后的非洲，它使得非洲的疟疾致死率下降了 66%，5 岁以下儿童患疟疾的死亡率下降了 71%。可以说，从古老的本草学问中受到宝贵的启迪，青蒿素终于被发现，进而成为新药并推广运用，才最终创造了全球瞩目的治疟奇迹。

伟大的宝库蕴藏着真金。青蒿素的发现是当代中医药创新的典型事例，既证明了古老经典中医药文献的不朽价值，更为本草典籍服务于未来的中药创新树立了光辉典范。对于传统中医药这一伟大宝库的重要价值，屠呦呦本人向全世界做出了响亮的回答：“青蒿素是传统中医药送给世界人民的礼物。”

4. 中药教育事业蓬勃发展

现代中药教育事业的振兴，是古代本草学升华为现代中药的人才学基础。中医药院校开展中药学科正规的高等教育，使中医中药由家传师授的培养方式转入国家高等教育的轨道。

自1956年起，北京、上海、广州、成都和南京等地相继建立了中医学院，中医教育纳入了现代正规高等教育行列。1958年河南中医学院首先创办了中药专业，之后成都、北京、南京、湖南、云南等地的中医学院校也相继增设了中药专业。自1978年恢复培养研究生制度后，全国各地高等院校及药学科研机构开始招收中药学硕士学位、博士学位研究生。我国的中药教育形成了包含本科生和硕士、博士研究生等多层次培养的完整体系。

5.《中华人民共和国药典》颁布施行

中华人民共和国自1950年成立了国家药典委员会（原名称为卫生部药典委员会），负责编纂并颁布实施《中华人民共和国药典》及制定、修订国家药品标准。各版《中华人民共和国药典》都是把中药材与中药成方制剂的内容作为第一部，彰显了传承传统中药的重要地位。

《中华人民共和国药典·一部》作为中药生产、供应、检验和使用的依据，既为中药材及中药制剂质量的提高提供法律保障，同时也为中药行业相关标准的制定与修订树立了标杆。

从最早一部国家药品法典唐代《新修本草》到当代《中华人民共和国药典·一部》的编纂和出版，体现了中华民族对本草学的继承和发扬。当代的国家药典不仅以法典的形式确立了现代本草学即中药学在当代医药卫生事业中的重要地位，而且也为保障中药材与中成药的质量和标准建设起到了应有的法律保障和促进作用。

第五节　归　海

——波澜壮阔　深邃宽广

大河奔流终归海，曲折前行有波澜。星光不灭终璀璨，薪火传承续辉煌。

俗话说，两山之间必有一谷，两波之间必有一伏。站在新时代的新起点上，我们不能不思索与审视本草学从涓流清波汇成江河曲折奔流、坎坷前行终归大海的数千年历程，分析其如何从风吹浪打与暗流险滩中走来，又显现出其永久存续的特色与优势。

是的，这值得深刻思索：自历史深处走来的本草学，何以能够薪火不绝，辉光闪耀，成为世界传统医学中独具特色的高峰？本草学何以能够在现代科学的大海上挺立潮头，激流勇进？

通过一些历史转折关头的过渡和经历磨难仍奋勇前行的事例，借以审视本草发展历程中的波澜起伏，我们看到中华本草在发展的道路上经历过波峰激荡，终能跨越历史的长河，一路跌宕转折而到如今。根植于中华文明的睿智哲思，千磨万击还坚劲，枝繁叶茂缘根深。

一、千磨万击还坚劲：本草学曲折历程的启示

本草的发展伴行于人类社会发展的步伐。对社会发展影响巨大的一些因素，诸如朝代的更替、战争的摧残、瘟疫的突发等，对于传统中医学的发展而言，其作用体现是双面的，既存在不利因素，也存在特殊需求的有利因素。社会动荡、兵燹战祸自然不利于本草学的发展，但从艰难困苦的因素出发，人类在遇到其他灾难的时候，却对医药学包括本草产生出更迫切的需求，成为其必须存在、不致消亡甚至于在很多时候必须逆流而上的发展需求。

1. 朝代更替对本草发展的影响

人类不以朝代更替而视医药的需求为可有可无，这是不争的事实。相反，

朝代更替的动乱造成生活的动荡、人体伤害的多发，在面临生命垂危之下的救治时，医药支撑就显得更加地难能可贵。这从历史记载的一些事例中，可以得到反映。如蒙元帝国的建立过程中，有位大臣取药材作为重要的资源进行储备而获益。典型的事例就是“耶律楚材独取大黄”，这一史实被忠实地载入《元史》。

耶律楚材既是千古名相，又是才能非凡的良医。他在战争中慧眼独具，重视药材资源，最终救治军中疫病，挽救了宝贵的有生力量。当年元朝征伐西夏，在攻打军事重镇灵武时，破城之后，蒙古众将争掠金帛奴仆。唯有耶律楚材与众不同，他仅取书籍数部，另外的就是大黄药材数担。同僚们对他的行为深感不解。然而不久之后，兵士们因历夏经冬、风餐露宿，多得疫病，幸得耶律楚材用西夏特产大黄配制的药方救治，所活至万人。

这是在朝代更替之时医药尤其不可被忽视的事例，同时也是战争中不废本草而获益的例子。而本草与战争相伴也有许多鲜活的事例。

不同朝代对医药皆有需求。不同的历史阶段解决本草需求的途径有着不同的要求（政策）。如汉代采用贡药制度，显然所贡药物受到所辖疆土范围的限制。汉制要求地方官须按规定贡药。如《太平御览》卷九八四所引汉代官员应劭所述文字可证：

> 臣劭居郡，旧因计吏献药，阙而不修。惭悸交集，无辞自文。今道少通，谨遣五官孙艾贡茯苓十斤，紫芝六枝，鹿茸五斤，五味一斗。计吏发行，辄复表贡。

贡药自然讲求州土所产，质量上乘。这些对中药道地药材理论的形成也产生了直接的影响，而道地药材也成为中国医药特色之一。

2. 战争对本草发展的影响

战争是影响社会发展与人类生命健康的负面因素，但战争期间人们对于医药的需求则更加迫切，因此战争对本草发展的影响应当是有着正反两方面作用的。特殊状况下对医药的需求也会促进药物发现与发展。

中药发现的传说中，就有刘裕发现一种草有活血止痛作用而用于为士兵治伤，后来借神话宣讲其药用功效与应用价值。

> 斜阳草树，寻常巷陌，人道寄奴曾住。想当年，金戈铁马，气吞万里如虎。

南宋文学家辛弃疾词句中的寄奴，指的是刘裕，寄奴是他的小名，他可是南朝刘宋王朝的创立者，被誉为“南朝第一帝”。据《南史》记载，刘裕当年称帝之前，曾在野外遇到一条蟒蛇。他拉弓射箭射伤了蟒蛇，蟒蛇受伤后窜入草丛中溜掉了。次日，刘裕再次来到此处，听到有人捣药的声音，于是就跑过去瞅瞅，看到有几个穿青衣的童子在捣药。刘裕就问他们在干啥，童子回答他们的主人被刘寄奴射伤了，正在捣药为主人治病。

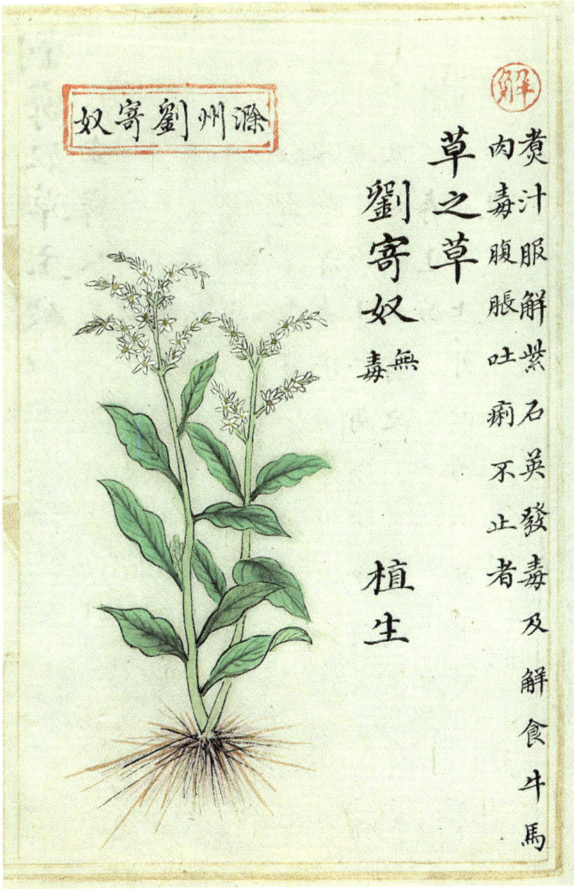

《本草品汇精要》中的刘寄奴图文

刘裕问："你家主人为何不杀了那个刘寄奴？"回答说他可是将来的王侯。刘裕呵斥之下，童子被吓跑了。刘裕就把草药带了回去。他后来带兵打仗时，让人把这种草药敷在士兵伤口处，结果伤痛减轻了，效果很明显。士兵非常感谢刘裕带来的神药。人们干脆就把这种草药命名为刘寄奴草。

这样的传说，李时珍在《本草纲目》中对刘寄奴草进行"释名"的时候加以转述：

按李延寿《南史》云：宋高祖刘裕，小字寄奴。微时伐荻新州，遇一大蛇，射之。明日往，闻杵臼声。寻之，见童子数人皆青衣，于榛林中捣药。问其故。答曰：我主为刘寄奴所射，今合药傅之。裕曰：神何不杀之？曰：寄奴王者，不可杀也。裕叱之，童子皆散，乃收药而反。每遇金疮傅之即愈。人因称此草为刘寄奴草。

与此相似的，还有命名了王不留行的药王邳彤的传说。

河北安国是全国四大药市之一祁州药市所在地，此地有着著名的安国药王庙。安国药市的兴盛，也正起源于此处的药王庙。而药王庙中供奉的药王，是在此地活动过的名将与名医邳彤。邳彤也因为使用与命名一味药物而被民间推崇并信奉。

东汉名医邳彤，在《后汉书》有传，他能文善武，初为王莽部下，后为光武帝刘秀二十八员武将之一，开国功臣，满腹文韬武略。他与王郎在河北之地争战，而他也是在打仗时发现了一味具有通经止痛作用的中药，并将其与驱逐王郎相联系，从而命名为"王不留行"。他发现并命名此药物的传说一直流传至今，也成为民间奉其为药王的缘由之一。

王不留行因通经止痛的效用而用于医治创伤，到后来成为产妇通乳常用的一味药。像传唱中药功效的顺口溜——"穿山甲，王不留，妇人服了乳长流"，也进入本草典籍被正式记录下来。从中所影射的，正是中药发生学的原始，这也是本草文化产生并融入中华文明银河的一缕星光。

即使在近现代，本草应急救伤的作用借紧急事件而得到重视与再发现，也仍然有代表性的案例。如杨则民《潜厂医话》中载有仙鹤草（别名龙牙草）

应急治痢一例：

> 龙牙草可治痢疾，曾闻诸某草泽医久矣。以未深信，故不试用。吾乡杨若鹏将军，于二十九年，任钱江岸军指挥官，由前线归来，谓军中患痢者甚多，西药爱美丁不胜供给，取乡人验方，用龙牙草一味煎服汁，病院中百六十余人，皆次第经四五日而全愈。……用时将龙牙草一二株洗净，截长约一寸，加水二三杯，煎至一杯服之，每日二或三次……中医界得刘以祥之报告后，有叶君橘泉，亦用此草治痢，有收效卓著之报告二则。余经此启迪，固取《本草纲目》读之，则更有明白之记载。

本草宝库虽久存，然目瞀者视若无睹。《本草纲目》已有明确记载的一味良药，竟然在战场无法应急的情况下才被想到。而仙鹤草的此次战场之用，又恰好是利用了较为便利的草药资源。中药仙鹤草的临床运用，也是在近代得到了更多的重视并逐渐推广开来的。联想到后来甚至最近曾经发生过的事例，诸如在新冠病毒传染初期那种“无药可用”以致全球茫然的时刻，到后来中医药全方位参与抗疫并以“三药三方”而建功，其情其景，与在前线上忽然想起龙牙草治痢取效，何其相似乃尔！

3. 瘟疫等重大疾病对本草发展的影响

历史上的瘟疫对社会发展和民众生存、个体生命造成了极大的危害。回顾中医药对抗瘟疫的历史，人们往往首先想到医圣张仲景的不朽贡献。“余宗族素多，向余二百。建安纪元以来，犹未十稔，其死亡者，三分有二，伤寒十居其七。”张仲景在《伤寒杂病论》的“序言”中说，因为遭遇了瘟疫，他所在的二百多人的大家族，不到十年时间里就死去三分之二的人。这也是他所生活的时代大的疫病流行状况的写照。在与各种疾病的斗争中，张仲景勤求古训，博采众方，撰著了《伤寒杂病论》，其中也有后世用于治疗瘟疫的许多首经典处方。他创立的治病原则与配方用药理论，给后世以无穷的力量与无尽的启发。

从古代到现代，人类所遭遇的巨大瘟疫，都是不会让人们准备好了才来到世间的。也正是在这样的一些遭遇战中，中药被运用于应对瘟疫，虽有着失败的惨痛教训，但人们从中获得了无比宝贵的认识，自然也不断涌现建立卓越功勋的大医。例如明清朝代更替之时，江苏吴县的吴又可迎战疫病，创制出抗疫的新方，终成为明末清初的传染病防治大家，被誉为“治瘟疫千古第一人”。

明崇祯十五年（1642）五六月间，河北、山东、浙江等地大疫流行，十户九死。史料记载，“一巷百余家，无一家仅免，一门数十口，无一仅存者”。面对着此前未知的疾病，会无药可用吗？吴又可以实际行动回答了这个十分现实的问题。

吴又可亲历了当时的疫情，由识而治，由药而方，积累了丰富的资料，依据亲身治验所得撰成了《温疫论》一书，明确指出这些病都不是六淫之邪所致，而是四时不正之气所为。他一一加以分辨论述，并创制了很多方剂，其中著名的成方有达原饮、三消饮等。吴又可还从瘟疫侵犯途径、传染方式和流行特点等方面指出，瘟疫邪气侵犯人体的途径当是从口鼻而入。他所创立的治疫名方达原饮，中医人提及都熟知它可治疗温病初起、邪伏膜原。此方中用到的主药槟榔是著名的南药之一，有着用于治疗瘟疫瘴气的历史渊源。

辉光永闪烁，宝库得传承。这些治疫中药与治疫名方，以及一代代中医人勇毅前行，不惜用生命换来的宝贵经验，更是在当代抗疫实践中继续被沿用，疗效一再得到证实。就在当今的21世纪，疫病初期“无药可用”的情形已经不是仅仅出现一次了，从2003年非典（SARS）到后来的新冠（COVID-2019），在几乎所有人都承认现代科学技术包括现代医学科学十分发达的当下，中医药没有失去“用武之地”，在应对现代传染性疫病的战场上，中医药参与抗疫并取得成就。中国政府坚定地支持中医药“全程参与”抗疫，在战疫中坚持“中西医协同”—— 中西医结合、中西药并用。铁的事实教育了各种各样想法的人们。在中医理论的指导下，发挥本草千年传承的智慧，运用已有的中药材的组合配伍，煎煮与制剂，仍然可以参与现代疫病的预防与治疗，取得令世人瞩目的实际效果。

4.“废止中医”的逆流

近代以来，西学东渐，出现了“废止中医”的逆流。对此，本草学所面临的又是什么情况呢?

中华本草基于文化传承，其构筑的中国传统医药学的流传更基于坚实的疗效，对此，连历次主张“废止中医”的那些反对派也无法否定，因而出现了所谓“废医存药”或“废医验药”之类不得不扭曲他们自己立场的一些说法。

从文化自觉与文化自信的高度，对近代史上“废止中医”的逆流加以审视，不难发现，中医学之所以会遭遇到前所未有的这股逆流，其根源还是在于中西文化的冲突与碰撞。迄今，在文化融合的主流之下，冲突与碰撞仍不可避免地以不同的方式呈现出来。曾经的“废止中医”公开主张已如过街老鼠，但仍有如“告别中医”之类的变种以及各种“中医黑”的言行在扰乱视听。这些在当代偶有的“暗流涌动”往往不时被揭露出或有着资本的黑手。而斗争的武器，中华本草就是直击废止中医者咽喉的那杆“红缨枪”，令他们从来不敢直言否定本草的辉光。过去，“中医黑”在攻击中医时往往说，对付传染病，中医不靠谱。但是在21世纪经历了2003年的非典与2019年以来的新冠，中央决策的“中西医结合，中西药并用”，中医药参与抗疫所获得的成功，走出的“中国特色的抗疫之路”让全球瞩目。中药宝库的珍贵，在全世界的瞩目之下得到了展示和证明。中医药参与全程抗疫，对生命的支撑，对危难的救助，大疫之下所建大功，对那些面临“无药可用”窘迫境地采取单一医学模式的国家和地区，那又岂止是“艳羡”所能表述?！

面对未知的大疫，中华医学为何可以应对？因为它有着中医用药理论诸如整体观念、辨证论治、天人合一、取类比象等的指导。毛泽东在《实践论》中说过：“通过实践而发现真理，又通过实践而证实真理和发展真理。”本草学的传承，正是走在了“通过实践而证实真理和发展真理”的正确道路上。“废止中医”者的无视无知，在于不敢正视中医药发展的历史成就与深厚根基；其逻辑混乱在于割裂中医与中药的血脉联系，从来也不敢全盘否定中药的至伟之功。

事关中医存亡第一诘难，当来自清末学者俞樾发表的《废医论》。他一方面提出废除中医的主张，但又割裂地主张“中医可废，而药不可尽废”。而后中医的生存之难，具体表现有北洋政府时期出现的“教育系统漏列中医案”，南京国民政府时期出现的“废止中医案”，其代表人物如余云岫，其余绪甚至影响到20世纪50年代，医药卫生部门的个别领导者对中医药发展仍有错误认识与做法。在中央及时发现并予以彻底纠正之后，国家在中西医并重的政策指引下，中医药事业步入了快速发展的崭新阶段。

基于错误的立场与不公正的持论，废止中医者在对待中药的一些认识上，欲遮还羞地部分肯定可以“验药”，其实足证他们思维的混乱与逻辑的割裂，因为他们不敢全盘否认中药的疗效。这更是因为他们实实在在无法遮掩住中华本草的闪耀光辉。无奈之下，只得以割裂中医与中药血脉相连的低劣手段，冒天下之大不韪，滑天下之大稽地采用一些徒劳的迂回进攻方法。

在中国医学史上，朴学家俞樾提出废医论其实属于偶然的事件，但被一些人在西方文化的诠释下加以拓展，扭曲了中医在近现代的演进方向。但他也只能片面地提出“医可废，药不可尽废”的所谓“废医存药论”，根本原因在于他无法无视中医学的临床疗效，无法否定本草学的实用价值。出于偏颇的文化视角，也只能成其如此割裂中医药学的“奇谈怪论”而已。

基于中药的事例，实可以举一而证百。就以中药百部的杀虫功效为例。百部在《滇南本草》《本草新编》等本草典籍中有明确的“杀虫”记述。“杀虫”是中药学对百部功效的高度概括，至于其临床效用，更被长期的临床实践所证实。持“废止中医”观点的代表人物余云岫对百部的认知，正是打脸了他自己。请看他又是如何肯定百部之功效的呢?

> 西医余云岫，对百部有精确之研究，谓：“此药在我国用之于皮肤病洗涤之剂，用之于肺病内服之剂，以为有消毒杀微生物之功，余用此膏（即百部水煎为膏）以敷于急性亚急性之皮肤湿

疹之非有强度分泌者，殊有卓效。用之内服于胃肠病，亦觉有功，轻度之痞胀，轻度之泄泻，恒用之有功。又可以为防腐剂，夏秋之交，药水之常服用二三十日者，每易变味，用此膏入药水中，可以防止也。”此实是补本草之所未及者。

——杨则民《潜厂医话》

仅从这一视角，可以肯定地说，中华本草针对人类所面临的诸多疾病具有不可否认的确切疗效，这已经构成了其坚实的根基。

二、枝繁叶茂缘根深：本草学鲜明特色与优势审视

无论是经历波浪滔天，还是平静之下的暗流涌动，中医药学已经在漫漫征途中留下了无比坚实的足迹，由之也体现了以中华传统文化为根基的中医药学的强大生命力，故在今日之华夏，其薪火继续传承，其根基绵延坚固，其创新耀人眼目。追其根，溯其源，是历史考验了它的理论与方法，更是在发展中彰显了它的特色与特质，我们正可以从新的角度去发现本草学的优势与特色之所在。

1. 道法自然，博识万物

中华本草的原始，有着深厚的中华文明的根基。华夏古人源于生活，适应自然，求生图存，凝聚成中华民族的医药智慧。披一路风尘，承千年衍变，它能够秀立于世界传统医药的高峰，它的血脉深深交汇融合于中华传统文化，体现在诸如人类与大自然和谐共生、天人合一、命运与共等中华优秀传统之中。

1977年，安徽阜阳双古堆第二代汝阴侯夏侯灶的墓中出土了汉代竹简《万物》，经鉴定是一本古代药书。在这本古代药书中，恰恰有文字昭示了古人对识药基于何种认识基础。《万物》开篇的第一支竹简就特别强调：

天下之道不可不闻也；万物之本不可不察也；阴阳之化不可不知也。

夏侯灶卒于汉文帝十五年（前165），故《万物》的竹简抄本年代在西汉初年。这再明白不过地说明了，华夏先人认识自然之物将它用为药物，

是通过“闻天下之道，察万物之本，知阴阳之化”，从而用于医疗实践而治病的。所以我们可以说，“道法自然，博识万物”是古人医药智慧早先涌现出的一个高峰，昭示了中华传统医药学立于天地间法阴阳、行大道的认识论与方法论。从草木情怀的“察万物之本”，进而“知阴阳之化”，终能“闻天下之道”，这是从认识论的高度昭示本草学“道法自然”的根本法则。

据中国社会科学院学部委员冯时先生所著《天文考古学与上古宇宙观》的观点，从考古出土的遗物来看，上古先民在距今八千年前，已经对“天地”“阴阳”有了宗教及哲学层面的系统认知。由此可知，从“察万物，识阴阳”出发的中华本草的专门学问的建立，正是建立在中华文明的文化认知的深厚根基之上。本草学不但具有十分典型的自然属性，而且也具有传承千古的哲学属性，本草与医经理论具有深厚的中华文明的哲学属性，医与药为主体所构成的中医学具有人文与自然学科的双重属性。其实这是中医药学从发源起就已经具备的特质，这也是中医学包括本草学形成的最初出发点。

《万物》之后，形成了本草典籍的开山之作——《神农本草经》。当然，最早的本草著述或并非只是这一本《神农本草经》，但最终流传下来的这一本《神农本草经》可以说真正奠基成就了中华本草的学问，其命名“本草”“本草经”或简称为“本经”，将本草与中华人文始祖“神农”相联系，既体现了本草这一专门的学问基于中华文明而生，又包含了对中华人文始祖的高度尊崇，同时也确立了《神农本草经》成为系统的本草学基本理论与方法的发轫与源头。

由朴素的口尝心会，切身体验，上升到化万物为阴阳，本草学开创了最先的由“实践”到“理论”——“察万物、识阴阳、闻大道”，用以指导用药治病的“再实践”。其创立之始，可谓已具备了立千古、传万世的理念，成为本草学延续至今的根基！其经验，一直在积累；其薪火，一直在传承。正可谓，以中华文明为根基，究天人之际，而成本草之永久。

正是具有如此的根基，我们在《神农本草经》中看到了药品的上、中、下分类，已经系统地区分了良毒（无毒、有毒、多毒），也区分了不同的用途（养病、养性、治病），从药性认识（寒热温凉等）到配伍原则（君臣佐使）等，这些基本理论与方法迄今仍然在指导着中医临床实践。

《神农本草经》奠定了本草学的基础，成为后世本草的层积性发展与深化的内核，继之就有了《本草经集注》，就有了唐宋各个时期的本草，就有了《本草纲目》，一路传承而至今天，就有了当代本草文献的集大成之作《中华本草》等，这样清晰的脉络，鲜明而实实在在地贯彻千年。

本草之学如此重要，现代学科不能不受到它的启发，正如植物分类学离不开《本草纲目》的筑基，现代博物学又如何能够剥离其身上中华本草的影响？历代本草学，更是中国科技史无法回避的重要内容。这样的一些奠定中国药物学的基石，令人无法绕过，更无法忽视。

2. 药食同源，广采博识

古人出自对生存的切身体验，寻求各种自然资源，以满足对治病疗伤的需求。在果腹充饥、扩大食用资源的基本前提下，对所认识的自然界的植物、动物与矿物，知其性，识其用，药食同源，并博闻多识，从而形成了本草学问，在“天人合一”理念指导之下，“物为我用”，取其利避其害。

从生物链到食物链，药物的发现就意味着古人生活知识的扩展、生活技能的提高、专门学问的形成。药食同源是被学者公认为主流的发现中药的源头。先民每一个体的独特经验甚至于族群的共同经历，再经过无数次的验证，形成宝贵的生命知识。后来这些经历的光环凝聚在神农等古代圣贤的身上，成为中华文明发展的一座座高峰，西汉刘安《淮南子·修务训》对其清晰无误地进行了描述：

神农“尝百草之滋味，水泉之甘苦，令民知所辟就。当此之时，一日而遇七十毒”。

若举其例，就有《湘中记》关于发现山药补虚功效的传说。再如山楂，远在八千年前中原贾湖遗址中古人所酿的酒中就有它的身影，也正是通过各种方式被人类食用，进而发现其治病功效的；李时珍发现邻居小孩多食山楂能愈病，更加深了对山楂药性的认识。

从维持人类生存的食物链，到为人类治病疗疾救苦救难的药材库，本草囊括了人类生存的自然环境中可用的植物、动物、矿物，成为广收博采、为我所用的内容宏丰的巨大“宝库”。

3. 东方智慧，源头创新

每一味中药的识与用，古人自然是先从身边近处又慢慢走向远方的。“近取诸身，远取诸物。”本草学的形成与发展是中华文明的一项本土创新，体现的是华夏民族的东方智慧。

早期华夏文明的中心在中原地区，而华夏文明的发源也与大河文明有关，黄河、长江是中华文明的母亲河，中医药学包括本草的源起，从中华文明的中心起源并向着更广泛的区域扩展，影响渐远。但本草所具有的本土创新的特征十分明显，就是这块土地上的人，就是这块土地上的物，是黄土地上这些人的思想与哲学，指导着对可用之物的认识与运用，产生出了本草学，它深深地融入华夏民族的血脉中，成为中华民族生活方式的一部分。

根据对《神农本草经》的专业研究，这部最早的本草学典籍所收载的药物，产地遍及汉代所辖十三部政区，可以说东南西北皆有分布。其药物产地基本围绕东都雒阳（河南尹）与西京长安（京兆尹）两个中心向四方辐射，这二者之间的中心又落在弘农县（治所在今河南省灵宝市东北黄河沿岸）。所辖以上中心的“司隶校尉部”也是出产药材种类较多的地区。而这样的中心恰恰都处在黄河流经之地，与大河文明起源具有重合性。

言及中华文明的传统文化，本草中一些有趣的事例，也是能够引起大家的思考的，比如“一物降一物”的朴素认识论。

王家葵《本草博物志》中有一篇《石头剪子布游戏》，首先就说到，传说以橄榄木作桨拨水，“鱼皆浮出”，可见“物有相畏如此”，于是食河鲀中毒，以此木“煮汁服之必解”。

从朴素的认识论，从对身边物事的观察，在观察的基础上进一步印证，那些“想象”中的认识，有的被实践证实，有的则被证伪，一次又一次，一物又一物，得到的经验越来越多，并不断得到升华。就是这样的一些朴素的认识，转化为中医药学理论中的生化制克等内容，转化为中药治病疗疾的理论指导。

正所谓路在脚下，本土知识的积累从而形成本土创新。中华本草乃至伟大的中医药学，确实是中华文明中的璀璨明珠。

4. 开放体系，兼容并蓄

中医药学是中华文明的本土创新，那么是不是说其所用中药会局限于本土的药物？它会不会限制了本草学的开放性？

考察本草发展的历史，可以清楚地发现，本草的系统是开放包容的，其开放纳新的特征鲜明，随着时代前行的步伐，其应用的药物系统是不断在扬弃中壮大发展的。

以《神农本草经》为例，根据专业研究，统计其药物来源的产地分布发现，除了以黄河文明的中心发源地为药材的主要来源地外，其中也有经过贸易而集散流通，有来自边远蛮荒之地甚至异方殊域者。比如据《续汉书·郡国志》，药材出产自较远的交州所辖的九真郡，南距雒阳（今河南洛阳）5790 千米。

中医药学具有深厚的人文属性，传统中医学理论具有一定的固化与稳定传承。其医与药一体化也成为一种学科属性与特色，对医与药进行分别考察，则本草学的“开放体系，包容兼收”，是本草药物极其鲜明的属性。

药材品类，愈来愈多。与本草“与时偕行，守正创新”的特征高度关联，相互印证。

另一个具体表现就是对外交流，互通有无，我主人随，融会新知。以隋唐时代的中外医药交流中的药物为例。

——中朝医药交流：隋唐时期的中朝交流较前更频繁。在频繁的交流过程中，中国医药学和医药制度逐渐被朝鲜所接受，在中国医学传入朝鲜的同时，朝鲜的医药知识也传入中国，朝鲜所产药材如人参、牛黄、昆布等陆续输入我国，在《新修本草》中记载了朝鲜的白附子、延胡索等，朝鲜药物的输入丰富了中华本草的品种。

——中日医药交流：隋唐时期，日本多次派“遣隋使”“遣唐使”“学问僧”来到中国。公元608年，日本推古天皇派遣药师惠日等前来学习中医药，学成后回国。许多的学生来中国学习，使日本的医学发生深刻变化。日本的医药制度也大都效仿中国，《新修本草》被规定为医学生必读的教科书之一。唐代高僧鉴真，经六次东渡，终于到达日本。鉴真带去了大量的佛经、文物、医药书籍以及乳香、龙脑香等药物，他在日本传播佛教的同时还行医治病。鉴真通医学，尤擅长本草，能用鼻闻、舌尝等方法，辨别药物的真伪，他将使用、鉴别药物的方法传授给日本同行。在日本的皇室仓库内，至今仍藏有唐朝时运去的60多种药物。

——中越医药交流：隋唐时期中越之间交往十分频繁，中国的医药知识传播到了越南，同时越南的许多草药或成药作为贸易商品或相赠礼品被带到了中国，如丁香、白花藤、琥珀、犀角等。

——中印医药交流：自西汉张骞出使西域至隋唐时期，中印两国交往不断，印度的医药知识夹杂在佛经中源源不断地传入中国。唐朝僧人玄奘去印度取经，其所著《大唐西域记》记录了印度人的饮食习惯和医疗用药等内容，在翻译佛经的同时也把印度的大量医药知识介绍到中国。此时还有一些印度医书得到翻译，有不少印度药物在当时作为贡品传入我国，如郁金香、阿魏、龙脑、丁香等，天竺桂由印度移栽到我国闽粤浙沿海。隋唐时期中印医学交流，虽然以印度医学影响中国医学为主，但是中国医学也为印度所接受，唐代高僧义净在印度度过了二十多个春秋，他将内容丰富的中国医药学介绍到印度，所著的《南海寄归内法传》记述他在印度用中医方药苦参汤和茗（茶）治愈热病患者的经历。义净还向印度介绍了中国的本草学、脉学、延年益寿术等知识，并对两国的药物做了比较。

——中阿医药交流：隋唐时期中国与阿拉伯国家贸易往来频繁，阿拉伯方药大量输入中国，矿物药有绿盐、石硫黄、密陀僧等；植物药有乳香、没药、安息香、胡黄连、沉香、芦荟、补骨脂、苏合香等；动物药有象牙、牛黄、犀角等。此时期我国的药物、脉学、炼丹术也传入阿拉伯地区，并且经过该地区传入西方，对世界医学及制药化学的发展做出了贡献。

5. 与时偕行，守正创新

本草学自《神农本草经》奠基，就走出了伴随时代发展不断前行的步伐。它既坚守自己所固有的根基，又适应人类需求的变化与社会改革的变迁，通过扬弃，有所修正，或一时顺风扬帆，抑或逆流汹涌，它总是勇毅前行。

一个十分显明的例子就是，本草品种由少到多，数量不断扩大，认识更加深化，体现了随时代前行而中药的内涵日益扩大。通过梳理历代本草典籍的记述，我们可发现清晰的数字。按朝代先后举其要者如下：

《神农本草经》，约成书于东汉之前，载药 365 种。

《本草经集注》，陶弘景编撰，成书于南北朝时期，载药 730 种。

《新修本草》，唐代苏敬等编撰，完成于 659 年，载药 844 种（一说 850 种）。

《证类本草》，宋代唐慎微编撰，完成于 1083 年，载药 1558 种。

《本草品汇精要》，明代刘文泰等编撰，定稿于 1505 年，载药 1815 种。

《本草纲目》，明代李时珍编撰，1596 年刊行，载药 1892 种。

《本草纲目拾遗》，清代赵学敏编撰，初稿成于 1765 年，载药 921 种，其中 716 种为《本草纲目》未收载。

《植物名实图考》，清代吴其濬编撰，1848 年刊行，收录植物 1714 种。

《中华本草》，国家中医药管理局组织编写，1999 年出版，选收药物 8980 种之多。

本草开放性的另一个具体表现在于，本草典籍层积递进，承继发展。当《本草经集注》撰写时，陶弘景开创“朱墨分书”的方式，记录下《神农本草经》原有内容与增广内容。其后，唐代《新修本草》继承，至宋代唐慎微编撰《证类本草》，把这一围绕核心不断扩大的本草“层积”传统发挥到了极致。而早期极其重要的一些本草典籍，正是得益于这一独特的传统，得到保存并流传后世。

6. 文明根基，绵延不绝

基于中华文明的根基，中医药学传承绵延不绝，独领风骚于世界医药文明之林。识万物，用万物，道法自然，这是本草学的根本属性。基于传承中华文明的文化自觉与文化自信，可以说，中华本草的千古传承，也正是因为其有着彰显中华文明的认识论与方法论，在与疾病做斗争中奉献出中华民族的聪明智慧。中华本草的千古传承，正是因为它根植于中华文明的深厚沃土，从而成为世界传统医药的高峰。

“医无药不能扬其术，药无医不能奏其效。”在中外科技史的交流中，医药的交流占有重要地位。而中医药的对外交流，则尤以本草所发挥的影响为著。

梳理历史的脉络可以发现，本草学的理论一直与中医学的基本理论融为整体，医经与本草，须臾不可分离。所谓“守正”，就是要对中医药传统理论与实践的精髓进行忠实地传承，在深入研究的基础上予以发扬。

在与西方医药学并行的过程中，人们自然也就有“中医研究”与“研究中医”的现代探索。本草学方面则同样也有“中药研究”与“研究中药”的现代探索，人们都有许许多多的新验证与新发现。总的来说，现代研究成果巩固了传统中医药学的生存地位，更肯定了本草学传承发展的光明前景。现代研究的阐明，更能说明中医药学的伟大；现代研究的创新，更扩大了中医药学为全人类服务的领域。青蒿素的发现并荣获诺贝尔奖就是其中一个典型的事例。

传统并不因时光流逝而磨灭其光辉。述及本草，比如中药汤剂所用药味，现在既有传统中药饮片，也有现代制药技术研发的中药免煎颗粒剂等创新。基于守正与创新并举，目前的中医临床领域并没有因新的颗粒剂饮片的出现，传统饮片就失去其地位。传统指导下的本草药用理论与实践经验，仍然被当代临床实践所证实。中医参与抗击新冠疫情建功的典型事例，就对此非常具有说服力。在抗击新冠疫情立下卓越功劳的“三药三方”中，其运用就有着忠实于传统的更为可靠的事实：国家中医药管理局既肯定“三方三药”在临床救治中发挥出的重要作用，同时又强调在运用“三药三方”尤其是三个复方汤剂时，特别推荐使用传统中药饮片。现代抗疫的实际疗效，也再度证明了中华本草绵延不绝的生命力：宝库存真金，传统而珍贵，真实而有效。

一个时代有着一个时代的痕迹。走过一个时代，烙下一个时代发展的印记。有着这样的根基，有着如此的脉络，中华本草的文明之光，是不可能被无视，更不可能被轻易否定的。走在 21 世纪中华文明伟大复兴之路上，中华儿女对中医药学守正创新持有最为清晰的认知与共识。

“中国医药学是一个伟大的宝库”，它是华夏医药文化的宝库，它是中华文明的宝库，也是人类健康智慧的宝库！基于文化自觉与文化自信，对传统中医药宝库，继续加以传承，继续加以弘扬发展，使之成为全人类的文明成果和宝贵财富，并奉献于全人类的健康事业中。

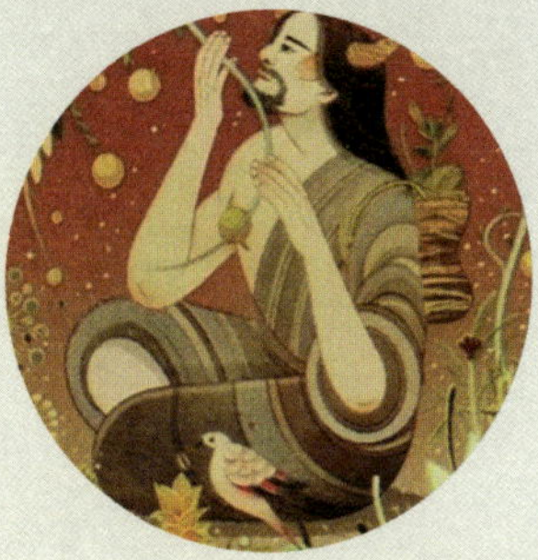

第二章 药苑名家 踵事增华

人事有更替，往来成古今。神农尝百草，始有医药，本草学问本于人文始祖。伊尹调滋味，汤液有成，《伊尹汤液》可奉为经，有待论广。中原医圣，论广汤液，著《伤寒杂病论》，创立经方惠及后世。葛洪炼丹石，成为制药化学创始；雷公究炮炙，开辟中药炮制技术，上工技艺，流传千古。人命至重，有贵千金，药王孙思邈撰著《备急千金要方》与《千金翼方》；纲举目张，谬误必纠，李时珍心血凝聚《本草纲目》；种类愈繁，珍尤毕集，赵学敏补缺成就《本草纲目拾遗》。历代本草名家，道法自然，博闻广识，察草木，析阴阳，引领本土创新，化用异域方物，栉风沐雨，老干新枝，成就了中医药学的持续发展，构筑起种色夺目的“金谷之园”，宝藏悉陈的“龙君之宫”。

第一节　神农尝百草

——人文始祖始创医药

中华医药的始祖是炎帝神农氏。

神农氏，因火得王，又称炎帝，因生长于姜水，故姓姜，生于新石器时代。他制作农耕用具，并教导先民从事农业生产，带领先民由采集、渔猎进步到农耕，成为传说中农业和医药的发明者。炎帝与黄帝被共同尊崇为中华文明的人文始祖。

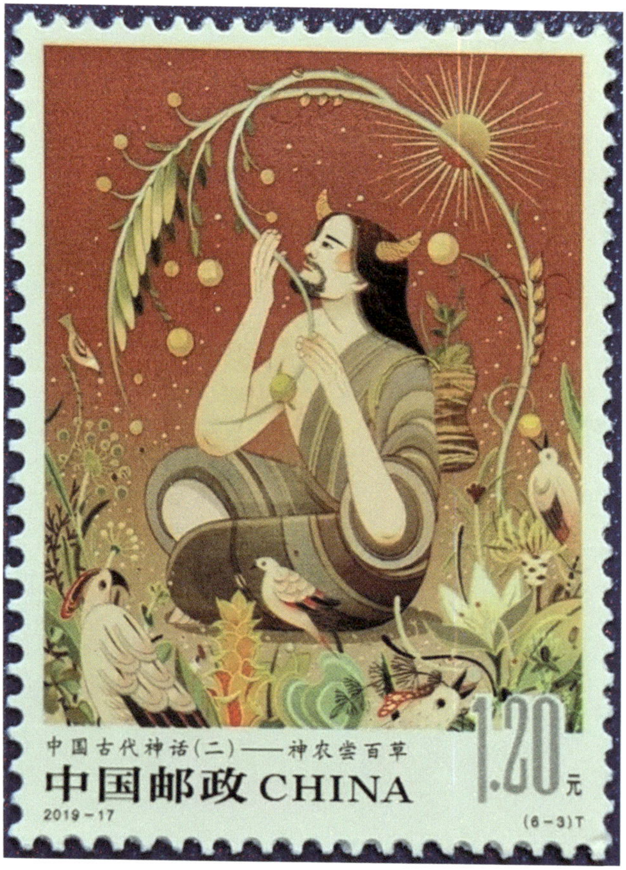

“神农尝百草”特种邮票

一、神农与医药发源的记载

本草肇始，莫不提神农。医药知识的创始，源于远古先民寻求食物和从事农耕的实践活动。作为此时期首领的神农氏，历来被视为药物的发现者和使用者，被尊奉为中国医药学尤其是本草学的创始者。

古典文献记载中的神农，不只是始尝百草而识药，还有遣药之能。

> 神农和药济人。——〔周〕佚名《世本·作篇》

> 神农乃始教民播种五谷……尝百草之滋味，水泉之甘苦，令民知所辟就。当此之时，一日而遇七十毒。
>
> ——〔汉〕刘安《淮南子·修务训》

> 炎帝神农氏长于姜水，始教天下耕种五谷而食之，以省杀生；尝味草木，宣药疗疾，救夭伤人命，百姓日用而不知，著本草四卷。
>
> ——〔晋〕皇甫谧《帝王世纪》

宋代刘恕在《通鉴外纪》中把以上诸论综合起来进行了论述，说神农尝药、作方书、为民疗疾而后医道自此创始。以上说法，清代吴乘权等编的《纲鉴易知录》亦以为然而加以引用：

> 民有疾病，未知药石。炎帝始味草木之滋，察其寒温平热之性，辨其君臣佐使之义，尝一日而遇七十毒，神而化之，遂作方书，以疗民疾，而医道自此始矣。复察水泉甘苦，令人知所避就，由是斯民居安食力，而无夭札之患，天下宜之。

二、神农尝本草的考古证据

以神农为本草之宗的神话流传了几千年，而一些考古发现证明，早期文献的记载并非仅仅旨在尊圣尚古，而是有其真实历史依据的。神农尝百草的传说是中华民族医药文化的渊源。在 2001 年度中国十大考古新发现中，萧山跨湖桥新石器时代遗址的发掘印证了“神农尝百草”的传说。

在浙江省杭州市萧山区的跨湖桥新石器时代遗址中，考古学家发现了盛有煎煮过草药的小陶釜，说明史前期人们早已认识到自然物材的药用价值。据此，中国考古学家终于揭开了“神农尝百草”的神秘面纱。“神农尝百草”与黄河上游4000年前的灾变、三星堆文明衰亡以及夜郎文化等未解之谜并列为新世纪开端的2001年度中国十大考古新发现。考古发现所确认的尝百草的历史年代和活动区域，说明古人以神农尝百草之说溯本崇源言大道的立意正确不谬。

距今5000～9000年前，是我国新石器时代，即传说中的神农时代。神农氏族时代，以农业为主，畜牧业也是重要的部门，并有制陶、纺织等手工业，已经用弓箭，有货物交换。在陕西半坡遗址出土有石斧和骨针，有一陶罐粟在居室内发现，另一陶钵粟是作为殉葬物放在墓里。在湘南，8000年前左右的澧县八十垱遗址，发现稻谷和大米数万粒，是全世界史前稻谷物发现最多的地方；还有木耒、木铲和骨铲等农具，以及木杵等加工工具，这些与《易传·系辞下》中“神农氏作，斫木为耜，揉木为耒，耒耨之利，以教天下”的记载完全相合。

成书于战国中期的《尸子》说：“神农氏七十世有天下。”近年来史家据澧县八十垱遗址发掘出的一些台基式建筑，认为该处曾是6500年前神农氏族的中心所在。神农氏族因缔造农耕文明而被拥戴为中心氏族，其子孙从此繁衍于四方。

三、“本草”学问托名神农

文献与考古资料足以说明，中药起源于原始社会农耕时代，神农尝百草遇毒，果然实有其事。尝而得药，以为治病，医药起始、医药应用而显然，故古人总结为“本草石之寒温，量疾病之浅深，假药味之滋，因气感之宜，辨五苦六辛，致水火之齐（剂），以通闭解结，反之于平”，此谓之“经方”（《汉书·艺文志》）。《墨子·贵义》说“譬若药然，草之本，天子食之以顺其疾”，后世以此称中药学著作为“本草”。中国第一部系统论述药物的著作，被命名为《神农本草经》，既是“言大道”（《尚书·孔安国序》），又是对以神农氏为代表的先人发现药物的尊崇与怀念。

事实上，从药物进入人们的生活到药物理论形成，当有三个阶段，即本能、经验积累和理论形成。药物最初进入人类生活，像动物在生病时也会采食平时不吃、被人类称为药物的东西一样，这是出于本能。但人类和动物的区别在于，人类可以有意积累经验，以便生病时重复采集。本能时期和经验积累时期，用药经验由一般意义上的人完成。中药理论的形成，则需要杰出人物将不同人群长期尝药得到的经验体会，在生活文化背景下，运用独特思维方法提炼升华，形成理论，并反过来指导治疗用药。从经验积累向理论认识的升华跃迁，依靠神农式的杰出人物。

古人日出而作、日落而息，与动植物密切相处；仰观于天，俯察于地，对自然界充满关注，更积极利用自然资源。天人合一，华夏先人认为人是自然的一部分，人与宇宙万物互动，生老病死像四季的草木荣枯。中国古代的学问分为两大类，对于大宇宙即天道或天地之道的认识称术数之学，包括天文、历谱、算术、地学和物候学；对于小宇宙即生命的认识称方技之学，包括医药学、房中术、养生术及与本草有关的植物、动物、矿物学。术数、方技之学的实用书籍，多依托行业领袖之名，是追溯职业传统的特殊表达，如木匠称出于鲁班门下。古代的实用技术起源古老，古人把这些技术发明溯源于传说人物。如认为火的发明人是燧人，兵器的发明人是蚩尤，车的发明人是奚仲，造字者是仓颉，医的发明者是巫彭，药的发明者是神农等。《神农本草经》就是依托神农之名而成，虽著录始见于南朝梁《七录》，但内容承秦汉用药经验而源远流长。

四、从度量衡到音律五音

神农既是农业神、药神，还是音乐神，与创立度量衡关系密切。累黍成尺、半斤八两、黍度黄钟，都被推崇为源自神农。

所谓“累黍成尺”：神农故乡羊头山出产的黑黍米，100粒的长度为一尺。黍粒并非圆球，纵排为纵黍尺，横排为横黍尺，横黍尺为纵黍尺的八寸一分。

所谓“神农之秤”：十黍为一铢，六铢为一分，四分为一两，十六两为一斤，半斤即八两，此神农之秤也。一斤计3840粒黑黍米。20世纪50年代，国家将计量标准改原先使用的十六两秤为当今十两秤。

所谓“黍度黄钟”：以 81 粒黑黍米的长度定黄钟之音。首先从五音（宫、商、角、徵、羽）说起。五音由三分损益法生成，这是世界上最早的音律计算方法，春秋末期已经应用于音乐实践，其计算与数据，在春秋时期文献《管子·地员》中有记载：

> 凡将起五音凡首，先主一而三之，四开以合九九，以是生黄钟小素之首，以成宫。三分而益之以一，为百有八，为徵。不无有三分而去其乘，适足，以是生商。有三分，而复于其所，以是成羽。有三分，去其乘，适足，以是成角。

三分损益法是按振动体长度来进行计算的。方法是先用一条空弦为基础，将其长度三等分，“三分益一”，即增加其长度的三分之一，求得其下方的纯四度音。再“三分损一”，即减去次弦长度的三分之一，可生得次一律上方的纯五度音。再“三分益一”，如此生律四次，得出五音。五音是从宫音开始，以连续的五度相生来求得的，结果生成了“徵、羽、宫、商、角”五声音阶。

黍度黄钟，即以 81 粒黑黍米的长度，为黄钟之音，也就是宫音。以三分损益法继续损益下去，在一个八度内产生另外十一律，每相邻两律之间都成半音关系，称为十二律。从第一律到第十二律分别是黄钟、大吕、太簇、夹钟、姑洗、仲吕、蕤宾、林钟、夷则、南吕、无射、应钟，奇数者为阳声六律，偶数者为阴声六吕。“黄钟大吕”之音，此之谓也。

所谓“五音”：是说五音调式，即宫调式、商调式、角调式、徵调式、羽调式音乐。以宫为音阶起点的是宫调式，即以宫作为乐曲旋律中最重要且居于核心地位的主音；以商为音阶起点，且以商为主音的是商调式；以角为音阶起点，且以角为主音的是角调式；以徵为音阶起点，且以徵为主音的是徵调式；以羽为音阶起点，且以羽为主音的是羽调式。如此，五声音阶就有五种主音不同的调式，调式不同，音乐的色彩亦不同，如《管子·地员》所述：

> 凡听徵，如负猪豕觉而骇。凡听羽，如鸣马在野。凡听宫，如牛鸣窌中。凡听商，如离群羊。凡听角，如雉登木以鸣，音疾以清。

在中医学理论中，五音分属五行五脏，因其生克乘侮的关系，可疗五脏所属情志之病。

第二节 伊尹创汤液

——烹饪鼻祖悟出煎药

汤剂是最常用的中药剂型，商代最早创制了汤剂，人们最常把伊尹与创制汤剂相联系。

我国夏代已有较为精致的陶器，如釜、盆、碗、罐等。商代时在日常生活中更广泛地使用陶器，而且有了铜器食具，这都有利于食物的加工烹调。首先，陶器的普遍应用为汤液的发明提供了实际可能；其次，商代药物不断增多，用药经验日益丰富，可以按病情选择多种药物配合使用，即由单味药走向多味药共用，所以汤液的发明是历史的必然。根据一些历史资料，后人相袭传说汤剂是伊尹发明的。

一、伊尹其人传神话

伊尹，名伊，尹为官名，一说名挚。他是夏末商初的政治家、军事谋略家，有莘国人。有莘国的统治者为有莘氏，与夏朝的缔造者大禹有血缘关系（亦有“同族”之说）。伊尹故籍，今人一说为河南人，一说为山东人。河南虞城县、山东曹县均有伊尹墓，也是天下众多的伊尹墓中较为著名之处。

伊尹是历史上商灭夏的主要策划者。他曾五次投商汤，五次投夏桀，懂谋略，有学问。古代伟人出生伴有神话，与大禹的母亲“裂背生禹”传说不同的是，传说中伊尹的诞生与桑树有关，其生于伊水岸边、空桑之中。中国的神树桑，禀东方之气，生生不息。历史上很多人物的出生都以桑树为背景。桑林是古人恋爱交合之处。如《诗经》中《鄘风·桑中》咏道：“期我乎桑中，要我乎上宫。”《小雅·隰桑》咏道：“隰桑有阿，其叶有难。

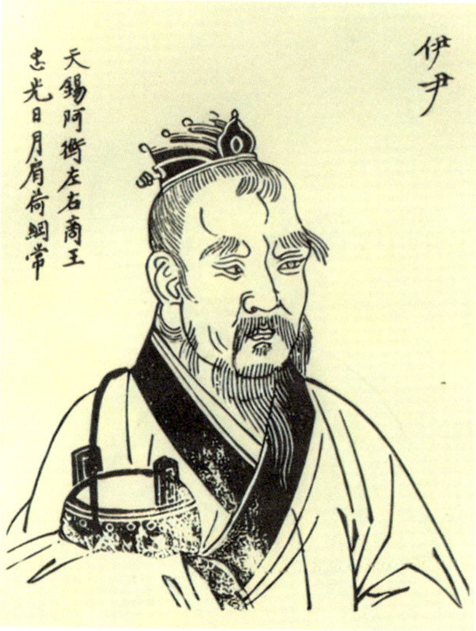

《历代古人像赞》中伊尹题跋像

既见君子，其乐如何！”咏的都是桑林幽会的场景。

传说伊尹出生于伊水岸边的空桑树洞中。采桑女在空桑中捡到一个婴儿，把他抱给了有莘氏国王，国王让厨师抚养这个孩子，他在有莘国长大并习耕作。苏轼《伊尹论》说：“孟子曰，伊尹耕于有莘之野。”伊尹受到厨师影响也善烹调。伊尹聪明好学，勤奋努力而多能，不仅掌握了好厨艺，还掌握了治国的谋略。商汤听说有莘氏国王的女儿很美丽，到有莘国求婚，有莘氏知道汤是贤明的国君，两者一拍即合。伊尹不甘心一辈子在厨房忙忙碌碌埋没才华，自荐做陪嫁的奴隶，到了商国之后伊尹仍是厨师，被安排在厨房工作。为接近商汤，他把菜做得淡而无味或咸得齁人，商汤真的找他谈话。他借机用“调和五味”比喻治国的道理，因此得到汤王的赏识，起用他做了右相“任以国政”。后来伊尹协助汤消灭夏朝，建立商朝，成为辅佐商汤得到天下的重要人物。商汤死后，传到其孙太甲，太甲想要改变先王的建政要领，伊尹便以开国功臣的身份，将太甲送至桐宫，使其了解民间疾苦，经过三年，再迎太甲回宫，并交还政权，故世人称伊尹为商王朝第一个贤宰辅。

二、创制中药汤液的说法

忘却神话与传说，拂开后人对伊尹的猜测，走进历史资料和出土文献，探讨伊尹烹调悟道与创制中药汤剂的关系。

关于伊尹创始汤液之说，在《史记·殷本纪》中有伊尹“以滋味说汤”的记载。晋代皇甫谧认为：“伊尹以亚圣之才，撰用《神农本草》以为《汤液》。……仲景论广伊尹《汤液》为十数卷，用之多验。”药食同源，伊尹善于烹调，又精通医学，将烹调食物的经验用于配制汤液并非难事。他可能从菜肴调配烹饪的经验中悟出药物配合煎服的道理，因而善制汤剂，这应当是客观存在的。

一般认为，汤液即中药汤剂，其方法与烹调食物相似，即是将各种药物加水煎煮而成，服用方便，用药种类多，可经由相互作用，促进吸收，并降低药物的毒性或不良反应。《汉书·艺文志》载有“汤液经法三十二卷”，有人并说《汤液经法》又名《伊尹汤液》。据此，后人接受了汤剂是商代伊尹创制发明的传说。汤液的发明便于药物的配伍应用，是商代人们对当时用药经验的总结，它为提高疗效、减低毒性的深化研究创造了条件，也为日后方剂的诞生奠定了基础。

三、食物煮汁成汤液说

有人认为伊尹所论说的“汤液”或仅局限于“食物煮汁”，真正的中药汤剂的汤液应当是由张仲景在“论广”了伊尹的汤液后创制的。

中医理论经过历代积累，在汉代成熟，《黄帝内经》是其标志。《灵枢》中的经脉循行，应用至今未有改变。其中有关汤液的记述，《素问·汤液醪醴论》曰：“上古作汤液，故为而弗服也。中古之世，道德稍衰，邪气时至，服之万全……当今之世，必齐毒药攻其中，镵石针艾治其外也。”《素问·移精变气论》曰：“中古之治病，至而治之，汤液十日，以去八风五痹之病。十日不已，治以草苏草荄之枝，本末为助，标本已得，邪气乃服。”《素问·玉版论要》曰：“其色见浅者，汤液主治，十日已。其见深者，必齐主治，二十一日已。其见大深者，醪酒主治，百日已。”

从以上《素问》诸篇的论述可知，治病有上古时的“汤液”，有药物“草苏草荄之枝”，有药物组方之“齐”（即剂），而汤液用于疾病初期或病情较轻时，《素问·汤液醪醴论》说它已经不用于治病了（“为而弗服”）。汤液的做法和材料在《素问·汤液醪醴论》中也有介绍：

> “黄帝问曰：为五谷汤液及醪醴奈何？岐伯对曰：必以稻米，炊之稻薪，稻米者完，稻薪者坚。帝曰：何以然？岐伯曰：此得

天地之和，高下之宜，故能至完；伐取得时，故能至坚也。帝曰：上古圣人作汤液醪醴，为而不用何也？岐伯曰：自古圣人之作汤液醪醴者，以为备耳！”

由上可见，制作汤液的原料，不过是日常食用的谷物，为何煮成汤液就能治病呢？汤液与谷物做成的其他食物最大的不同是涎滑的性状。现存最早的药物理论在《周礼》中，“滑”与酸苦甘辛咸一样，是味的一种。用药理论则是：“凡药，以酸养骨，以辛养筋，以咸养脉，以苦养气，以甘养肉，以滑养窍。”人身上的孔窍都有分泌功能，古人认为孔窍中这些涎滑的液体是长养孔窍的。如果孔窍有了疾病，就用具有涎滑性状的液体或药物治疗。《素问》中的治病汤液，其实是五谷煮成的涎滑汤汁，“以滑养窍”是其理论支撑。

如果药物煮成滑溜溜的液体，也能起到长养孔窍的作用，这可能是从食物煮汁向药物煮汤的转变契机。如《灵枢·邪客》讲的半夏汤，用治阴阳脉道不通的失眠，煮成的汤汁涎滑通利，“以通其道”，服后“阴阳已通，其卧立至”。秫米性黏，煮后汤液涎滑，半夏整株含有黏液，茎、块茎、株芽黏液丰富，久置不干。此方用本身涎滑的半夏煮汁，仿佛与一般药物普遍煮汁并不完全一致。

东汉以前，以食物为原料煮成的汤液，作为药物使用。《史记·扁鹊仓公列传》记载的仓公25个医案是现存最早的医案，其中有6个应用了“火齐汤”（汤液），均是治疗诸窍不利，如涌疝的不得前后溲、风痹客脬难以大小溲、气疝难以前后溲等。马王堆医书《五十二病方》《养生方》中药物均“冶末”吞服，而用食物治疗疾病时，均将其煮成汤汁。

有人推测《汤液经法》为食物煮汁入药的方法，而非中药汤剂。伊尹为行业鼻祖，后世与饮食有关的书籍托伊尹之名，这些托名之作，不在《汉书·艺文志·方技略》中，而在道家和小说家中，并且伊尹以滋味说汤的文字，但言滋味不言治病。

两说可并在，以见仁见智。诸事溯源，仍不失由先贤首创、后人承荫的历史传承之功绩。

第三节　医圣立经方

——张仲景论广汤液

张仲景，名机，字仲景。南阳涅阳（治今河南省邓州市穰东镇）人。东汉末著名医学家。他深怀济世活人之心，乃勤求古训，博采众方，著《伤寒杂病论》，经后世整理成为现今《伤寒论》与《金匮要略》二书。他以六经、脏腑入手辨证论治，创立了卓有成效的经方。其书证而有验，所言不虚，被后世称为“活人之书”与“方书之祖”。经过历史长河的检验，12—13世纪其医德医术逐渐得到圣化，到16世纪中期受到了更加的尊崇，在医界独尊的地位逐步得以确立，以至于皆称其为“医圣”。

一、受业伯祖研医有成

张仲景学医，系拜同郡名医张伯祖为师。张伯祖“志性沉简，笃好方术，诊处精审，疗皆十全，为当时所重”（《医说》）。张仲景仰慕并师从张伯祖，习医有成，达到医术高超的程度，“时人以为扁鹊仓公无以加之也”。

文献记载，张仲景曾遇到建安七子之一的王粲（字仲宣），并明察其疾患。

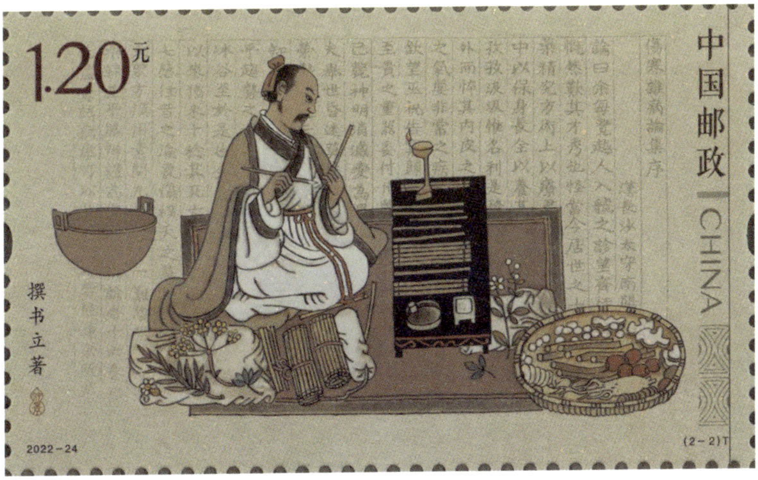

张仲景撰书立著特种邮票

因未能听信张仲景所诊所治，王粲年仅41岁时，即病逝于跟随曹操南征孙权的北还途中。

张仲景的思想与生平，主要披露在他的《伤寒卒病论集》中。他宿尚方术，“每览越人入虢之诊，望齐侯之色，未尝不慨然叹其才秀也”。他之所以“留神医药，精究方术”，目标是“上以疗君亲之疾，下以救贫贱之厄，中以保身长全，以养其生”，而这恰恰是当时的“居世之士”所不为的，怎能不令人深感痛心疾首。

他所处的时代，一般的士大夫“但竞逐荣势，企踵权豪，孜孜汲汲，惟名利是务，崇饰其末，忽弃其本，华其外而悴其内”。如此情形，很容易生病，等到病祸已成，才心生畏惧，“钦望巫祝，告穷归天，束手受败”。求告无用之后，又“持至贵之重器，委付凡医，恣其所措”。如此则“进不能爱人知人，退不能爱身知己，遇灾值祸，身居厄地，蒙蒙昧昧，惷若游魂”。可叹这些“趋世之士，驰竞浮华，不固根本，忘躯徇物，危若冰谷”，可悲到如此地步。

张仲景自述，他家族中大部分亲人的性命被疾疫夺走了。建安年间不到十年的时间，死亡者多达三分之二，而因患上伤寒所导致的“十居其七”。于是他“感往昔之沦丧，伤横夭之莫救，乃勤求古训，博采众方，撰用《素问》《九卷》《八十一难》《阴阳大论》《胎胪药录》，并《平脉辨证》，为《伤寒杂病论》，合十六卷”。

二、《伤寒杂病论》经方流传

东汉末年，纸张的使用尚未推广开来，《伤寒杂病论》是张仲景用竹简书写完成的。在张仲景去世后，其书开始了它的流传。而当时只能靠手抄，书的流传自然是艰难的。不久，如此珍贵的《伤寒杂病论》原书就已经难以寻见了。

《伤寒杂病论》在后世流传中被析分为《伤寒论》和《金匮要略》两部分，以六经论伤寒，以脏腑论杂病，建立了理法方药一体的辨证论治体系。

“苟无叔和，安有此书”（徐大椿语）。时光转眼到了晋代，有一位叫王叔和的太医令，他在偶然的机会中见到了这本书，当时书已经是断简残章。王叔和读到其内容，如得珍宝，兴奋难耐。他利用自己太医令的身份，全力搜集《伤寒杂病论》的各种抄本。皇天不负有心人，最终他找全了关于伤寒的部分。于是，王叔和亲加整理，命名为《伤寒论》，共 22 篇。但此时，王叔和没能见到《伤寒杂病论》中其他部分的踪迹。

张仲景去世约 800 年后的宋代，是《伤寒杂病论》焕发青春的高光时代。宋仁宗时，一位名叫王洙的翰林学士，在翰林院的书库里翻出了一部“蠹简”，这套竹简已经被虫子蛀过了，书名尚存，叫作《金匮玉函要略方论》，有三卷。仔细阅读，发现这本书的一部分内容与《伤寒论》相似，上卷辨伤寒、中卷论杂病、下卷载方并疗妇人。后来，经名医林亿、孙奇等人奉宋仁宗之命校订《伤寒论》，将之与《金匮玉函要略方论》对照，知为张仲景所著。校正医书局删去论伤寒的部分，将方剂附于各项杂病之后，于是将其更名为《金匮要略方论》，共计 25 篇，刊行于世。

汉代以前，中药多冶末吞服。自张仲景《伤寒杂病论》问世后，中药煮汁内服始为广用。据魏晋间医学家皇甫谧言：“仲景论广伊尹《汤液》，为十数卷，用之多验。”张仲景将食物煮汁的方法用于煎煮药物，使药物从冶末吞服变为煮汁饮用。这种过渡，在用粳米的几个方子中，可以清晰地看到。从汤液以滑养窍视角审视《伤寒杂病论》，便知粳米的真正用意正是以汤液养窍。分析《伤寒杂病论》用粳米的五个方子，可寻其本义。

其一，白虎汤治邪传阳明，汗出，口渴舌燥。汗出，为毛窍不利；口渴舌燥，为口窍不利。煎煮方法，“以水一斗，煮米熟，汤成去滓”。着重在米熟汤成，这个汤含有涎滑之意。去滓，药渣和米粒都去掉了。

其二，竹叶石膏汤治暑伤元气，口渴，汗出。方用竹叶、粳米、半夏、石膏、人参、麦门冬、甘草。“上七味，以水一斗，先煮六味，取六升，去滓，纳粳米，煮取米熟，汤成。”本方煎煮法，仍着意在汤，无米不成汤，本方仍与口窍毛窍有关。

其三，桃花汤治少阴病，腹痛，小便不利，下利不止，便脓血者。方用赤石脂、干姜、粳米。“上三味，以水七升，煮米令熟，去滓，温服七合。”

本方用于阴窍不利，火候是煮米令熟，后去滓服汤。

其四，麦门冬汤治咳而上气，咽喉不利，脉数者。方用麦门冬、半夏、人参、甘草、粳米、大枣。“上六味，以水一斗二升，煮取六升。”咳而上气，咽喉不利，亦为窍病。本方也用半夏、粳米，去滓服汤。

其五，附子粳米汤治腹中寒气，雷鸣切痛，胸胁逆满，呕吐。方用附子、半夏、甘草、大枣、粳米。“上五味，以水八升，煮米熟，汤成去滓。”本方也为利窍而设，用半夏、粳米做汤，煎煮法中也着意米熟成汤。

以上五方，有三方用含有涎滑液汁的半夏、粳米共煮，立意同半夏汤，否则很难解释伤暑及脉数的热证为何用半夏这类热药。从以上看出，虽然中药药性理论在发展过程中因为五行归类去掉了滑味，也丢弃了只用谷物的汤液，但追寻其本源，曾经的“以滑养窍”的朴素理论还“煮”在《伤寒杂病论》的药锅中。从发生的本源考察，正是借助谷物汤液的煎煮，中药的药物剂型完成了从冶末吞服向煮汁饮用，成为最广泛的汤剂的巨大过渡。

《伤寒杂病论》由药而成方，其中蕴藏着古代本草的思维方法和理论。金代医学家成无己第一次全面注解了《伤寒论》，他的《注解伤寒论》成为《伤寒论》的主要传本。成无己对《伤寒论》中的本草思维方法，也做出了很好的注释。除粳米煮汤液、滑以养窍外，那些本身性滑的动植物类药也基于滑利入药。如“若脉浮发热，渴欲饮水，小便不利者，猪苓汤主之。……猪苓汤方：猪苓（去皮。甘平）、茯苓（甘平）、阿胶（甘平）、滑石（碎。甘寒）、泽泻（甘咸寒）各一两。……上五味，以水四升，先煮四味，取二升，去滓，内阿胶烊消”。可以想象，阿胶烊化后那涎滑滴沥如胶似漆的样子。因为阿胶的加入，已经煮成的水液才有了汤液的样子。触之滑手的滑石，同为滑利养窍，以除小便不利。成无己解释：“滑利窍，阿胶滑石之滑，以利水道。”阴阳互生，滑涩相对，与滑药相对的就是涩药。容易理解的是，涩类药或触之碍手，或尝之涩舌，总有令人不能伸展散发之感，故而可以收敛亡脱与不固。

唐朝甘伯宗《名医录》记录张仲景“时人言，识用精微过其师”，后世循行赞誉有加，以至称其为医圣。明赵开美《仲景全书·医林列传》论张仲景：

其文辞简古奥雅，古今治伤寒者，未有能出其外者也。其书为诸方之祖，时人以为扁鹊、仓公无以加之，故后世称为医圣。

晋皇甫谧重在强调张仲景是基于《汤液经法》发展创制了经方，又盛赞王叔和为传播《伤寒杂病论》所做出的贡献："近代太医令王叔和，撰次仲景遗论甚精，指事施用。"

三、《伤寒论》与《金匮要略》

《伤寒杂病论》中有关伤寒的内容，经王叔和编次，流传于世后，后世尚有其他传本。南朝梁有《张仲景辨伤寒》十卷、《张仲景评病要方》一卷，《隋书·经籍志》著录《张仲景方》十五卷、《张仲景疗妇人方》二卷。宋代张仲景伤寒著作有两种传本，校正医书局先校定"张仲景《伤寒论》十卷，总二十二篇，证外合三百九十七法，除重复定有一百一十二方"，后又校订与《伤寒论》同体异名的《金匮玉函经》，"凡八卷，依次旧目，总二十九篇一百一十五方"　。

自王叔和编纂《伤寒论》到北宋校正医书，六经辨证尚未引起医家足够重视。唐代孙思邈说："夫寻方之大意，不过三种：一则桂枝，二则麻黄，三则青龙。此之三方，凡疗伤寒不出之也。其柴胡等诸方，皆是吐下发汗后不解之事，非是正对之法。"可见孙思邈将《伤寒论》视为方书之一种。《外台秘要方》"诸论伤寒八家"所列未收录张仲景言论，在"论伤寒日数病源"及诸家方药时，有"张仲景伤寒论"之名。可见在唐代，《伤寒论》与当时流行的《范汪方》《深师方》《小品方》《录验方》《张文仲方》《崔氏方》《肘后方》一样，只是方书的一种。人们未认识到《伤寒论》是授人以法的著作，故北宋校正医书局在校正《伤寒论》时强调：

其言精而奥，其法简而详，非浅闻寡见者所能及。自仲景于今八百余年，惟王叔和能学之。其间如葛洪、陶景、胡洽、徐之才、孙思邈辈，非不才也，但各自名家，而不能修明之。

《伤寒论》著论22篇，记述了397条治法，载方113首。其六经病内容，包括太阳病、阳明病、少阳病、太阴病、少阴病、厥阴病，除介绍各经证的特点和治法外，还说明了各经证的传变、合病、并病。《金匮要略》以疾病名篇，全书25篇，以内科杂病为主，兼及外科、妇科，包括痉湿暍病、胸痹心痛短气病、肺痿肺痈咳嗽上气病、五脏风寒积聚病、痰饮咳嗽病、妇人妊娠产后病、妇人杂病等。

北宋校正医书局慧眼识珠，正其根源，耀其辉光。故自宋代开始，人们从不同角度对《伤寒论》进行研究，使《伤寒论》的六经辨证体系大放光芒。人们基于尊崇将其称为“方书之祖”，使其地位由方书变为经书，所载方剂被尊称为“经方”，张仲景也被尊称为亚圣、医圣。

《伤寒杂病论》在医学史上影响深远，它指导后世医家在临床实践中，遵循六经辨证治疗外感、脏腑辨证治疗杂病，原书处方更可在精准辨证的基础上照本宣科而用之。历代医家，如宋代的钱乙、庞安时、朱肱、许叔微，金元的成无己、刘完素、张子和、李杲、朱震亨，以及明清医家，都重视《伤寒杂病论》的研究。《伤寒论》与《金匮要略》是学习中医的必读经典著作，中外学者整理研究《伤寒论》《金匮要略》而成书者，有1700余家。张仲景著述影响远及海外，以汉文化圈的日本、朝鲜及东南亚国家最为明显，尤其日本的汉方医学家认真研究《伤寒论》与《金匮要略》，直接采用原方治病，把它们制成汉方成药，至今广泛应用。

第四节　葛洪炼丹石

——开创制药化学先河

提到炼丹说葛洪。因为葛洪堪称中国炼丹术的祖师，可以说是由他认真实践与详细记录，从而创始并成就了中药的丹药制剂；丹药的炼制运用到矿物的化合与分解，从而开创了制药化学的先河。

一、葛仙翁其人

葛洪（283 — 363），字稚川，自号抱朴子，东晋时著名道家、炼丹家、医药家，丹阳郡句容（今属江苏）人。著有《肘后备急方》《抱朴子》《神仙传》等。后人尊称其为葛仙翁。

“不学而求知，犹愿鱼而无网焉，心虽勤而无获矣。”这是葛洪在治学上的一句名言。而他本人正是一位好学而后成才之人。据《晋书·葛洪传》记载：

> 洪少好学，家贫，躬自伐薪以贸纸笔，夜辄写书诵习，遂以儒学知名。性寡欲，无所爱玩……为人木讷，不好荣利，闭门却扫，未尝交游……

葛洪出生于江南名门望族。他的祖父葛系，在东吴担任大鸿胪。父亲葛悌原在东吴做官，后东吴被晋所灭，葛悌又做了晋朝的邵陵太守。葛洪 13 岁时父亲就去世了，由此家道中落，饱受贫寒之苦。他却能够在艰苦的条件下，坚持白天劳作砍柴度日，夜间青灯黄卷苦读诵习。他兴趣广泛，尤其爱好神仙导引之术。作为精通儒学者，葛洪也曾踏入仕途，因平定叛乱，迁为伏波将军。他为躲避战乱，南至广州任广州刺史嵇含的参军。嵇含被仇杀后，葛洪停留南方

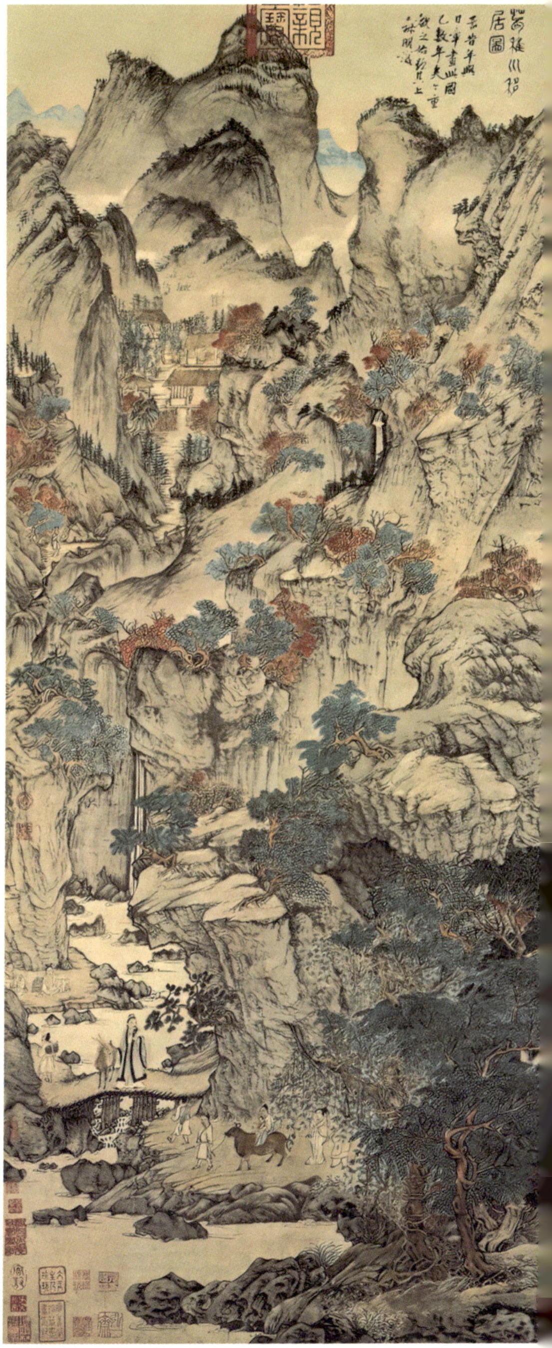

元朝王蒙《葛稚川移居图》

数年。嵇含之死使葛洪感到“荣位势力，譬如寄客，既非常物，又去其不可得留也。隆隆者绝，赫赫者灭，有若春华，须臾凋落，得之不喜，失之安悲”。于是绝弃世物，修习玄静。后葛洪还乡里，礼辟不赴。东晋初，司徒王导征召葛洪补州主簿，后转司徒掾，迁咨议参军。干宝推荐葛洪任散骑常侍，葛洪推辞。后闻知交趾出丹砂，求官前往，领子侄同行。至广州，为刺史邓岳所留，而止于广东罗浮山中，既事炼丹采药，又从事著述，直至去世。

对葛洪一生炼丹采药、隐逸求仙的生活，明代陈嘉谟在《本草蒙筌》中引用《历代名医图赞》的十六字诗句来概括：“隐居罗浮，优游养导，世号仙翁，方传肘后。”

二、博学而著书

葛洪治学严谨，几十年如一日，自经史百家到短杂文章，读书近万卷。他对苦读常常流露出得意之情，说自己“孜孜而勤之，夙夜以勉之，命尽日中而不释，饥寒危困而不废，岂以有求于世哉，诚乐之自然也”（《抱朴子外篇・勖学》）。

葛洪不但重视书本知识的学习，而且重视实践经验的积累。他乐于拜有知识的人做老师。他的从祖葛玄，在东吴之时炼丹学道，有一套本事，曾授给弟子郑隐。葛洪知道后，就专程前往拜郑隐为师，向他学习炼丹术。后来，他投奔朋友嵇含到广州后，拜南海太守鲍靓为师。鲍靓精于医药和炼丹的技术，见葛洪虚心好学，年青有为，不但把技术毫无保留地传授给他，并且把精于灸术的女儿鲍姑也嫁给了他。

葛洪在医学和制药化学领域有许多重要的发现和创造，在文学上也有许多卓越的见解。他的著作约有530卷，流传至今的，主要有《抱朴子》《肘后救卒方》《神仙传》。其他的大多已经散佚。据史籍记载，他的医学著作尚有《玉函方》100卷、《神仙服食方》10卷、《服食方》4卷、《玉函煎方》5卷。其《玉函方》较早撰成，这是葛洪在广泛阅读了张仲景、华佗等人的医书和百家杂方近千卷后，“收拾奇异，捃拾遗逸，选而集之”（《肘后救卒方》自序）。《肘后救卒方》是葛洪在广东时编著而成的一部简便切用的方书。所论疾病包括传染病、内外妇儿口眼各科疾病。每病记述病候，论及病因，申明治法，立方遣药，或兼以针灸。收录的方药大部分行之有效，采药容易，购买便宜。梁代陶弘景赞其“播于海内，因而济者，其效实多”。

三、急救敢为先

说起中医急救，往往被认为是中医的弱项。很多人觉得中医善于治疗慢性疾病，对于生命攸关的危急、重大疾病无计可施，这种认识未免失之偏颇。急救是中医早就专攻的方向之一，而葛洪对急救的贡献尤其不可忽视。

数千年来，中医守护着百姓的健康，其中自然也包括危急、重大疾病的防护与救治。提到急救，就不可忘记《肘后救卒方》，这是历史上第一部临床急救手册。何为肘后？如何救卒？顾名思义，“肘后”即喻其可挂在肘后随身携带，颇类似于后世图书的袖珍本；“救卒”就是救治紧急疾病所需，“卒”同“猝”，突然，出其不意，如猝不及防。即使在缺医少药的山村、旅途，也可随时检视用来救急，因名之曰《肘后救卒方》。

《肘后救卒方》录自葛洪《玉函方》。从百卷的鸿篇巨制来看，《玉函方》应该是集当时医疗经验大成的综合性著作，这样的大部头在当时对一般人来说难言便利，实际情况更是难得一见。为了在危急仓猝之时可以迅速翻检与查找，葛洪就将其中常用救急、简便实用的部分摘录出来，浓缩为《肘后救卒方》三卷，让它成为一部以治疗急症为主的综合性方书。梁代陶弘景将其整理增补为《补阙肘后百一方》，金代杨用道又增补改名为《附广肘后方》，简则易传，此书多简称《肘后方》。《肘后救卒方》今已不可见，现在流行的《肘后备急方》八卷本，是经过后来多次增补所形成的本子。此书曾被《备急千要金方》《外台秘要》《本草纲目》等多部医药文献引用。

《肘后备急方》共记载常见急症20多种以及一些急救措施，选方简单，所用药物具备简、便、廉、验的特点，适宜于百姓救急所用，以应“备急”之名。如槟榔治寸白虫（绦虫），密陀僧防腐，甘草、大豆、生姜汁解药物、食物中毒，使用催吐泻下等方法排毒，还记载了多种外伤止血法、人工呼吸法、洗胃术、救溺倒水法、腹穿放水法、导尿术、灌肠术等。

《肘后备急方》中用灌肠器进行药物灌肠是世界医学史上最早的记录："治大便不通。土瓜根捣汁。筒吹入肛门中，取通。"这段记录从药物灌肠的内容来说，虽晚于《伤寒论》，但《伤寒论》中关于胆汁和土瓜根汁的记载只说到药物，未提到器械；而不借助器械，像猪胆汁这样的液体是很难或者不太可能灌肠的，只能设法制成栓剂后使用。所以从器械灌肠的角度来看，葛洪的记录是世界上最早的。

在处理骨折和关节脱位时采用小夹板固定法，是具有突出特点的一种传统保守疗法，葛洪的书中对其也有记载，此种技术中医至今仍在传承沿用。

四、最早的发现

葛洪特别注意对客观事物做深入细致的观察，他的观察力十分敏锐。《肘后备急方》记载了他对各种病症长期观察的结果，其中有许多是医学文献中最早的记录。如晋代称拔火罐疗法为"角法"，《肘后备急方》首先做了记载。

本书首次明确提出"疠气"为温病的病因，反映了对传染病高水平的认识。本书还最早描述了天花的症状，头面部与上下肢先发出豌豆大小的疱疹，短期内即蔓延及全身，疱内含有白浆，疱不时破裂，不时又发出新的。书中将天花称为"虏疮"，指出："比岁有病时行，仍发疮头面及身，须臾周匝，状如火疮，皆戴白浆，随决随生。不即治，剧者多死。治得瘥后，疮瘢紫黑，弥岁方灭。"此病若不及时治疗，严重者多导致死亡。即使幸免，也往往在面部遗留下紫黑色或白色的瘢痕。

他对沙虱病的症状、发病地域、感染途径、预后及预防等的详细记载，足见他细致入微的观察功力：

> 山水间多有沙虱，甚细，略不可见。人入水浴，及以水澡浴，此虫在水中著人身，及阴天雨行草中，亦著人，便钻入皮里。其诊法：初得之皮上正赤，如小豆黍米粟粒，以手摩赤上，痛如刺。三日之后，令百节强，疼痛寒热，赤上发疮。此虫渐入至骨，则杀人。

这种病，是由一种形似小红蜘蛛的恙虫的幼虫（恙螨）为媒介而散播的急性传染病，流行于我国大陆的东南沿海各省以及东南亚诸国。到 20 世纪 20 年代，国外才逐渐发现了恙虫病的病原是一种比细菌小得多的“立克次体”，并弄清了携带病原的此种恙虫的生活史。而葛洪早在 1600 多年以前，在没有显微镜的情况下，就已经把它的病原载体、病状、发病的地点、感染的途径、预后和预防，弄得较为清楚，还明确指出此病见于岭南，这不能不说是了不起的发现。

《肘后备急方》中还记载了一种叫猘犬咬人引起的病症，首创应用狂犬的脑髓敷贴在被咬伤病人的创口上，用以治疗被后世视为不治之症的“狂犬病”。狂犬脑髓中含有对抗狂犬病的物质，19 世纪法国著名的微生物学家巴斯德对此做出肯定。书中对天花（虏疮）症状、结核病（尸注、鬼注）等的记载，都是医学文献中最早的记录。葛洪不仅明确记载了病状和发病过程，而且还明确无误地指出它们的传染性，堪称古代的“传染病学家”。

《肘后备急方》卷三治寒热诸疟方的那段文字，最为当今世界所瞩目：

> 治疟病方：鼠妇、豆豉二七枚，合捣令相和，未发时服二丸，欲发时服一丸。又方，青蒿一握，以水二升渍，绞取汁，尽服之。

正是葛洪此处的记载，使从事植物成分提取的人们，在传统青蒿药材的原植物之一黄花蒿中找到了抗疟疾的化学成分，并把它命名为青蒿素（也曾经命名为“黄蒿素”）。青蒿素的发现，对在世界范围内攻克疟疾治疗的难题做出了卓越贡献。

五、炼丹传抱朴

《抱朴子》是一部综合性的著作，分内篇二十卷，外篇五十卷。外篇写作时间早于内篇，是东晋初年写定的一部子论，论的是人间得失、世事臧否，属儒家言。其中《钧世》《尚博》《辞义》等篇是著名的文论著作。外篇与内篇性质各异，葛洪《抱朴子内篇》自序说：“余所著子书之数，而别为此一部，名曰内篇，凡二十卷，与外篇各起次第也。”

《抱朴子内篇》一书中的《金丹》《黄白》等部分是总结我国古代炼

丹术的名篇。炼丹术在晋代之前早已有之，东汉晚期的魏伯阳著《周易参同契》，对炼丹术做了理论性概括和描述，但缺少炼丹的具体方法和实验。《抱朴子内篇》比《周易参同契》优胜许多。在葛洪以前，没有像《金丹》《黄白》这样的专篇文字介绍炼丹的具体方法。《金丹》篇涉及的药物有多种，如铜青、丹砂、水银、雄黄、矾石、戎盐、牡蛎、赤石脂、滑石、胡粉、赤盐、曾青、慈石、雌黄、石硫黄、太乙余粮、黄铜、珊瑚、云母、铅丹、丹阳铜、淳苦酒等。

葛洪十分重视实验，这突出体现在他对炼丹术的研究上。在孜孜不倦、潜心以求的炼丹生涯中，他令人们领悟了许许多多的物质变化。葛洪继承和发展了前人的成果，把炼丹术具体化、系统化。他日夜守着丹炉，进行了许多实验。从《抱朴子内篇》可以发现，葛洪曾做过汞与丹砂还原变化的实验。书中说："丹砂烧之成水银，积变又还成丹砂。"丹砂，又叫朱砂，就是红色的硫化汞，将丹砂煅烧，其中所含的硫变成二氧化硫，而游离出金属汞（水银）；再使水银与硫黄化合，便生成硫化汞，呈黑色，放在密闭器中调节温度，便升华为晶体的硫化汞，呈赤红色。

葛洪对于还丹的总括描述，是炼丹术在化学领域的一大成就。葛洪还在实验中发现了多种有医疗价值的化合物或矿物药。至今，中医外科使用的红升丹与白降丹，正是从炼丹中所提炼的精制药物。炼丹术中所涉及的氧化还原现象、升华现象、升华技术、金属的置换反应等都是当时了不起的发现。科学界公认炼丹术是现代化学的原始形式。葛洪的炼丹术，后来传到了西欧，也成了制药化学发展的基石。《抱朴子内篇》是道教史和科学技术史的重要研究资料。陶弘景曾为《抱朴子》作注，陶弘景的侄子陶翊在《华阳隐居先生本起录》里，提到陶弘景所著道书的名目中，有《抱朴子注》二十卷，当系对内篇的注解。

葛洪所撰的医学著作中，保存了不少我国早期医学典籍，记载了许多民间治病的常用方剂。《抱朴子内篇·仙药》对许多药用植物的特性及治病作用等做了详细的记载和说明，对后世中医药学的发展有很大影响。

第五节　雷公定炮炙

——中药炮制专著诞生

中药用于治病，药材多需要经过一些特殊的处理。中药炮制往往被列为中医学显著特色之一。“炮制”一词是从“炮炙”而来的。从本草学中发展出专门炮制的学问，诞生了一部专论中药炮制的书——《雷公炮炙论》。

一、炮者炙者须经火

由“炮”说制药，中药炮制（古用“炮炙”）的传统传承，成为中医药学十分鲜明的特色与优势之一。

“炮”字，《说文解字》中有解：“炮，毛炙肉也。从火、包声。”人怀孕有胎是“包”的范式。“炮”字的构成，显然是“火”与“包”两范式叠加。“炮”的本义为烧，如炮烙、炮炙等。“炙”字，《说文解字》解说：“炙，从肉，在火上。”本义即为烤肉，喻义可指代受到熏陶。由此，不难理解“炮炙”一词直接表述了“肉被火包而烤之”的范式。而本义的炮炙显然是与火有关的。但广义而言，古代本草借用“炮炙”一词涵盖了对中药进行处理的多种方法，而狭义的“炮炙”则局限于某一种类特殊的用火处理方法，且通常单称其为“炙”。

广义的炮炙，同“炮制”，意为用烘、炮、炒、洗、泡、漂、蒸、煮等多种适宜的处理方法，将各类或各种中药原料进行加工处理，最终制成临床应用的饮片或某种单方剂型的过程。

宋代陆游《梦有饷地黄者味甘如蜜戏作数语记之》诗中云：“有客饷珍草，发夻惊绝奇。正尔取嚼龁，炮制不暇施。”说的是使用中药前需要经过炮制。炮制的需求既是本草行业发展所形成的，也成为政府典章的具体规定。如《元典章·吏部六·儒吏》载：“其性大热有毒，依方炮制可以入药。若人生食，堪以损人。”由于中药材大多为生药，或有异味或具毒性等，偶有不便保存者，经过炮炙处理，可使药物纯净、矫味，干燥而不易变质，便于制剂、服用和储藏。重要的是炮制还有以下方面的作用：增强药物作用，提高临床疗效；降低或消除药物的毒副作用，保证用药安全；改变药物的性能功效，以扩大其适用范围；还可以引药入经，便于定向用药。广义理解中药炮制，就是为了适应医疗的需要，将产地产出的药材进行加工处理。

单独就与火相关的“炙法”而言，中药炮制的主要炙法包括酒炙法（如酒当归、酒白芍）、醋炙法（如醋五味子、醋附子）、姜炙法（如姜半夏）、蜜炙法（如枇杷叶、黄芪）、盐水炙法（如盐黄柏）、酥炙法（如酥炙淫羊藿）、米泔水炙（如炙苍术）等。

二、最早的中药炮制专书

在我国古代中药炮制发展史上，出现最早的一部专门著作，据传为5世纪南北朝刘宋时代雷敩所著的《雷公炮炙论》，文献中也常简称为《炮炙论》。因为这是我国最早的以制药为主要内容的书籍，故千余年来，引起了广泛的重视，而后来的制药书，亦常以“雷公”或“炮炙”来命名。

《雷公炮炙论》原载药物有300余种，对每味药物详述药材性状及其与易混品种区别要点，别其真伪优劣，是中药鉴定学的重要文献。原著早已亡佚，仅有辑校本。辑校本以唐慎微《证类本草》为底本，其编排体例分类为上、中、下三卷，直录炮、熬、煮、炙，列药列方，将268种中药按药用部位与原著的上、中、下三品分类法相结合，编排一目录于附录中。该书全面总结了南朝刘宋时期以前的中药炮制技术和经验，是中国历史上对中药炮制技术的第一次大总结，是我国古代一部集大成的药物炮制专著。《雷公炮炙论》初步奠定了炮制学基础，使中药炮制成为专门的学问。

该书所记载的药物加工炮制方法内容丰富，加工步骤也分为去除杂质、粉碎加工、洗净干燥多个步骤。其将药物炮制大致分为水制、火制、水火共制多种不同的炮制过程。水制，主要是把药材浸泡在液体中，包括水浸、酒浸、甘草水浸、米泔水浸、蜜浸、牛乳浸、童便浸、猪脂浸等。火制，则是用各种加热的方法来加工药材，包括煎、炼、炒、干熬、炮、炙、焙、

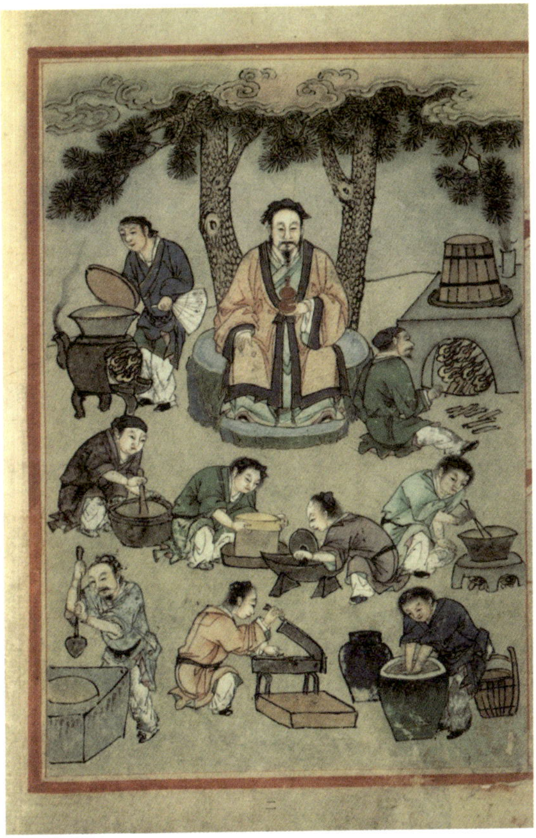

明代内府彩绘本《补遗雷公炮制便览》中的炮制图

煅等。而水火共制，则主要是对药材进行蒸或煮，其中的液体则除用水外，还可用酒、醋、盐汤、蜜、浆水、麻油、生羊血等，也可使用其他的药汁。

此书称制药为修事、修治、修合等，强调了制剂工艺的严谨性。“凡修合丸药，用蜜只用蜜，用饧则用饧，用糖只用糖，勿交杂用。”“凡修事诸药物等，一一并须专心，勿令交杂，或先熬后煮，或先煮后熬，不得改移，一依法则。”书中记述净选、粉碎、切制、干燥、水制、火制、加辅料制等炮制处理方法，对净选药材的特殊要求亦有详细论述，如当归分头、身、尾；远志、麦冬去心等。

三、雷敩可副雷公名

《雷公炮炙论》的作者雷公，历史上对其人有多种不同意见。雷公同名异人有多个，文献记载众多，但各执一端。大致有以下几种说法。

一说雷公为黄帝侍臣。与黄帝同时代的有侍臣雷公，其精于医药。但雷公可以指向不同的人。就以著名的《黄帝内经》而言，其所论药物数量尚少，与《雷公炮炙论》一书所论药物相比，二者显然并非同时代的文献。最终学界认为著《雷公炮炙论》那位雷公与上古黄帝侍臣的雷公并非一人。

排除了黄帝侍臣的雷公，暂且认定《雷公炮炙论》的著者是一位后世雷公，但对其生平也是存在争议的。从后世雷公为该书著者出发，北宋苏颂认为此雷公为隋人，《本草图经》滑石注中云："雷敩虽名隋人，观其书，乃有言唐以后药名者，或是后人增损之欤？"也有现代学者认为雷敩为五代时人，如宋大任、邱晨波合著《雷敩及其炮炙论》中指出，他是唐代以后、宋代以前的人物，主观说法上可能为五代时人。此外，关于《雷公炮炙论》的成书年代也存在争议，曾有四说：一说成于刘宋，二说成于隋，三说成于五代后梁，四说成于赵宋。

另一说雷公为公元5世纪南北朝刘宋时雷敩。针对《炮炙论》南朝宋有"雷敩著，胡洽重定"的记载，明代李时珍在《本草纲目》中重点分析了胡洽与雷敩之间的关系："胡洽居士重加定述……多本于乾宁晏先生……乾宁先生名晏封，著《制伏草石论》六卷，盖丹石家书也。"胡洽，原名胡道洽，南朝齐人，胡洽与雷公同为南北朝时期人，各家多称雷公为宋人，雷公在前，胡洽在后，其为刘宋时人的说法应该是正确的。于是，李时珍在《本草纲目》中直接反驳雷公为黄帝侍臣，认定其为讹传，他明确地给出结论：

> 《雷公炮炙论》，刘宋时雷敩所著，非黄帝时雷公也。

现今较为公认的观点：《雷公炮炙论》的实际撰写者为刘宋时期的雷敩。其生平里居未详，他对药物炮制多有研究，除了著有《雷公炮炙论》，另著有《论合药分剂料理法则》。然而《雷公炮炙论》并非成于一时一人之手，后世多有增删。

相传雷敩在写成《雷公炮炙论》以后，并没有得到广泛的流传，其人其书留下诸多空白。近代人张骥持论，原书在元代时就已经完全亡佚，所幸的是在北宋的《大观本草》中见到了唐慎微所抄录的《炮炙论》序和内容，而该书最早被引用也正是在唐慎微的《证类本草》。明代李时珍在《本草纲目》中基本上是将《大观本草》的材料原封不动地予以转载。

雷公身份的迷雾，影响了许多代的学人，从黄帝侍臣到后世专研炮炙的学者，绕来绕去，历史上有人就干脆把他们融为一体。如明代徐春甫在《古今医统》中说："雷公为黄帝臣，姓雷名敩，善医。"再如明代专门的炮制文献《补遗雷公炮制便览》开篇就说："黄帝坐明堂，召雷公而问之曰：子知医之道乎？雷公对曰：诵而颇能解，解而未能别，别而未能明，明而未能彰。黄帝因而授之，事见《内经·著至教论篇》。由是雷公医道益著，有《炮制论》，其序载在本草，云公姓雷名敩。"

如此思量《雷公炮炙论》，恰可比拟《神农本草经》。神农与雷公皆有借圣贤之名以传经典，但"本草经"著者无考，而"炮炙论"著者实另有人，是彼雷公与此雷公并存，这又是二者之不同。

四、炮炙书中通炼丹

《雷公炮炙论》是深受炼丹术影响的一部本草文献。考察《雷公炮炙论》内容，其在操作禁忌、操作方法以及运用器皿等方面，都与道教外丹术保持着紧密联系。文字内容有与道教丹经相互引用者，如《铅汞甲庚至宝集成》卷一中水银、曾青、硫黄三条下的文字，与《炮炙论》中的文字几乎完全相同，卷四中也有水银、曾青、雌黄、硫黄、磁石、朱砂、钟乳、白矾、硝石、云母等条相互引用。一些操作术语方面也相互引用，如拒火丹家指的是"烧之不飞上，谓之炬火"，《炮炙论》在序文中有"令铅拒火，须仗修天"。伏时指的是一昼夜的时间，为丹家炼丹术语，在《炮炙论》中引用达几十处。故有学者推断《炮炙论》是一本医道两家共同使用的制药专书。

总之，《雷公炮炙论》是我国古代最早一部较为完备的炮制专著，对后世中药炮制技术的发展与总结均具有十分重要的影响。特别是明清时期有关总结中药炮制的专著，都是受该书的影响而著成的，至现代中药炮制学科的建立，无不充分肯定《雷公炮炙论》的开创性地位。

第六节　药王传千古

——孙思邈两撰千金方

唐朝的第二位皇帝李世民，堪称“千古一帝”。李世民即位后，在京师长安召见了一位来自乡野的老人。其人仙风道骨，唐太宗见到他的容貌气色、身形步态皆如同少年，不禁感叹道：有道之人真是值得人尊敬呀！像羡门、广成子这样的人物原来世上竟是有的，怎么会是虚言呢？太宗想授予他爵位，这位老人拒绝了，仍回到乡间为民医病。他临床诊疗疾病技艺精进，倡导大医精诚的医学道德规范，对药物有广泛而深入的研究，对药方广为采集并加以整理。他一生完成了两部巨著——《备急千金要方》与《千金翼方》。这位老人就是被后世奉为药王的孙思邈。

一、药王得享高寿

孙思邈，隋唐时期京兆华原（今陕西省铜川市耀州区）人。

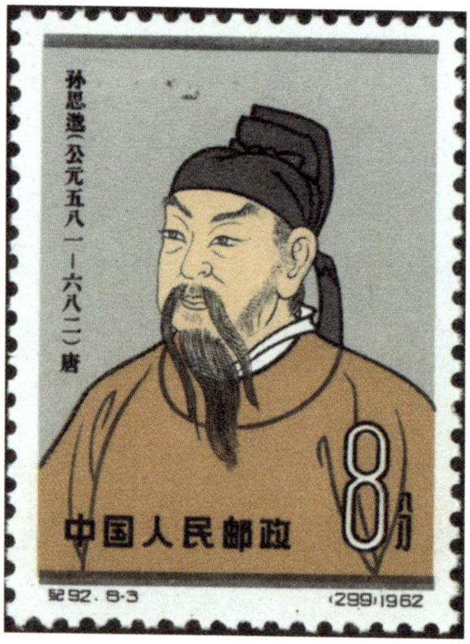

孙思邈纪念邮票

对于孙思邈的生卒年特别是生年，学术界是有争议的。一般认为生于公元581年，卒于682年，活了101岁。然而，也有141岁、164岁等说法。不管哪种说法，他肯定是一位百岁老人。他确实得享高寿，才让他完成了两部巨著，令人可仰望而高不可及。他也并非无病的仙人，他重病垂危，得续命汤救治再赴普惠人生路，救人与自救，在药王的身上，就有着如此传奇而又现实的风云际遇。

孙思邈自幼聪敏好学，有文字记载他自七岁开始读书，一天能记诵千余字。他一生十分勤勉，涉猎群书，对儒家、道家、佛家、历史、天文、地理各个方面都有深入研究，是一位通经史、知百家的饱学之士。

孙思邈博学多闻，在生活、行医中处处留心、不断积累。比如他在《备急千金要方》中记载了这样一件小事：

贞观五年七月十五日的夜晚，孙思邈的左手中指不小心碰到了树上，到了第二天早晨疼痛剧烈，痛不可忍。又过了十天，疼痛逐渐加剧，疮面日渐高大，颜色暗红像熟小豆一样。听说前人有用鲜品蒲公英治疗的方子，尝试之下，收效显著，一用即愈，疼痛消除，不到十天的工夫，疮面平复而痊愈。孙思邈认为此方“大神效”，将它收录在《备急千金要方》中。

积跬步致千里，汇小流成江海。在不断留心与积累下，孙思邈耗费心血花费了多年的时间著书，为后人留下了很多实用而有效的名方。

孙思邈完成《备急千金要方》时起码已是 70 多岁高龄。为使其“羽翼交飞”，他又继续撰著《千金翼方》。一位古稀之年的老人在完成一部鸿篇巨著之后，依然笔耕不辍，其对学问不懈的追求，以及人命至重、一心赴救的医者仁心可见一斑。

二、两著千金传世

孙思邈流传至今的著作主要有《备急千金要方》和《千金翼方》各三十卷，皆为鸿篇巨著。

“千金”之称由何来？来自《备急千金要方·序》中之语：“以为人命至重，有贵千金，一方济之，德逾于此。”

孙思邈认为，人世间最宝贵的是生命，远远超过了千金那样的珍重。医生如果能以医方医术救人性命，那自然比千金还要贵重。所以，他把自己的著作以“千金”来命名。

《备急千金要方》完成于公元 652 年。如此巨大的工程得以完成并泽被后世，对于任何人来说都已经是足够欣慰自得之事。但是，孙思邈本人却并不满足，他发现《备急千金要方》仍存在不足和缺漏的地方，“老骥伏枥”，所以他又将自己晚年在理论、临床上的所得汇集起来，于公元 682 年编纂完成了《千金翼方》。“翼”是附翼、羽翼的意思，书名载示这是对《备急千金要方》的补充。

这两部著作涵盖了唐以前的医论、医方、诊法、治法、食养、导引等各方面内容，都属于综合性的巨著，具有中医学百科全书的性质。

孙思邈的贡献又集中体现在他对方剂方面的汇集整理、验证传承。他十分注重积累和经验总结，所以在他搜集的方子中，既有前代医籍中载录的方子，也少不了自己亲历有验的方子，还不忘民间验方、少数民族医方、域外异途方药等，来源广博。

汉代到隋唐的数百年时间里，临床上的总体趋势是注重用什么方治什么病，搜方、集方是重要工作。隋代编纂的《四海类聚方》多达 2600 卷，收方数量惊人。这样单纯地把方子汇起来，数万首方子，于实际应用而言并不便利。

孙思邈也在集方，两部著作中记载了 6500 多首方子。但他是在理论体系下搜方、选方，有了理论指导，针对性增强，方剂的应用价值也相应提高。因此留下了很多传世名方，犀角地黄汤、大续命汤、小续命汤、温脾汤等都是现在临床常用之方。中医三宝之一的紫雪丹，能够清热解毒、息风止痉，对于热病神昏特别是小儿高热惊风有着很好的疗效，此方就源出《千金翼方》。可见，孙思邈把药学理论和临床实践进行了整合，把临床需求和实用方剂推向了高峰。后世有人评价他的两部千金方为“妙尽古今方书之要”，的确恰如其分。

综合施治，常胜于单一。孙思邈主张针、灸、药综合应用，不可偏废。这对于今天的临床和学习仍然具有重要意义。

孙思邈多才广能，也使得他成就众多。他在本草、妇科、儿科、养生、食疗等方面都有划时代的贡献，使他在医学史上具有极其重要的地位。他在世时就深受百姓景仰，同时也受到皇家看重。唐太宗李世民曾称赞他：“巍巍堂堂，百代之师”。足见他的地位之高，影响之大。

三、食治为先　食疗养生

孙思邈特别重视食物对于养生治病的重大意义。他在《备急千金要方》

卷二十六特别列出《食治》一门，此亦即后人专门予以汇集而刊行的《千金食治》。孙思邈在其食疗专论中，对食疗治病养生的重要作用做了专门探讨，系统阐述了食疗学的思想，并且通过弟子孟诜总结的《食疗本草》而成为中医食疗在全世界的引领者。

1. 首论食疗重要意义

食物是安身立命之本，是人体生命活动的物质和能量基础。食物营养丰富，较药物更为平和，能有效地扶助人体正气，达到调理脏腑机能、增强体质的效果。多资于食是一种生存与生活态度，饮食而使人悦神爽志也是一种生活享受。饮食调养促进身心健康更为重要，是最重要的养生之术。所以，孙思邈高度评价善于应用食物来“平疴、释情、遣疾”的医师，称赞他们为良工，亦即良医。

> 安身之本，必资于食。救疾之速，必凭于药。不知食宜者，不足以存生也；不明药忌者，不能以除病也。斯之二事，有灵之所要也，若忽而不学，诚可悲夫！是故食能排邪而安脏腑，悦神爽志以资血气，若能用食平疴、释情、遣疾者，可谓良工。长年饵老之奇法，极养生之术也。

2. 药食并重而食疗为先，药食两攻互相结合

孙思邈在行医济世的经历中，就曾用谷糠预防脚气病，用动物肝脏治疗夜盲症，用海带治疗甲状腺疾病等，他本人深有所获，更为医界所传颂。孙思邈认为对疾病的治疗应当药食并重，要把药疗与食疗结合起来，提倡用药食两攻的方法。他在《千金翼方》卷十二《养性》篇指出，“药食两攻，则病无逃矣”。考虑到食物性质平和，较少毒副作用，而药物则不能。“药性刚烈，犹若御兵，兵之猛暴，岂容妄发？”孙思邈强调用药要十分谨慎，告诫人们对治疗疾病可以采用“药食两攻”的缓和方法，而且要优先考虑安全可行的食疗方法：

> 夫为医者，当须先洞晓病源，知其所犯，以食治之。食疗不愈，然后命药。

医生在为病人治病时，首先要弄清楚疾病的症状及发病原因，首先选用食疗的方法，由此在老百姓的养生理念中产生出人人皆知、耳熟能详的所谓“药补不如食补”。如果食疗无效，再考虑用药。孙思邈“药食两攻”并首重食疗的治疗学理念，迄今仍是相当精辟而得当的。

3. 食疗基本原则和饮食宜忌

基于对食疗的实务与推行理念，孙思邈还对食疗法的基本原则及饮食宜忌都做出了阐述。在《千金翼方》卷十二的“养性禁忌第一”中，孙思邈提出养生有十项大要：一曰啬神，二曰爱气，三曰养形，四曰导引，五曰言论，六曰饮食，七曰房室，八曰反俗，九曰医药，十曰禁忌。

他将饮食列为养生第六大要，并特别强调饮食有节：

> 凡常饮食，每令节俭，若贪味多餐，临盘大饱，食讫，觉腹中彭亨（注：胀大）短气，或致暴疾，仍为霍乱。又夏至以后迄至秋分，必须慎肥腻、饼臛酥油之属。此物与酒浆瓜果理极相仿。夫在身所以多疾者，皆由春夏取冷太过、饮食不节故也。

孙思邈的主张体现了以“道法自然”为养生宗旨，要求人的生活起居、饮食卫生都要取法自然，顺天应时，如此才能起到摄生保健的作用。

“药王”之名，得于大众。大家习称孙思邈为“药王”，不仅仅是因为他在药学方面有突出成就，而是他对整个中医学从道德规范到医药学术的集大成都有着不可替代的重要贡献。他的大德与奉献，在民间被神化了，一传十，十传百，百传千千万，从而成为百姓众口不易的中华“药王”。

第七节　濒湖举纲目

——李时珍药学筑高峰

丹溪河间，濒湖东垣。

灵山秀水之间，中华医药精英辈出。《本草纲目》得立于世界物质文化遗产“世界记忆名录”之林，而它的作者，正是李时珍。

明朝所处的整个 16 世纪，是中国历史经历巨大震荡的时期。社会动荡在加剧，政治有革新举措，商品经济有发展，既为李时珍的成长提供了有利的条件，但也不乏种种困境，万般磨难。李时珍最终冲破艰难险阻，脱颖而出，攀上了科学的高峰，为人类奉献出了伟大的药物学著作《本草纲目》。

一、雨湖畔三代业医

李时珍（1518—1593），字东璧，晚年自号濒湖山人，黄州府蕲州（治今湖北省蕲春县）人。

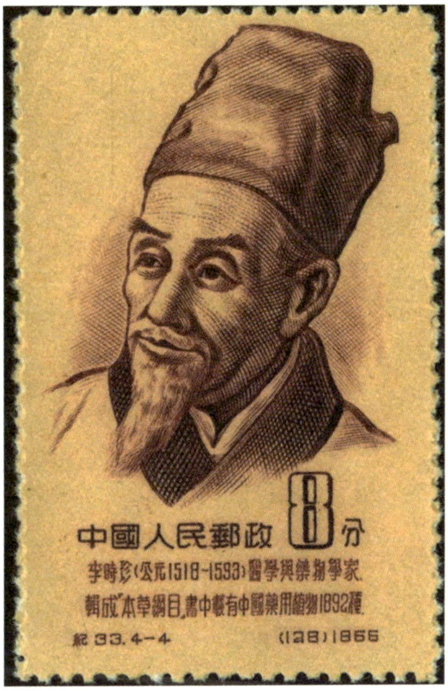

李时珍纪念邮票

蕲州位于长江中下游北岸，大别山南，山清水秀，有美丽的雨湖。

“蕲州美，雨湖春水绿。蕲州美，荷池多鲜藕……”李时珍的家就在雨湖的湖畔。大别山山脉此起彼伏，像龙蛇般一直延伸到近处，与桐柏山共位于西北方；长江水浩浩荡荡，弯曲像玉带般飘流过蕲州又东流，呈现环抱形状。雨湖之地，如此依山傍水，风景秀丽，“几回烟波入画中”。人杰地灵出奇才，物华天宝著新篇。李时珍的一生正是从蕲州的雨湖开始，他将毕生的心血赋予了一项伟大而崇高的事业，成就了一项壮举。而最终他又于雨湖之畔长眠。

明正德十三年农历五月二十六日（7 月 3 日），李时珍出生于一个医生家庭。他的祖父是一位走乡串户的“铃医”；父亲李言闻，字月池，承父之荫，以医学为业，医术比较高明，在当地颇有名气，曾被荐为太医院吏目。受到祖父和父亲的影响，李时珍从小对医药有一定的兴趣。

李时珍聪颖过人，童年学习了写诗、作文。在他 14 岁时参加黄州府举行的“童试”（又称童子试，科举时代参加科考的资格考试），两门考试科目都取得好成绩，中了秀才。父亲因此寄希望于他通过科举获得功名，这却并非李时珍真正感兴趣的事。李时珍第一次参加乡试铩羽而归。就在第二次乡试的那一年，因为生活上的不谨慎，他生了一场高热不退的骨蒸病，持续一个多月。虽然也请其他的医生诊治，却毫无效果，几至不救，“皆以为必死”。万般无奈之下，他父亲想到了李东垣的办法，给他用大剂量的黄芩煎汤，终于治愈了李时珍的病。当年的科举结果可想而知，他经历了再次失败。坚持之下，1539 年他第三次参加乡试，结果仍然是名落孙山。23 岁的他，放弃了“科举梦”，决心继承家学，通过习医实现自己的抱负。

二、精医术钻研医典

关上一扇门，打开一扇窗。

十年寒窗苦读，未竟科举之路，对于李时珍而言，并非完全是坏事，反而成为他献身医学并攀登本草高峰的重要契机。一味黄芩救命，也许正是他从医转药、从临床到著书的真正缘起。而十年的读书之功，更为他打下了各方面的知识基础，使他眼光开阔，为他以后博识广览奠定了基础。

从科举失利中转换了视野，李时珍说服了父亲，正式随父学医。经过三四年的刻苦学习，并经常跟随父亲临证实践，他逐步掌握了基础理论与临证技术，26 岁时开始独立行医。

学而有成，医名渐盛。1545 年蕲州地区遭遇大旱，接着又遇水灾，继之瘟疫流行。李时珍跟随父亲为民众治病防疫，据称“千里就药于门，立活不取值”，深受群众爱戴。

次年（1546 年）李言闻补了贡生，与名门频有交往。当地望族郝家儒而好医，家藏众多医书，李时珍借父辈之谊，经常出入郝家，借来医书，闲暇即刻苦钻研，人们对他有“读书十年，不出户庭”的说法，正是说他的这一段经历。既有着临证的实践，又有着书本知识的滋养，他在医药方面的进步很快。

从青年时随父行医，到学成为乡亲们治病，李时珍也遇到过辨错药、抓错药的情形。而他在向古人与前人学习，阅读医药书籍的过程中，发现古代本草典籍中存在着不少缺点和错误，或一药而误为几种，或几药而混为一谈，或主次不清，或图文不符。因此，他冒出纠正本草典籍谬误的念头，并最终下定决心，要认真严谨地编纂一部全新的本草。

1552年,他毅然结束了自己单独开业行医的生涯,开始了重修本草之举。此后他将全部精力与心血投入到撰著《本草纲目》这一彪炳史册的壮举之中，虽一路坎坷，却散发给后世万道辉光。

三、跋涉万里路　书考八百家

在下定决心撰著《本草纲目》后，从1552年到1578年的27年的时间里，李时珍踏万水千山，穿风霜雨雪，采药集方；更遍查历代典籍，考证诸家本草，纠误求真。他历严寒酷暑，焚膏继晷，用近30年方完成了药物学巨著《本草纲目》的修撰。其工作大致分为两个阶段：前16年，采药集方，广泛搜集资料；后11年，厘订纲目，三次修订定稿。

1. 万里跋涉，采药集方

李时珍曾以“附子和气汤”治好了富顺王儿子的病。楚王朱英𤊨获悉此事，聘李时珍为奉祠正，掌良医所。在担任楚王府奉祠正期间，楚王世子突然昏厥，李时珍“立活之”。楚王因而将李时珍荐举到朝廷，担任太医院判。仅履职一年，李时珍即辞官告归，行医民间，为群众治病。

李时珍远出四方，不怕山高路远，不避严寒酷暑，跋山涉水，识药采药辨药。足迹遍及湖北、河南、安徽、江西、湖南、江苏等地，登过武当山、大别山、庐山、茅山、伏牛山等名山。他采集药物标本，观察记录药物生长习性，对药物作用进行分类记载。他虚心向渔民、猎人、樵夫、农民、铃医学习鸟兽、百草、五谷、民间验方等知识。丰富可靠的资料与多种知识的贮备，为著书奠定了雄厚基础。

2. 深思熟虑，创新分类

年到五十，人生过半。大约在李时珍51岁时，本草编撰工作进入关键阶段。他以北宋唐慎微《证类本草》为基础，书考八百家，经过约11年的时间，去伪取真，去粗取精，分门别类，文稿的轮廓逐渐清晰，纲目最终确立。

这一时期重点做的是文字工作，他在三易其稿之后，最终参以南宋朱熹《通鉴纲目》之名，定名为《本草纲目》。全书定稿于万历六年（1578）。

《本草纲目》既是李时珍全部心血凝聚而成，也是他带领着弟子与子孙众人鼎力共举的结果。

这部本草学与博物学巨著，蕴含了李时珍的全部心血。他极尽观察与类比的方法，详察自然万物之根本，博识本草阴阳之化用，析纲振目，汇于一帙，达到了广闻博识致用的高峰。

四、成就生前身后名

明代大儒王世贞与李时珍生活于同一时期。王世贞曾做过南京刑部尚书，晚年托病辞官，隐居在家乡江苏太仓。

李时珍在编著完成《本草纲目》两年后，仍迟迟找不到愿意出版的书商。万历八年（1580）秋天，63岁的他背着沉重的书稿，从蕲州乘船沿江东下，日夜兼行，舟车劳顿，终于在九月九日这天到达了江苏太仓王世贞的家。见面后，李时珍讲述了著书的意图和经历，请王世贞为其作序。

王世贞与李时珍进行了交流，并留下了书稿供翻阅，但他真正完成序文却经历了较长的时日，以至于有十年方成的说法。王世贞笔端所流淌出的文字，对李时珍本人褒扬有加："楚蕲阳李君东璧……其人，晬然貌也，癯然身也，津津然谭议也，真北斗以南一人。解其装，无长物，有《本草纲目》数十卷。"一位留下皇皇巨著的医圣，李时珍并没有自我标榜的文字，甚至连一张画像都没有留下。王世贞的写实文字成为后来为李时珍"画像"最珍贵的依据。

20世纪50年代初，苏联莫斯科大学计划在新落成的建筑中陈列世界上著名的60位科学家的塑像，其中就有李时珍。苏联方面要求中国提供李时珍的肖像供参考。时任中国科学院院长的郭沫若将这个重大任务交给了著名画家蒋兆和。蒋兆和接受任务后，当时并无任何参照，他正是从王世贞的序言中略窥其貌，得到灵感，通过对简洁的文字展开丰富的联想，并以北京四大名医之一的萧龙友为原型，最终以一个绘画天才的手笔，塑造了一代医圣的鲜活形象。蒋兆和如期完成了李时珍像的绘制，1953 年，李时珍像被镶嵌在苏联莫斯科大学的大礼堂。

打开《本草纲目》进行仔细展读，王世贞更忍不住对这部巨著给出了无以复加的赞誉：

> 如入金谷之园，种色夺目；如登龙君之宫，宝藏悉陈；如对冰壶玉鉴，毛发可指数也。博而不繁，详而有要，综核究竟，直窥渊海。兹岂禁以医书觏哉，实性理之精微，格物之通典，帝王之秘箓，臣民之重宝也。

王世贞在作序完稿后的当年就去世了。但世人看到王世贞的序文，却剥开了包裹巨著的幔布，得识了它的耀眼辉光。南京书商胡承龙立即答应承印《本草纲目》，但因《本草纲目》篇幅实在太长、图文刊刻太复杂了，仅仅核对和刻印工作就用了整整四年的时间。

《本草纲目》开始刻版，但李时珍已经衰老病重，自知时日无多的他写了一篇遗表，倾诉自己编写《本草纲目》的初衷，恳请朝廷“恩准礼部，转发史馆采择，或行太医院重修”，以便此书能惠及众生。他交待子孙，务必将此书献给国家以为后世所用。1593 年，李时珍与世长辞。

李时珍去世后不久，为了充实国家书库，明神宗朱翊钧下令全国各地向朝廷献书。李时珍的儿子李建元，遵从父亲遗命，将《本草纲目》献给朝廷。

南京胡承龙承担刊刻此书，刻书工作始于李时珍生前，但耗时数年，终于在明万历二十四年（1596）完成其刊刻行世的全部工作，这就是《本草纲目》的金陵初刻本。而这已是李时珍去世三年之后了。

濒湖鼎力举纲目，历二十七载春秋。博物巨著举世无双，本草高峰经典永光。李时珍不辞辛劳，克服重重困难，摘取人类医药学智慧的硕果，被人们尊称为“医中之圣”，他树立了中华民族医药学发展史上的一座丰碑。

第八节　恕轩补缺遗

——赵学敏纲目拾遗

《本草纲目拾遗》是继《本草纲目》之后又一部传世本草巨著，它补充了大量民间医药学宝贵内容，增收了李时珍未收或未全之药物，为我国民间医药学发展提供了宝贵资料与经验。完成这一本草著述的是一位民间医药从业者，叫赵学敏，他是继李时珍撰修本草之后，锦上添花，举个人之力撰修本草的又一成功典范，是民间力量对中华本草的又一不朽奉献。

一、弃儒转医　植药研药

赵学敏（约 1719 — 1805），字恕轩。他前期主要生活在福建，其后主要生活于浙江，一般著述中均载其为钱塘（今浙江杭州）人。他对李时珍钻研医药学的坚韧毅力深为敬佩，对其巨著之丰富内容很是赞赏。经过仔细研读学习，他又有了自己的看法，认为《本草纲目》并非包罗无遗，也不是完美无缺："濒湖之书诚博矣，然物生既久，则种类愈繁。"他认为必须及时予以补充，若"此而不书，过时罔识"。因此，他下定决心以李时珍为榜样，以一己之力"拾"《本草纲目》之"遗"。

赵学敏出身官宦之家。其父晚年方得子，长子即赵学敏，次子赵学楷。赵父本想让长子学敏习儒以致力仕途，让次子学楷学医以济世救人。为了创造良好的学习环境，赵父在书斋"养素园"中收藏了许多医书，又开辟土地设为药圃栽植药材，学敏、学楷兄弟二人多年在园中吃住，本是分别接受儒学和医学教育。赵学敏虽被指定学儒，但未几其兴趣却转向医药。赵学敏博闻强记，兴趣广泛，对医药、历法、天文、方技、术数、卜算等书籍皆有涉猎。闲暇时他还与学楷以"针灸铜人图"作为日常游戏。学以趣为先。赵父见到如此情形，遂转念给予了宝贵的支持。

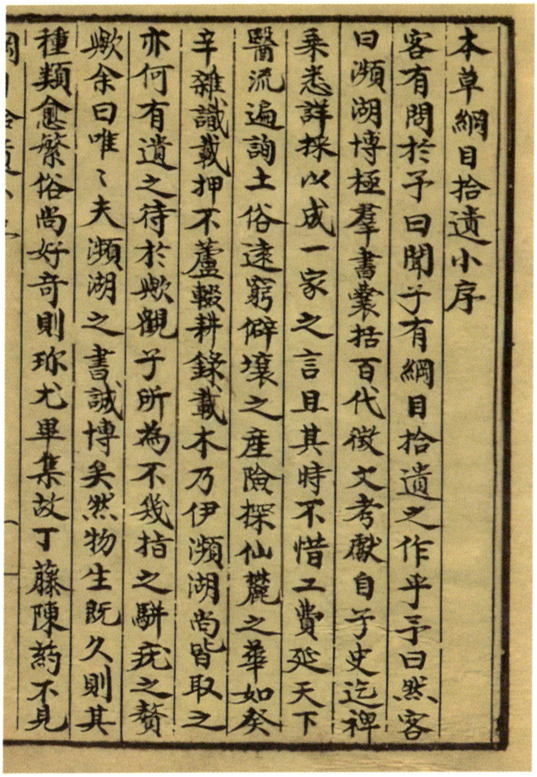
本草綱目拾遺小序
客有問於予曰聞子有綱目拾遺之作乎予曰然客
曰瀕湖博極羣書囊括百代徵文考獻自子史迄稗
乘悉詳採以成一家之言且其時不惜工費延天下
醫流遍詢土俗遠窮僻壤之產險探仙麓之華如癸
辛雜識載押不蘆輟耕錄載木乃伊瀕湖尚皆取之
亦何有遺之待於歟覶子所為不幾指之駢疣之贅
歟余曰唯唯夫瀕湖之書誠博矣然物生既久則其
種類愈繁俗尚好奇則珍尤畢集故丁藤陳藥不見

赵学敏为《本草纲目拾遗》所作小序书影

二、多方知识　广涉偏远

《本草纲目拾遗》一书中，所涉及地域非常广阔，足证赵学敏搜集资料之博采聚珍，其中不仅有他生活地区的药物，还有东北、西北及西藏等偏远地区的药物。

以西藏地区为例，赵学敏通过书籍、访谈对该地区的药物进行整理，记录了野马豆、藏红花、藏香、雪荷花等药物。如其详载野马豆即是一例。

以东北地区为例，赵学敏整理了听闻中关于人参中参须、参叶等内容，参须部分来源于其弟赵学楷的著作：

> 《百草镜》：参须，宁古塔来者色黄粗壮，船厂货次之，凤凰城货色带白为劣，煎之亦无厚味。

再如云南地区，赵学敏在书中记载了该地区的大量药材，如象鼻草、普洱茶、离情草、雪茶、青花豆、猫睛石、金刚纂、紫铜矿、八角莲、料丝、石脑油等。赵学敏友人王鼎条患心腹痛，刚巧客人从云南带来法落梅，王鼎条服后即痊愈。赵学敏不仅记载药物内容，还将友人服用药物的效果一并记录，以令人信服。

三、近亲远疏　皆资广闻

《本草纲目拾遗》全书中，涉及近二百位具体的人物，有的是知晓药方或了解药物知识的人，还有的是他请教过的其他各类不同行业或身份人士。赵学敏能够得到许多新鲜的素材，正是通过多方渠道对医方的倾力搜集。

首先，有鲜活的民间经验可资获取。赵学敏虚心求教，不耻下问，但凡知识来历明确，“辛苦劳碌人”“渔海人”“山村人”“某妪”“士人”等都是他记录素材的来源者。如民间医者越医全丹若云：“（米油）黑瘦者食之，百日即肥白，以其滋阴之功胜于熟地也。每日能撇出一碗，淡服最佳。若近人以熟粥绞汁为米油，未免力薄矣。”杨静山云：“曾有人患痈破烂，内生虫蛆，累累千百计，治以杀虫药无效。一老医以海参片焙末敷之，蛆皆化黄水，然后以生肌膏贴之，愈。据言，凡一切金创及疽毒破烂，交暑内溃生蛆，惟海参末可疗。”治一切痈疽，有淳安陈老医云：“用臭牡丹枝叶捣烂，罨之立消。”

其次，儒医或御医们也提供了知识经验或药物资料。如御医陈彬介绍治癣方：“陈别驾彬曾任太医院官，有治各种癣方：用马料豆，以瓦罐，不拘多少，装入罐内，罐口以铜丝罩格定，使豆不能倒出；然后用大高边火盆一个，盆凿一孔，将罐倒合孔上，四围以干马粪壅之，火燃罐底，盆底下用砖垫空，安碗一个接油；上火煨，罐内豆自焦，有油从盆底滴入碗中，色如胶漆，以此搽癣，三次即愈。”又如御医盛天然介绍独角莲：“庚戌，予在临安，有医士盛天然言其地古城与余杭接界，产独叶花，生山坑，不见天日，其形一叶，中含红花一朵，俨如莲花状。其花从叶心透出，下有根，作独蒜状。”

再者，还有更值得信任与依赖的亲人提供文献资料。由亲至远，贵在学识。亲人中其弟赵学楷为代表，书中称其“楷弟”。考《本草纲目拾遗》中，他引用赵学楷《百草镜》次数最多，共计180余次。学敏、学楷兄弟二人，致力医药，堪称双雄，亦成佳话。赵学楷自幼至长，“锐意岐黄，用承先志，虽未敢自信出以应世，然亲串间有请诊者，服其药无不应手愈。居恒喜著书，所纂有《百草镜》八卷，《救生苦海》百卷，皆言中肯綮，解洞玄微，诚有裨于斯道者不浅”。

赵学敏对于民间验方的重视，也在书中有充分的展现。他对于自己或家人治疗有效的验方，记录得更为翔实。《本草纲目拾遗》卷四所载翠羽草，又名翠云草，即为一例，所记述诚为一珍贵医案，极具传世价值。

嘉庆癸亥，予寓西溪吴氏家，次子年十五，忽腹背患起红瘰，蔓延及腰如带，或云蛇缠疮，或云丹毒，乃风火所结，血凝滞而成。予疑其入山樵采染虫毒，乃以蟾酥犀黄锭涂之，不效。二三日瘰愈大，作脓。复与以如意金黄散敷之，亦不效。次日，疮旁复起红晕，更为阔大。有老妪教以用开屏凤毛，即翠云草也，捣汁涂上，一夕立消。

四、纠误纳新 异域新知

传闻既得之于人，学识更深资于书。对于既往众多医家所记录的各类素材，也是《本草纲目拾遗》中所采撷的宝贵素材来源。

《本草纲目拾遗》收录药物900余种，或为《本草纲目》未载，或为所载但有误或记载不详。如纠正李时珍将蔊菜指称为田园小草，凤仙花虽收录却列为“有名无用”类并且没有描述其形态，金锁匙的古方被李时珍误列在杜衡之后等。

蔊菜好生高山泉源石上，与石菖一类，其味辛辣……李东璧谓为田园小草，则误。

凤仙花，一名透骨草，以其性利能软坚，故有此名。《纲目》有名未用，收透骨草，濒湖引集效经验诸方，载其主治，而遗其形状。

草药有金锁匙，俗称金锁银开，乃藤本蔓延之小草也。土人取以疗喉症极验。又名马蹄草，非马蹄细辛也；马蹄细辛即杜衡。濒湖于杜衡条后附方，引《急救方》中之金锁匙，认为杜衡，误矣。

赵学敏秉承本草学开放的眼光，采取“拿来主义”，为我所用。《本草纲目拾遗》中还收录吸收了众多域外药物、药物知识及治疗经验。以南方药物胖大海以及海外名药金鸡纳（金鸡勒）为例：

胖大海，出安南大洞山……土人名曰“安南子”，又名“大洞果”……治火闭痘，服之立起，并治一切热症劳伤，吐衄下血，消毒去暑，时行赤眼，风火牙痛。

查慎行《人海记》：西洋有一种树皮，名金鸡勒，以治疟，一服即愈。嘉庆五年，予宗人晋斋自粤东归，带得此物，出以相示，细枝中空，俨如去骨远志，味微辛……治疟，澳番相传，不论何疟，用金鸡勒一钱，肉桂五分，同煎服，壮实人金鸡勒可用二钱，一服即愈。

我们自然还可从《本草纲目拾遗》中找到赵学敏对外来先进制剂经验的掇菁撷华。对于西洋药露，他在书中《各种药露》部分有载述：

凡物之有质者，皆可取露，露乃物质之精华。其法始于大西洋，传入中国。大则用甑，小则用壶，皆可蒸取。其露即所蒸物之气水。物虽有五色不齐，其所取之露无不白，只以气别，不能以色别也。时医多有用药露者，取其清冽之气，可以疏瀹灵府，不似汤剂之腻滞肠膈也。

对国外的外用药品甚至新剂型，书中同样有选载。例如：鼻冲水，“出西洋，舶上带来，不知其制……番舶贮以玻璃瓶，紧塞其口，勿使泄气，则药力不减，气甚辛烈，触人脑，非有病不可嗅……治外感风寒等症，嗅之大能发汗”；刀创水，“出西洋不知何物合成，番舶带来粤澳门市之。治金创，以此水涂伤口，即敛合如故”；日精油，“泰西所制……治一切刀枪木石及马踢犬咬等伤，止痛敛口，大有奇效”。

五、为求其真　亲力亲为

赵学敏对于《本草纲目拾遗》的编撰力求亲力亲为，具体到四个方面：亲聆口述、亲自察看、亲临体验、亲自栽培。

1. 亲聆口述

有好友为其介绍某些药物的效用，他一经核验便记录下来，饭蝇加冰片外敷治走黄为一例。

> 嘉庆庚申，偶在东江晤柴又升先生云：昔在台州患面疔，初起即麻木，痒几入骨，不可忍。山中仓卒无药，有教以用饭蝇七个、冰片一二厘，同研烂敷之，即不走黄。如言，果痒定，次日渐痊，旬日而愈。

2. 亲自察看

对于可以见识到的药物，赵学敏更倾向于亲自去察看，去核实听说的内容。如对新传入的东洋参进行当面见识：

> 又一种东洋参，出高丽、新罗一带山岛，与关东接壤，其参与辽参真相似，气亦同，但微薄耳；皮黄纹粗，中肉油紫，屠舞夫携来，予曾见之。据云性温平，索价十换，言产蓐服之最效，其力不让辽参也。

3. 亲临体验

在临证治疗时，赵学敏也会将听来的临床案例再次付诸实践，亲验其真。“纸上得来终觉浅，绝知此事要躬行。”他是以行动践行了陆游诗句所倡导的“亲自实践”。如“六月霜”条：

> 丁未，余馆奉化，邑人暑月俱以此（六月霜）代茶，云消食运脾，性寒，解暑如神。五月内山村人率刈干束缚，挑入城市售卖，予以百钱买得一束，如干薄荷状，而长大倍之，茎上缀白珠成穗。土人云：子能下气消食，更甚于枝叶，偶得痞闷不快，因取一枝冲汤代茶饮，次日，即健啖异常，所言信不妄也。

对六月霜的功效记载为：

性苦寒，亦厚肠胃，止痢开膈，食之令人善啖。凡伤寒时疫，取一茎带子者煎服之，能起死回生。屡试皆效。又善解毒，洗疮疥，皆愈。

4. 亲自栽培

栽培药材，得益于赵父预先的设计，更成为赵学敏的习惯。撰写《本草纲目拾遗》因此可以避开许多弯路，一手资料，真真切切。

癸丑，余亲植此草（石打穿）于家园，见其小暑后抽薹，届大暑即着花吐蕊，抽条成穗，俨如马鞭草之穗。其花黄而小，攒簇条上，始悟马鞭草花紫，故有“紫顶龙芽”之名；此则花黄，名“金顶龙芽”，与地蜈蚣绝不相类。因此草亦有“地蜈蚣”之名，故《百草镜》疑为石见穿也。

然而，一己之力，终有不逮。《本草纲目拾遗》一书，仍难免留下一些错误和遗漏。总体客观地给以评价，其主要成就是继《本草纲目》之后奉献了又一部具有重要价值的本草著作。赵学敏学风认真，审慎编撰，其申言：“草药为类最广，诸家所传，亦不一其说，予终未敢深信……兹集间登一二者，以曾种园圃中试验，故载之。否则宁从其略，不敢欺世也。”他更是严斥部分人“率以医为行业，谓求富者莫如医之一途”的行为。由此可见，赵学敏不仅在传承和撰写本草典籍方面做出了重要贡献，而且具有高尚的医德医风，亦堪称本草名家中的典范，与一众药苑名人垂范后世。

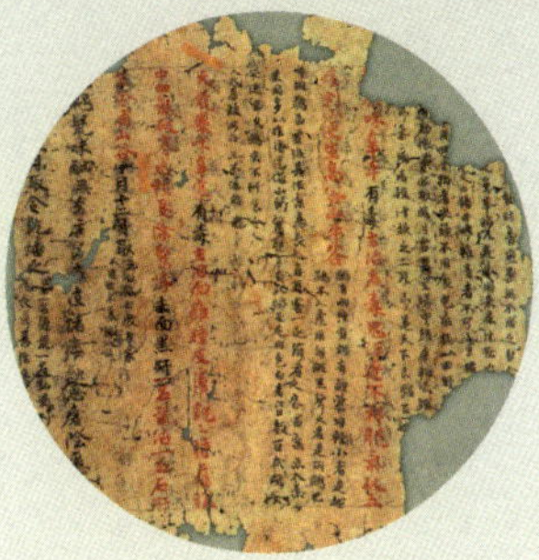

第三章 本草典籍 珍珠层积

神农尝本草，开创中华本草之始，历代典籍构成了本草学大系。而珍珠般层积的传承特点，使本草垂之千古不致湮没。《神农本草经》托神农以为名，尊古循经崇大道，上中下三品分类，药收三百六十五味，恰合法天之数。南朝梁陶弘景汇名医经验，以副品倍增药味，《本草经集注》始成。《新修本草》，唐政府组织编纂，药典源头，世界无出其右。本于药食同源，汇成食药和鸣，唐朝孟诜撰著《食疗本草》。北宋唐慎微类纂杂录，为层积特色最鲜明者，汇成《证类本草》，得此使得“书有名亡而实不亡”。明代李时珍析纲目，纠谬误，奉献博物巨著《本草纲目》；草木有情，救荒度饥，朱橚主持编撰《救荒本草》，彰显人间大爱。考名求实，鉴图明辨，清代吴其濬著《植物名实图考》，植物学与本草学双臻高峰。

第一节　本草奠基：《神农本草经》

《神农本草经》，又称《神农本经》，多简称《本经》，是我国现存最早的一部本草典籍或者说中药学典籍。

一、“本草”二字必重草木

古代有关中药内容的著作，多赋“本草”二字。“本草”究竟为何意呢？首先，从对中药的认识来看，《说文解字》释：“药，治病草也，从草。”这说明最早的中药应用当肇始于植物的运用。“神农尝百草，一日而遇七十毒”，这样一个古老而众口一致的传说，从某种程度上反映了对“百草”的口尝身受，身边可及的植物是远古人类对中药认识的起始。丰富的植物药最早被认识与尝试，最终归入药材的分类所属，其植物来源者最多，

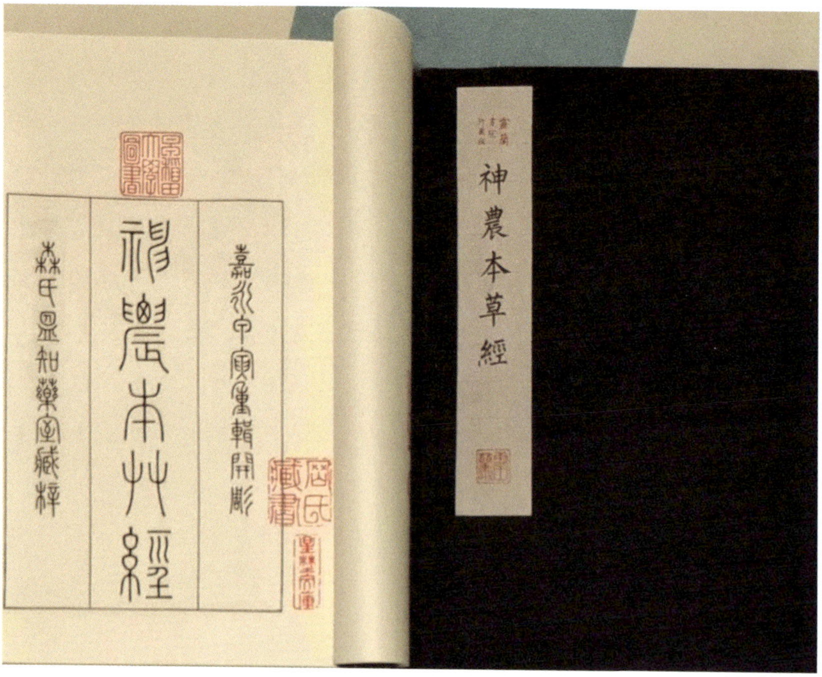

森立之辑温知药室刻本《神农本草经》影印本书影

远远超过动物药与矿物药。药物之中草最多，以草为本成事实。正是基于这样的认知和学科实际，历史上著有《蜀本草》的五代时人韩保昇就曾给出这样的说法：

药有玉石、草木、虫兽，而直云本草者，为诸药中草类最多也。

二、“本草”联用由来溯源

“本草”一词，首见于汉代文献中。《汉书·艺文志》中提道：“凡方技三十六家，八百六十八卷。方技者，皆生生之具。”其中所指的方技三十六家，包括医经七家、经方十一家、房中八家、神仙十家。在“经方十一家”下的解题中道：“经方者，本草石之寒温，量疾病之浅深，假药味之滋，因气感之宜，辨五苦六辛，致水火之齐，以通闭解结，反之于平。”这虽是经方解题，但说的是中药治病的本质，“本草”二字联用首见于此。然其“本草石”与“量疾病”动宾之用，与后世“本草”为专有名词，显然有所不同。其中的联系，也许古人就是从“尊经”的目的而出发，取用其中“本草”二字，以示尊经崇道而成为这一专门学科的开创。

《汉书·郊祀志》中有“本草待诏”官职的记载，使它与职业或学科产生联系：“候神方士使者副佐、本草待诏七十余人皆归家。”颜师古注此：“本草待诏，谓以方药本草而待诏者。”此处“本草”显然是与“方药”相近的学问或学科，其药学的性质已经显现。用“本草”二字代指药物著作，最早见于《汉书·游侠传》中对楼护的记载：“楼护字君卿，齐人。父世医也，护少随父为医长安，出入贵戚家。护诵医经、本草、方术数十万言。”

在运用与演变过程中，有了一本以“本草”为内容的书被尊崇为“经”，并托言为古代圣贤神农所著，具有崇高地位的《神农本草经》终于得以面世，并流传至今。

三、由“最早”而成就“奠基”地位

《神农本草经》是本草学的奠基之作，标志着古之本草、今之中药的学问已发展成为一门独立的学科，称其“奠基”是由于它占有数个“最早”

的纪录。

第一个最早，是成书年代。本书的确切成书年代虽无法考证，但后人据书中涉及的药物名称、功效以及产地等相关资料推断，此书约成于东汉时期。书中内容恰是对秦汉时期宝贵用药经验的系统总结。

第二个最早，是药物分类法的创立。中药的来源是广泛的，“物以类聚”何以细分？《神农本草经》首开“三品分类法”的药物分类法之先河，它将所载录的365味药物分为上品、中品、下品。该书“序录”中即申言上、中、下三品药的种类与属性：

上药一百二十种为君，主养命以应天，无毒，多服久服不伤人。欲轻身益气不老延年者，本上经。

中药一百二十种为臣，主养性以应人，无毒有毒，斟酌其宜。欲遏病补羸者，本中经。

下药一百二十五种为佐使，主治病以应地，多毒，不可久服。除寒热邪气，破积聚愈疾者，本下经。

此即中药的“三品分类法”，上应天、中应人、下应地，显然其本于天、地、人的三才思想。从上、中、下三品与天、地、人三才思想相联系，又彰显了本草学科自创立之始即根植于中华传统文化，所运用的正是东方哲学思想的认识论与方法论。

第三个最早，是中药药性理论的创立。《神农本草经》在其“序例”中首次明确提出了“药性”一词，标志着中药药性理论的正式创立。药以治病，性为引领。何种性能，可治何种疾病呢？道法自然，辨物识性。通过赋予药物“寒热温凉”等不同的性质，对应“治寒以热，治热以寒”等医经理论，就可以运用热药治疗寒性病证，运用寒药治疗热性病证。温热为阳，寒凉为阴，如此的本草学理论，执简驭繁，将物性化为阴阳而为用。

《神农本草经》一书的早期传本在隋唐以前尚有所存，至北宋开始流传逐渐减少，乃至亡佚。然而，本书的内容却通过《本草经集注》《新修本草》《开宝本草》《证类本草》《本草纲目》等书辗转传抄转述，较完整地保留了下来。后人便从上述古籍中辑录出《神农本草经》的内容，重新编排成书。

在《神农本草经》的诸多辑本中，目前可以考证到其最早的辑本为南宋王炎的《本草正经》，但也已经亡佚了。其后辑佚此书的代表人物有明朝的卢复，清朝的孙星衍与孙冯翼、顾观光，晚清时期日本人森立之，现代的尚志钧、马继兴等，共有辑本二十余种。

四、借名“神农”彰显本草学问

神农氏，即炎帝，三皇五帝之一，为农业的发明者，识药之祖。神农氏不畏艰险，遍尝百草，找寻治病解毒良药，以救夭伤之命，后因误食有毒药物而死，故《神农本草经》依托于神农的耀眼光环而冠之于书名。不可否认的是，该书必定是古人集体智慧的结晶。学者认为，该书的主体形成当在秦汉一统之后，约在西汉时成其形，而后又经东汉医药家的“修饰”贡献，在汉朝以后才逐渐发展成为一部系统的本草著作，受到医药家的高度认可。然后又在“尊经”思想的影响下，终成就其学科经典的地位。

儒而知医，本草多识，格物致知。如此的学问本源，就在清代嘉庆四年宣城张炯为辑本《神农本草经》所作的序言中进行了强调：

> 儒者不必以医名，而知医之理，则莫过于儒者。……孔子曰：多识于鸟兽草木之名。又曰：致知在格物。则是书也，非徒医家之书，而实儒家之书也。其远胜于（缪）希雍、（卢）之颐诸人也固宜。或以本草之名始见《汉书》《平帝纪》《楼护传》，几有疑于《本草经》者。然神农始尝百草，始有医药，见于三皇纪矣。因三百六十五种注释为七卷，见于陶隐居《别录》矣。增药一百十四种，广为二十卷，《唐本草》宗之。增药一百三十三种，孟昶复加厘定，《蜀本草》又宗之。至郡县本属后人所附益，《经》但云生山谷、生川泽耳。

五、从内容、结构看《神农本草经》

总体看来，《神农本草经》的内容分为两大部分。

第一部分内容是总论，书中称作“序录”。内容涉及基础理论，如分类、药性、采收、鉴别、调剂、用药服药法、七情、配伍等多个方面，很多至今仍是中医遵循的原则，也因此成就了本书在本草史中的奠基地位。

另一部分内容是各论。全书载药 365 种，“法三百六十五度，一度应一日，以成一岁”，与一年 365 日相合。其实当时人们所掌握的药物应该超过书中的记载，孕育于中华传统文化的本草学问，深受术数思想的影响，故首次恰取 365 之数而成书。各论部分也就是具体的药物条目。365 种药物按上、中、下三品分成了三类。

经过考证，《神农本草经》收录药物恰合 365 种，应当是经过陶弘景整理过的结果。“苞综诸经，研括烦省，以《神农本经》三品合三百六十五。”陶氏称，此前有各种传本，“魏晋以来……或五百九十五，或四百三十一，或三百一十九”，当时并无统一。之所以厘定为 365 种，可能与陶弘景深受道家思想的影响有关。如宋朝郑樵解释说：“经有三品，合三百六十五种，以法天三百六十五度。”其 365 种药物包括植物药 252 种、动物药 67 种、矿物药 46 种。后来的许多本草书都是在《神农本草经》基础上发展起来的。

至于各种药物的记载，每种药物在正名之下，包括性味、主治、别名、产地、采收、炮制等分项内容。兹举例植物药人参（上品）内容如下。

> 人参，味甘，微寒。主补五脏，安精神，定魂魄，止惊悸，除邪气，明目，开心益智。久服轻身延年。一名人衔，一名鬼盖。生山谷。

由于辑者不同，版本有异，现存《神农本草经》就有三卷本与四卷本两种模式，主要的区别在于是否将“序录”部分作为独立的一卷。

六、以历史的眼光给以评价

汉代炼丹服食盛行，而道家思想对古代药物学的影响是深远的。

王充在《论衡》中讲：“道家或以服食药物，轻身益气，延年度世，此又虚也。夫服食药物，轻身益气，颇有其验，若夫延年度世，世无其效。百药愈病，病愈而气复，气复而身轻矣。”

王充的话先是否定了药物延年度世的功效，认为“此又虚也”，但随后通过分析百药愈病的原理，“病愈而气复，气复而身轻”，又认可了服食药物轻身益气的效验。或许此中就存在道家的“身轻”与医药家“身轻”二者之间既有联系而又各有所表的差异。受到当时历史文化的影响，《神农本草经》中“不饥”“轻身”“增寿”“益寿”“不老”等功效出现频率颇高，甚至有“神仙”“行千里”等词汇来表达药物的功效。

“丹砂”等现今确定有毒的矿物药，被刻意安排，出现在《神农本草经》“多服久服不伤人”的上品药中，也是有其类似原因的。现代学者也肯定其道医相关的渊源或源头。

时代背景的影响不可避免。书中分类亦有不足，个别或存在界限不清或所分不确，功效认识或存偏颇或存谬误的情形，需要加以鉴别与扬弃。但其不足却是值得辩证而历史地给以评价的，是绝对不可全盘否定的。

作为现存最古老的中药学专著，《神农本草经》成为中华本草发展的基石，其本草史中的奠基地位得到完全肯定，既具有极其重要的历史典籍价值，又有着千年传承仍存其真的重要实用价值。该书所载的药物，大部分仍为当今中医临床所沿用，诸多功效确证不谬，确切疗效惠泽众生。古人载述，词简而旨深，更是令经典珍宝深藏，潜隐而未能全发，这为未来的深入挖掘并以之为钥探寻中华文明的密码，不可或缺。

第二节　增广药味：《本草经集注》

《本草经集注》是陶弘景在《神农本草经》基础上，增补魏晋名医药物记录形成的又一部重要的本草典籍。从《神农本草经》载录 365 味药物，到《本草经集注》载录 730 味药物，药物数量成倍呈现。仅在本草典籍所载药物数量得到“倍增”这件事上，陶弘景已经可以称为“厥功至伟”了。

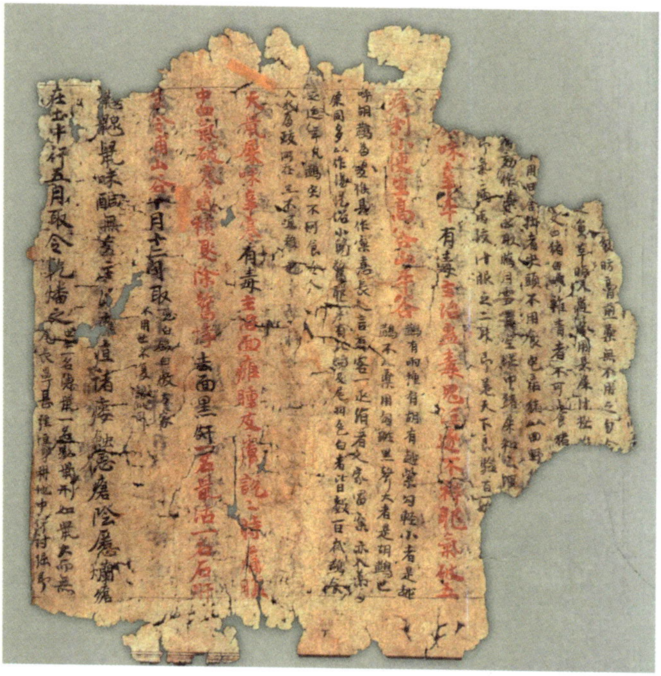

新疆吐鲁番出土的《本草经集注》抄本残片（德国普鲁士学院藏）

一、陶弘景儒道医全才

陶弘景（456—536），字通明，自号华阳隐居，学者称其为贞白居士，丹阳秣陵（今江苏南京）人。陶弘景一生历经南朝之宋、齐、梁三朝，集儒、医、道三重身份于一人。儒家推崇“知医为孝”，陶弘景在《本草经集注》的《序录》中也提到过“内护家门，旁及亲族”。陶弘景潜心修道，是道教上清派宗师，南朝宋末之时为诸王侍读。喜好摄生，精研药术，长于炼丹铸剑，于天文、历算、地理无所不通，琴棋书画无所不工，博学多才，著作丰硕。他对当世影响颇大，虽不愿为朝廷所用选择在山中隐居，却在幕后屡为梁武帝出谋划策，时有“山中宰相”之誉。

二、名医副品助成书

当时的社会因素、本草学术发展、名医经验集成以及陶弘景本人充足的知识储备等共同玉成了《本草经集注》的面世。

魏晋南北朝时期，战乱频繁，政局动荡不安，社会长期处于动乱割据状态。战乱之后，继发饥荒、瘟疫等，社会对药物资源供给与疾病的治疗有了更迫切的需求，促成了医药的“逆势”发展。随着这种发展，医学理论和经验得到不断积累和丰富，原有的医药学知识与书籍已经无法满足医家临床运用的需要，对医学著作进行整理发微渐次成为学术研究的内容之一。如脉学里程碑式的著作——王叔和的《脉经》正是成书于这一时期。本草学的学术发展也是如此。

陶弘景出身于书香士族世家，其父陶贞宝亦精通医术，“博涉子史，好文章”，“祖世以来，务敦方药”。陶弘景家学渊源，自幼聪明且好学，10岁便“读书万卷余，善琴棋，工草隶”，儒学功底深厚，又得葛洪《神仙传》，有养生志向，成年后擅医术。以上这些都成为他编撰《本草经集注》的重要条件。

如前文所述，《神农本草经》经过多年流传，至齐梁时期已有多种版本，内容质量参差不齐。另外据《中国医籍考》著录《药总诀》文字，对此种情形也有记载：“本草之书，历代久远。既靡师受，又无注训。传写之人，遗误相继。字义残阙，莫之是正。”这些都说明了当时本草著作面临亟须整理的境况。陶弘景所做，正如该书序言中所描述：

> 辄苞综诸经，研括烦省，以《神农本经》三品，合三百六十五为主，又进名医副品，亦三百六十五，合七百卅种。精粗皆取，无复遗落，分别科条，区畛物类，兼注铭时用，土地所出，及仙经道术所须，并此序录，合为三卷。

三、重在增广与补注

陶弘景既然将所完成的这部本草命名为“集注”，重点工作是他对《神农本草经》做了增广和补注。

“增广”，是在原有365味药物的基础上，根据当时医学名家积累的用药经验，又新增了所谓“名医副品”的365味药物，使药物数量一下子得到“倍增”或曰“翻番”。

"补注"，则是根据当时医学名家积累的经验使药物数量扩大了一倍以后，又对未尽事宜给出了陶弘景个人的注释和说明，其称"子注"。

《本草经集注》这一体例，据文献记载，较早的是《汉书集注》，惜已亡佚。由之，《本草经集注》成为现存最早采取这一体例的一部古籍。

《本草经集注》目前仅存有两种残卷：一是出土于敦煌石窟的残卷，只存一卷；一是出土于新疆吐鲁番的残卷，为一残片。现均收藏于国外。

耻看本草必庸医。以下是从敦煌残卷本中所能看到的陶弘景对《神农本经·序录》中"夫大病之主"一节所作注文：

> 今庸医处治，皆耻看本草，或倚约旧方，或闻人传说，或遇其所忆，便揽笔疏之，俄然戴面，以此表奇。其畏恶相反，故自寡昧；而药类违僻，分两参差，亦不以为疑脱。偶尔值差，则自信方验；若旬月未瘳，则言病源深结。了不反求诸己，详思得失；虚构声称，多纳金帛。非唯在显宜责，固将居幽贻谴矣。其五经四部，军国礼服，若详用乖越者，正于事迹非宜耳。至于汤药，一物有谬，便性命及之。千乘之君，百金之长，何可不深思戒慎邪？

陶弘景很注意收录民间实践的经验，如他在《序录》中所说："或田舍试验之法，殊域异识之术。如藕皮散血，起自庖人；牵牛逐水，近出野老；饼店蒜齑，乃下蛇之药；路边地松，为金疮所秘。"这说明他对民间用药经验是很重视的。

《本草经集注》的内容，陶弘景在序言中进行了介绍，得存于唐慎微《证类本草》卷一，明示为"梁陶隐居序"。但顾观光辑《神农本草经·序》，却误认为是《名医别录》的序。因《证类本草》所录与后来敦煌出土的陶弘景《本草经集注》卷一《序录》前半截全同，足可以纠正顾观光之误。

四、朱墨分书析文献

《本草经集注》首创了朱墨分书的抄录方法，后世本草对此承继，从而形成本草典籍"层积"式著录的编撰方式。

本书的一大特点是编写体例的首创。该书内容由《神农本草经》原书的内容、魏晋以来名医们增补的内容(即“名医副品”)、陶弘景注(即“子注”)三部分组成。为区分文献来源，陶氏采用朱墨分书、大小结合的撰写方法，即：朱（红）字为《神农本草经》内容，墨（黑）字录《名医别录》内容；大字为药条正文，小字书陶氏自己的疏解。这种书写体例，有重要文献学意义，可区别文献出处，不致杂糅，显示出陶氏严谨的治学态度。

由陶弘景所首用的这一朱墨分书形式，为后世医药古籍特别是本草的整理提供了范例。现代从新疆吐鲁番出土的残简和甘肃敦煌藏经洞发现的《新修本草》残卷中，可窥见这种体例的原貌。

五、自然属性分药物

《本草经集注》另一个显著特点是首次采用按自然属性分类的方法，将药物分为玉石、草木、虫兽、果、菜、米食六大类。另外单设“有名未用”（有的辑本作“有名无实”）一类，专收一些来源不明或当时已弃用的药物。因而全书药物共分七类。先前的《神农本草经》，内容虽分为三品，其实是“草石不分，虫兽无辨”的混乱情况，在后世辑本中所见上、中、下三品中又有自然属性分类的情形，其实是据陶弘景整理后的分类原则而另行组织所形成的。

陶弘景虽然创立了新的自然属性的药物分类方法，但每一类仍保留着《神农本草经》三品分类的范式，将二者结合起来。他是将自然属性的每一类再分为上、中、下三品。这一复合分类法，根据药物作为自然物本身的形态和属性归类，而不仅仅依靠功用方面的区别，显然更加清晰，较之《神农本草经》三品分类，在客观上由此开创了延续数百年的以药物基原为重点的药物发展格局。

六、药有通用归其类

“诸病通用药”是《本草经集注》的又一首创，记录在《序录》中。这是一种以病为纲，辨病用药、类别药物、注出药性的临床实用用药指南。如首列“治风通用”中有防风、防己、独活等；治“大腹水肿”通用药有大戟、甘遂、泽漆、葶苈、芫花、巴豆、猪苓等；治“黄胆”通用药有茵陈、栀子、紫草等。

《序录》中对“诸药采治之法”的论述，提出了“诸药所生，皆有境界”，这是中药道地性的形成之始；还提出了采药有时月，也是讲求药材质量的重要举措。强调合药须解节度，详列有“合药分剂料治法”。其中陈药的概念也由序录中所列的一组宜陈之药引出，如《本草经集注》中的橘皮，后来因为“陈久者良”，始得陈皮之名。

凡野狼毒、枳实、橘皮、半夏、麻黄、吴茱萸，皆欲得陈久者。其余唯须新精。

《本草经集注》还创设了“解毒”专篇，即“解百药及金石等毒例”。该篇介绍了各类中毒的处理方法，包括解虫兽毒 5 条、解病邪毒 3 条、解药毒 25 条、解食物毒 7 条、解服药过剂闷乱 1 条，共 41 条。这是本草中最早的“解毒”专篇，不仅有利于临床用药合理、提高疗效，还深刻影响了后世本草的编写体例。后世方书中，往往也是将解毒急救的方法汇集在一起，方便检索与选用。

第三节　药典之争：《新修本草》

行业有典，标准先行。从中药、西药的药业性质与归属，自然联想到药典的标准与规范作用。

凡事皆有源头。“问渠那得清如许，为有源头活水来。”药典自然不是一步登天而进入现代的，而是从古代就已有滥觞。

当西方肯定其第一部药典的时候，他们自认，《佛罗伦萨处方集》或者更后的《纽伦堡药典》是欧洲第一部药典。他们也许没有把目光聚焦到东方中国的本草典籍并进行比较，而通过对比，我们完全可以自信地宣告，唐代《新修本草》是世界上最早的一部国家药典。

这一持论本已得到广泛的认可，但仍旧有人并不怎么想承认它，认为

《新修本草》并不是世界上第一部国家药典，至于哪一个才是第一，却不曾提出一个标杆。《新修本草》这个第一究竟称得上还是称不上呢？由此“药典之争”为引，可以追溯这一部唐代政府官修本草，兼述人事缘由等，窥探其内容并评价其成就。

一、《新修本草》的那些人

《新修本草》是唐代由政府组织编撰的官修著作。代表政府的是皇帝，他亲自批准编写的。本书的两个简称《唐本草》与《英公本草》值得一说。

《唐本草》的简称，是由宋朝人口中或笔下的“热词”而传下来的。宋朝屡屡修订本草，省称为便，不让“新修”二字出位，按上个“唐”字。大胆揣测，对于热衷重修本草的宋朝学人而言，被前人所占用的“新修”二字实在是“刺眼”，或许因此而被有意回避掉了。

《新修本草》又名《英公本草》。其实是重在彰显“团队”首位，是标明谁领衔负责的一种有意做法，而其背后自有“主持人”变动的原因。

唐显庆二年（657），苏敬上书倡修本草，迅速得到唐高宗批准，由政府组织人员在前世本草的基础上进行修撰，因有“新修”之名。据《新唐书·艺文志》载，参加编写人员共23人，由掌握重权的李勣、长孙无忌领衔，苏敬为编写实务负责人。

苏敬，又名苏恭，因宋朝避讳宋太祖赵匡胤祖父赵敬的名讳而改为恭。苏敬曾任右监门府长史，主司门禁出入事。他虽非医官，却深通医药，《外台秘要》《医心方》《新唐书》等书对他多有记载。唐朝重修本草的动议，是由苏敬奏请的。

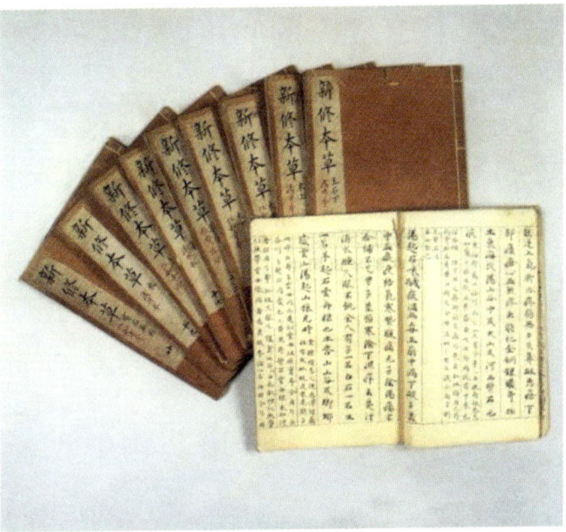
中国国家博物馆藏《新修本草》抄本书影

重修本草，成为皇帝恩准的国家大事，体现的是政府行为。最先受命领衔的是长孙无忌，后来换为李勣。唐显庆四年（659）《新修本草》编写完成，这年正月由李勣领衔进呈，后《新修本草》得以颁行。李勣曾被封为英国公，所以《新修本草》又被称为《英公本草》。强调英国公李勣的功劳，或许就有“无视”或让人“忽视”长孙无忌曾经主持过此事的用意。

为《新修本草》撰写序言的是大儒孔颖达之子孔志约。他在序言中提道，该书编撰时，上下动员，“上禀神规，下询众议”，且重视求证，“普颁天下，营求药物”，既注重广泛调查，又重视集体讨论，因此具有很高的权威性。

《新修本草》开创了上下动员、遍求药物、求证以真、参以众议等措施的编撰方式，更成为本草史上的创举，直到当今，在编撰药材标准规范的时候仍得到沿袭运用。

二、内容构成及价值

《新修本草》共54卷，由三部分组成。其主体为正文，含有正经20卷、目录1卷；其二为药图25卷，目录1卷；其三为图经7卷。原书共收药844种，以陶弘景《本草经集注》为蓝本，由于“江南偏方，不周晓药石，往往纰缪”，所以逐一考证，经合并或分条，新增药物114种，丰富了药物品种。

该书药物分类法继承了《本草经集注》，厘分为玉石、草木、虫兽、果、菜、米食、有名无用等类。撰写时依据序言中所述原则：“《本经》虽阙，有验必书；《别录》虽存，无稽必正”，纠正了《神农本草经》《本草经集注》中的错误，同时对药物性味、产地、功效、采集、炮制等做了详细补充，具有较高的实用价值。体例沿袭《本草经集注》所开创的“朱墨分书”的方式，正文中《神农本草经》文字为朱书，《名医别录》文字和修订新增文字为墨书。有先有后有发展，前后层次清楚，如珍珠般“层积”，如雪球般越滚越大。如此撰修本草，从陶弘景开创，到《新修本草》沿用，陶弘景迈出第一步，至此又走出了重要的第二步。层积传承的路子，由此越走越远。

《新修本草》新增药物中收录有许多外来药物，这与唐朝中外文化交流频繁有密切关系，也体现了盛唐时期“万方来朝”的盛况。域外药物如龙脑、安息香、诃子、阿魏、郁金、胡椒、底野迦等，其中一些药物至今仍为临床常用。

当时朝廷将重修本草之事诏告天下，广求药物，有图谱来描绘药物的形状，图经则是考证异同，决定留取，所以原书编撰图文并茂。较之正文，其中的药图和图经部分对药材更有直观的辨识价值。到了北宋时期，其药图、图经部分即已亡佚，仅正文有残卷存世，部分内容通过后世《蜀本草》《本草图经》等被辗转保存于宋朝的《证类本草》中。

三、历史影响及地位

《新修本草》在药物学发展史上影响非常大，开创性地进行全国药物资源的普查实属难能可贵。据《旧唐书·职官志》载，唐政府曾规定该书为医学生必读书籍。

在《新修本草》问世300年以后，五代后蜀进行修订，刊行了《重广英公本草》，即《蜀本草》。北宋初年，朝廷重视医药文献的整理，开宝年间对本草进行了两次修订，其成果即开宝六年（973）的《开宝新详定本草》和开宝七年的《开宝重订本草》。由于雕版印刷术的发明，《开宝本草》首次以雕版印刷的方式进行传播，逐渐取代了《新修本草》的地位。

据日本江户末期抄本署有“天平三年”（731）文字，表明此年代之前该书已传入日本。日本平安时代中期延喜五年（905）律令《延喜式》载：“凡医生皆读苏敬《新修本草》”，并规定需读“三百一十日”。可见《新修本草》撰成后，对唐代和后世以及国内外均产生了重大的影响。

四、回答药典之争

“药典”的英文单词“pharmacopoeia”，它是有“处方书”本义的。药典是一个国家记载药品标准、规格的法典，一般由国家药典委员会组织编纂、出版，并由政府颁布实施，具有法律约束力。这显然是现代意义上的解释。

俗话说：盐从哪儿咸，醋从哪儿酸。无论国内还是国外，都有一部最早的药典。先从外国的说起，15世纪印刷术的进步，促进了欧洲近代药典的编纂。许多国家都相继制订各自的药典。1498年由佛罗伦萨学院出版的《佛罗伦萨处方集》，一般视为欧洲第一部法定药典。

另一部被认为是世界上较早的药典是《纽伦堡药典》。当年，纽伦堡的瓦莱利乌斯医生编著了一本《药方书》，赢得了很高的声誉，此个人著述被纽伦堡当局承认，被定为第一本《纽伦堡药典》，于1546年出版。值得注意的是，这是由一本“个人著述”而更名的“药典”。

眼光回到国内，中药行业的药典源头，该指向哪一个呢？目标自然指向了唐代由政府组织编纂的著作《新修本草》。它是由国家的最高统治者皇帝批准编纂的，政府组织了编写“团队”，且举全国上下之力，完成此事并出版。《新修本草》远比《佛罗伦萨处方集》早，不用说，比《纽伦堡药典》更早，它是中国的第一部药典，也毫无疑问地就登上了世界第一部药典的宝座。

怀疑论与反对者上场。其观点或者不承认它是第一部药典，或者怀疑它怎么能是第一部呢？

有比较才能有鉴别！这是正说。如果“旁说”呢，就有“不怕不识货，就怕货比货”的说法。中外学问是相通的，就以国外认可的欧洲第一部药典为标杆进行比较好啦。对比六个方面，分别是：A.编写任务来自哪儿，B.编写的授权者，C.完成编写的人员性质是集体还是个人，D.出版情况，E.颁布的机构，至于正式出版年直接署在书名之后。

《新修本草》（659年）：A.国家。B.国家最高统治者皇帝。C.集体编写。D.正式出版。E.国家颁布。

《佛罗伦萨处方集》（1498年）：A.学院。B.学院决策层。C.集体编写。D.正式出版。E.所在城市政府颁布。

《纽伦堡药典》（1546年）：A.个人。B.个人行为。C.个人编写。D.更名以“药典”名义正式出版。E.所在城市政府颁布。

与欧洲1498年出版的《佛罗伦萨处方集》、1546年出版的《纽伦堡药典》相比较，由政府组织编纂的《新修本草》显然是年代更早的具有药典雏形的药学典籍。在用“对比”回答了怀疑论者与反对者之后，显然最终的结论是应当成为各方学者共识的：《新修本草》称得上是世界上最早的一部国家药典。

承认《新修本草》为药典发源，也基于学界普遍承认，我国的药典是从本草学、药物学以及处方集的编著演化而来的。至于中国何时出现带有“药典”二字的文献，也值得回溯。

“药典”这个中文名词作为法典第一次正式出现是在1930年，即民国十九年《中华药典》颁布时。这是中国第一部以“药典”为名的中文药品标准，是民国时期唯一一部国家性药典，正式出版时署为“中华民国十九年第一版”。《中华药典》共载药物718种。

我国的药典，与英文“pharmacopoeia”、日文的“药局方”是相同概念。当时的《中华药典》为何要选用“药典”这个名词，还是有过一番考量的。据孟目的、陈璞在1930年的《中华医学杂志》（第16卷第23期）上联合撰写的专稿《中华药典编纂经过》介绍，当时最初是拟用日文翻译来的“中华药局方”命名的，后来调整为“中华药典”的名字，主要是考虑“增加其重要性”。“典者，法典之意”，“海关检查进口药品及各药房调制方剂，均当奉为准绳，已进而成为一种法律矣”。

第四节　食药合鸣：《食疗本草》

民以食为天。述及本草的发生，自然有“药食同源”的观点。食养、食疗与食治，中华本草史上，就有食疗养生界“开山鼻祖”的第一本著作《食疗本草》。其作者孟诜，为著名学者、医学家、饮食家。《食疗本草》一书是世界上现存最早的食疗专著。该书集唐代及以前食疗之大成，启迪后世中医食疗学乃至现代营养学，为我国和世界医药学的发展做出了重大贡献。为此，孟诜当之无愧地被誉为世界食疗学的鼻祖。

一、孟诜其人

孟诜（621—713），唐代汝州梁（治今河南汝州市西南）人。孟诜是著名思想家孟轲（孟子）的第31世孙，是与孙思邈齐名的唐代四大名医，另两位分别是王冰（孟诜的徒弟）和王焘。据《旧唐书·方伎·孙思邈传》载，上元元年（674），孙思邈“辞疾请归，特赐良马，及鄱阳公主邑司以居焉。当时知名之士宋令文、孟诜、卢照邻等，执师资之礼以事焉”。孟诜是孙思邈的弟子，曾跟随药王学习阴阳、推步、医药等。

孟诜进士及第，授尚药奉御。垂拱初年（685）在朝廷中任凤阁舍人。睿宗李旦在藩时，召为侍读。曾为同州刺史，故世称“孟同州”。

青年时，孟诜爱好医药与养生之术并进而精通。在家居住期间，常去伊阳山采集草药，按方炮制，不时施药，济世救人。到了老年时，他仍力如壮年。有人问他是怎样保养身体的，他说，要想保身养性，常须善言莫离口，良药莫离手。人们听了十分信服。

孟诜多识，穷究物理。据说有一天他在凤阁侍郎刘祎之的家里，看见了朝廷赏赐的金子。辨识之后，忍不住对刘祎之说：“这是用药水涂抹过的假金，一烧便知。”刘祎之放火中一烧，果然应验。此所谓孟诜“识破药金”。此事为武则天皇后所知，便将他贬为台州司马，后来才升为春官侍郎（礼部副职）。

长安三年（703），孟诜拜同州刺史，加银青光禄大夫。神龙初（705），告老还乡，归伊阳之山，炼制方药养生服食等。公元710年，李旦当了皇帝，是为睿宗，十分想念孟诜，便下诏召他入朝做官，孟诜以年老为由婉言谢绝。次年睿宗不忘旧好，赐给他绸缎百匹，又命河南府（治所在洛阳）于春秋二季送去肥羊、美酒与糜粥。孟诜享年93岁而逝。

二、《食疗本草》其书

《食疗本草》共三卷。一般署为唐代孟诜撰，张鼎增补改编。约成书于唐开元年间（713—741），或认为其书当成于公元689年之后。原书早佚，大量条文通过《医心方》《证类本草》等文献引用而留存。20世纪初敦煌出土此书的残卷为五代时写本，其朱书药名，墨书正文，虽仅存完整条目二十余条，却能得窥原书面貌，弥足珍贵。晚近有辑佚本。

《新唐书·艺文志三》载："孟诜《食疗本草》三卷，又《补养方》三卷，《必效方》十卷。"另据《嘉祐本草》引书解题，提到《食疗本草》云："唐同州刺史孟诜撰，张鼎又补其不足者八十九种，并旧为二百二十七条，皆说食药治病之效。凡三卷。"孟诜所著《食疗本草》，因以"本草"为名大显于世。

据记载原书有条目138条，张鼎补充了89条，又加以按语（冠以"案

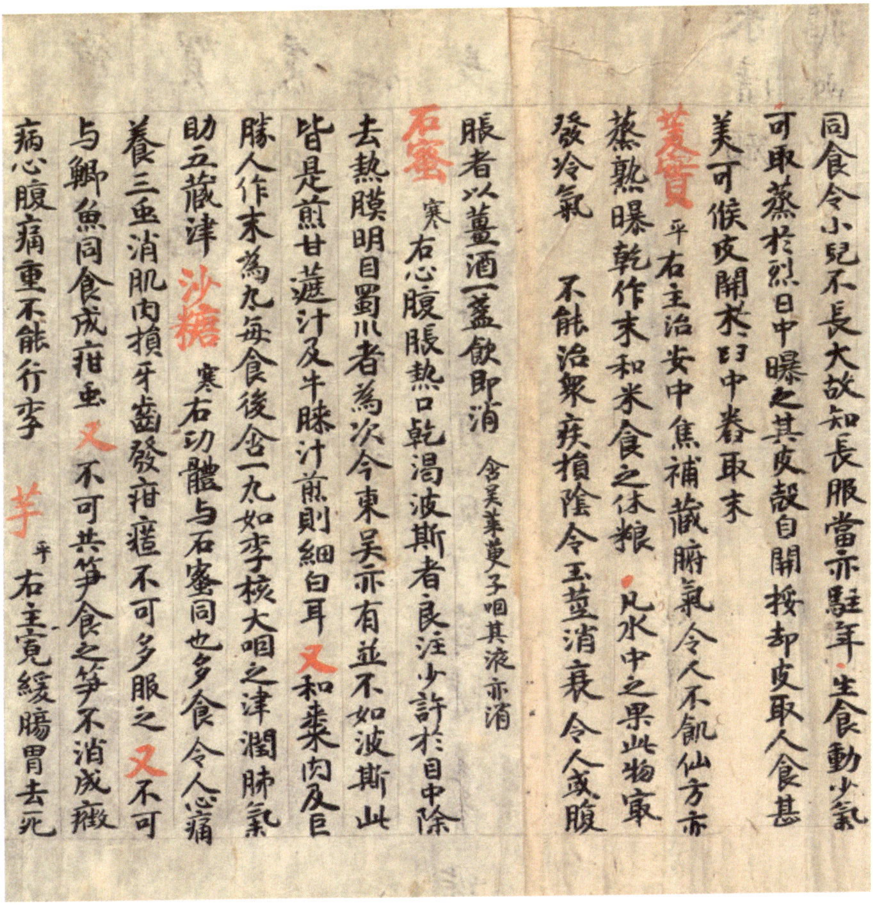

《食疗本草》敦煌残卷纸本局部（英国大英图书馆藏）

经”，或作“谨按”），编为本书。据敦煌残卷中残存的26味多为瓜果类，推测原书系按物类分卷的。全书共涉及260种食疗品，其内容在诸品名下，仅注明药性的温、平、寒、冷，未载其味，然后述功效、禁忌、单方、食法等，间或有药物形态、修治、产地等论述。书中还较多地记述了动物脏器疗法和藻菌类的食疗作用，也涉及饮食禁忌和疾病忌食方面的内容。

书中不少为唐代初期本草书中未记载的食物药，如鳜鱼、鲈鱼、蕹菜（空心菜）、菠薐（菠菜）、白苣（莴苣）、胡荽、绿豆、荞麦等，还收录了波斯石蜜、高昌榆白皮等部分中亚地区的食疗物品。所录食疗经验多切实际，食物来源广泛，充分顾及食品毒性、宜忌及地区性，为唐代较系统全面的一部食疗专著。其内容多为后世本草所引述，在中医饮食疗法与养生保健发展史上占有重要的地位。

《食疗本草》的内容，既有承药王孙思邈《千金食治》之义，又有参唐代《新修本草》之文。所谓“食疗”，其实与“食治”同义，当出于避唐高宗李治之讳。关于每个条目的具体内容，以“茗（茶）”条为例，《食疗本草》云：

> 茗叶，利大肠，去热解痰。煮取汁，用煮粥良。又，茶主下气，除好睡，消宿食，当日成者良。蒸、捣经宿，用陈故者，即动风发气。市人有用槐、柳初生嫩芽叶杂之。

其内容，应当是延续了《千金食治》而又有所发展。其中“主下气，除好睡，消宿食”，乃是根据《新修本草》增补；而“用陈故者，即动风发气”，应该是针对《千金食治》说茗叶“微动气”的补充说明。

一方水土养一方人。孟诜是深谙此种观点的人，他非常重视强调地域与食宜的关系。可证的就是《食疗本草》在很多条目下都提到南北方饮食的差异。一如“海藻”条说：“南方人多食之，传于北人，北人食之倍生诸病，更不宜矣。”再如“昆布”条说：“海岛之人爱食，为无好菜，只食此物。服久，病亦不生。遂传说其功于北人。北人食之，病皆生。”究其原因，认为“是水土不宜尔”。又如“羊（杨）梅”条说：“若南人北，杏亦不食；北人南，梅亦不啖。”对此有解释说：“皆是地气郁蒸，令烦愦，好食斯物也。”

这些内容，颇似得自经验之谈。文以载道，这应当是孟诜在有意向世人传达地域与食宜的一些理念。

三、价值评价

药食同源源于“吃”。《汤液经》的作者伊尹有着确切的文献记载，他厨师的身份更是肯定的。传说他根据做饭时不同食材和调味料配比的经验，悟出了中药汤剂的配伍，此结论虽然小存争议，却极其符合中药汤剂配伍的发生学观点。

毫无疑问，《食疗本草》是中国历史上第一部系统论述“药食同源”的书。其书名中的“食疗”二字，就对其进行了彰显和昭示。《食疗本草》是中医食疗集大成者，开创了药食同源食疗学，理论上引领了现代营养学，至今仍有极高研究价值。

《食疗本草》开创中医食疗专门的学问，引导后世中医食疗的发展方向，实乃中医食疗学的精髓所在，对著有《本草拾遗》的陈藏器、著有《本草纲目》的李时珍等后世医家产生重大影响。书中的经验方也使其成为很有临床价值的一本经验方集。

总结《食疗本草》的医学历史价值，当有数条。其一，重视食药禁忌。详细记录了食药的禁忌，如胡瓜性寒，不可多食。杨梅多食损人齿及筋。其条目内容与实际十分符合。还注意到妊产妇及小儿的饮食问题。其二，明确了动物脏器的食疗功效，提出因人因时因地、与四时季节变化相应的思想。其三，记述食物的采集时间、加工贮存和食用方法，对于食药采收时节的记录更加详细，如甘菊，“茎五月五日采，花九月九日采”，“苋，九月霜后采之”。对食药的炮制加工、食用方法做了精细记述。其四，收录有丰富藻菌类的食疗应用，包括灵芝、松茸、紫菜、船底苔、干苔、海藻、木耳等品种。其五，食疗验方有传。除了记录有食药的性味、主治、食物宜忌外，还附有很多简便实用的食疗验方等，实用性很强，在民间得以广泛流传。

孟诜之学，继承了唐代著名医药学家孙思邈的学术成就，并有所补充和发挥。《食疗本草》与孙思邈的《千金食治》比较，有许多新颖而独到的见解。

第五节　本草集成：《证类本草》

有宋一代，儒学复兴，文化繁荣。观其典籍，可见宋朝崇尚编纂大部头的书籍，诸如北宋四大类书。对此近代思想家章太炎说："宋人专门之学鲜，而类纂杂录之书繁。"

宽厚统治，北宋仁政。皇皇大宋，名医辈出。从皇帝、官吏到医家、士人兼及道士、僧人，都积极支持医书编纂与传播，医药书籍的编写出版极为繁荣与活跃。在中医基础理论、临床诊断方法、疾病证候分类、临证处方用药、综合本草等方面纷纷取得重大进展，约有上千部医药著作问世。聚焦本草典籍，由唐慎微编纂的《经史证类备急本草》（简称《证类本草》）堪称"文献渊薮"。该书也是"类纂杂录"而成，虽然不是类书，却在一定程度上兼具类书的性质，是既往本草典籍的集大成者。

一、唐慎微其人

唐慎微，字审元，蜀州晋原（今四川崇州）人，其生卒年无考，约出生于宋嘉祐年间（1056—1063），生活在 11 世纪至 12 世纪间。他出身于世医家庭，耳濡目染，学医有成，终成北宋著名的医药学家。唐慎微的容貌性格，他的同乡宇文虚中有着如此描述：

> 貌寝陋，举措语言朴讷，而中极明敏。其治病百不失一，语证候不过数言，再问之，辄怒不应。其于人不以贵贱，有所召必往，寒暑雨雪不避也。其为士人疗病，不取一钱，但以名方秘录为请。以此士人尤喜之，每于经史诸书中得一药名、一方论，必录以告，遂集为此书。尚书左丞蒲公传正，欲以执政恩例奏与一官，拒而不受。

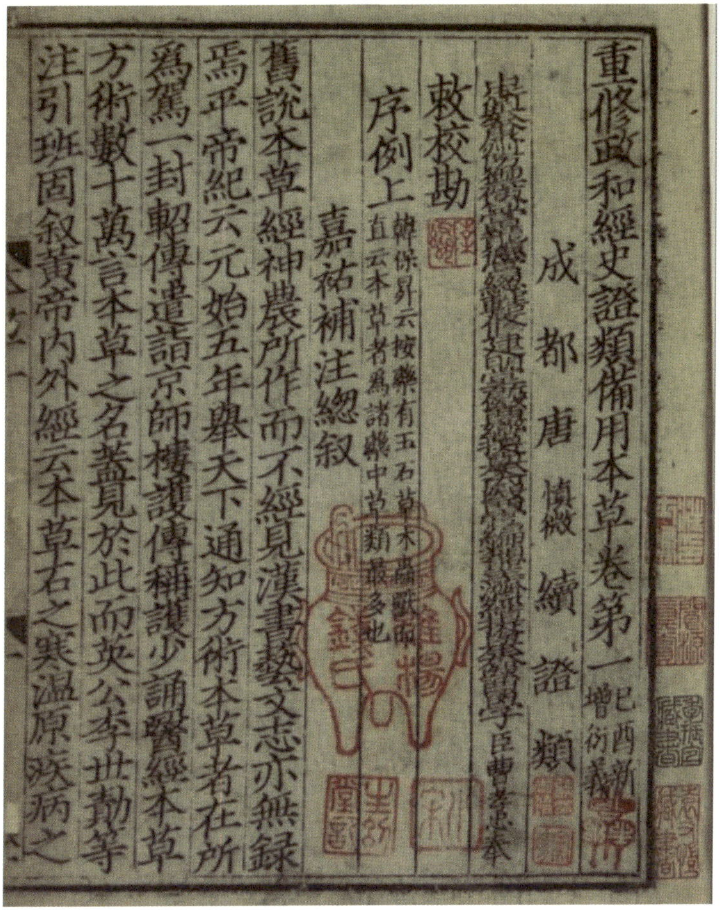
重修政和經史證類備用本草卷第一 己酉新增衍義

[illegible]

成都唐慎微續證類

敕校勘

序例上 韓保昇云按藥有玉石草木蟲獸而直云本草者為諸藥中草類最多也

嘉祐補注總叙

舊說本草經神農所作而不經見漢書藝文志亦無錄焉平帝紀云元始五年舉天下通知方術本草者在所為駕一封軺傳遣詣京師樓護傳稱護少誦醫經本草方術數十萬言本草之名蓋見於此而英公李世勣等注引班固叙黃帝內外經云本草石之寒溫原疾病之

金晦明轩刻本《重修政和经史证类备用本草》书影

唐慎微医术造诣颇深，疗效达到“百不失一”的极高水平。他对病人一视同仁，不分贵贱，有召必往，风雨无阻。而对病家问及疾病相关的事，却往往疏于回答，其口讷如是。据宇文虚中回忆，元祐年间在自己还是儿童时，家里有位长辈宇文邦彦患了非常严重的“风毒病”，请唐慎微治疗后很快就好了。但是，唐慎微指出，这病以后还会复发，仓促发作可能一时难请医生，于是交待了密封好的预留药方，嘱咐病人家属在某年某月旧病复发时，将预留药方启封如法治疗。果然，到了唐慎微预想的时间，其病突然复发，家里人赶忙取出唐慎微预先留下的方药并依法救治，经过半个月的时间就痊愈了。唐慎微对疾病的诊断、预判、用药，神奇如兹。

心心意意付诸编书。他为读书人治病从不收钱，只求以名方秘录为酬，因此学者喜与交游。他每于经史诸书中得一方一药，必录而相咨，从而积累了丰富的药学资料。增广见识，积累知识，一切都是为编撰本草做准备。他将宋初《嘉祐补注神农本草》（简称《嘉祐本草》）与《本草图经》（又名《图经本草》）两书合并，广辑经史百家文献所载方药和民间医药经验，于北宋元丰六年（1083）编成了《证类本草》初稿，后来应当有所增补，而在元祐八年（1093）之前完成终稿。元祐年间（1086—1093），唐慎微应蜀帅李端伯邀请到了成都，从此定居于华阳（当时成都府东南郊），以医为业。

唐慎微虽然“深于经方，一时知名”，但并不因此恃才傲物，作风非常朴实，为人治病诊断处方始终谨慎如初。他终生热爱医学事业，不为官禄所动。当他完成《证类本草》的编著后，尚书左丞蒲传正准备给他请官，唐慎微坚决谢绝了，仍然埋头于医业。后来还把自己的两个儿子和一个女婿都培养成为名医。

二、《证类本草》其书

《证类本草》是北宋以前我国本草学集大成之作，它经历过多次修刊，并数次作为国家法定本草颁布，沿用近500年之久。

今存《证类本草》有两个主要的版本系统：一是源于大观二年（1108）初刊的《大观本草》，另一是源于政和六年（1116）奉诏校正的《政和本草》。两个系统的版本共有40余种，主要内容相同，但文字、药序、药图仍有不少差异。元代张存惠晦明轩《重修政和经史证类备用本草》（1249）刊行较晚，包含有宋代寇宗奭《本草衍义》的全部内容，是后世易见且较好的版本，当代业经影印出版。

《证类本草》初稿虽已完成，但限于条件唐慎微个人无力刊刻，仅存抄本。其后经过增补的终稿，也是抄本，且流传不广。后来，终于被集贤院学士孙升（1038—1099）发现，他青睐此书，加以刻刊，这成为其初刊。但《证类本草》初刊本不显，即其初刊者孙升之名亦不显。刊刻了《大观本草》

的艾晟在“大观本草序”中述及此事，仅仅简述为：“集贤孙公，得其本而善之，邦计之暇，命官校正，募工镂版，以广其传，盖仁者之用心也。”

初刊之后，仁和县尉艾晟对其进行了校正、增补，将四川医家陈承的《重广补注神农本草并图经》中的“本草别说”和林希序加入，于大观二年（1108）刊行了《经史证类大观本草》，简称《大观本草》。未及十年，《大观本草》就迅速得到重修并刊行，政和六年（1116）宋徽宗命医官曹孝忠重加修订，这就是《政和新修经史证类备用本草》，简称《政和本草》。此本由政府参与，流传远较《大观本草》更广，后世的复刻本更多。绍兴二十九年（1159），医官王继先奉敕再次修订，撰成《绍兴校定经史证类备急本草》，简称《绍兴本草》。

唐慎微著述的《证类本草》，共三十二卷（含目录一卷）。卷一、卷二为“序例”，收载前代重要本草的序文和总论部分，卷三至卷二十九为各论，将药物分为玉石、草、木等十部，每部又分上、中、下三品。卷三十为“有名未用”类，即古本所载但后世不详其用途者。增补的药物主要来源于唐及五代几部本草书，为北宋开宝、嘉祐年间两次官修本草未入选者，可据此了解药物发展的概况。全书内容广泛，尤其是炮炙和附方两部分内容大大充实。各药记述内容包括正名、别名、性味、毒性、药效、主治、产地、形态、采制、炮炙法以及单方、药论、史料、医案等。

《证类本草》行文层次分明、先后有序，对资料出处均详加标注，由此书可以清晰看出宋以前主要本草书的发展脉络。全书载古今单方验方3000余首，方论1000余首，为后世保存了丰富的民间方药经验。总结全书，主要特点大致如下。

其一，本草学集大成。对北宋以前的本草学进行了全面总结，以《嘉祐本草》和《本草图经》为基础，参阅了《新修本草》《本草拾遗》等240多种专著，总结北宋以前历代药物学成就。全书共载药1558种（重修政和本为1748种），新增加药物500种左右，配有众多药物插图。

其二，搜集保存大量珍贵的古代医药学文献资料。除医药著作外，还辑录了“经史外传”“佛书道藏”等书中有关医药方面的资料。诸如《毛诗注疏》《春秋左传注疏》《尔雅注疏》《史记》《说文解字》等，凡其中的医药资料无不加以引用，引用历代本草多是原文照录。

其三，大量增补新药，且重视道地药材。除了全部照录《嘉祐本草》和《本草图经》所收药物外，还将其他本草已经收载而为官方本草所遗漏者500余种补入，唐慎微本人还增补了一些新药，如灵砂、降真香、人发、缘桑螺、蝉花、醍醐菜等。重视药材道地，所记道地计有144州，较唐代孙思邈《千金翼方》所记"其出药地凡一百三十三州"有所发展。唐慎微为四川人，故对四川道地药材记载尤为翔实，如戎州（治今宜宾市）产巴豆、益州（治今成都市）产升麻等。

其四，内容充实，注释详尽。对药物的形态、产地、采集、真伪鉴别、加工炮制方法及主治功效等，均有系统的论述。所载内容构成了全面系统的本草知识。

其五，开创了本草学典籍罗列附方的先例。许多已散失的医方赖其得以留存。宋以前的本草，一般只记载药物功能主治，不附处方，医生在学习和使用时还需重检方药，极为不便。《证类本草》采录了经典医著和历代名医方论，搜集单方、验方共3000余条，分别载入有关药物项下。

三、本草知识层积的传承特色

在《证类本草》以前，北宋政府已先后编修了《开宝本草》（《开宝新详定本草》和《开宝重订本草》）、《嘉祐本草》及《本草图经》。其中《嘉祐本草》在《开宝本草》基础上增补了50余种文献中的药物资料，取材精审；《本草图经》则反映了嘉祐年间全国药物大普查的丰硕成果。但此二书独立成书，不便检阅，于是唐慎微将其融合，又从240余种医药及经史百家书中补充摘引了大量药物资料，使《证类本草》囊括了北宋以前主要本草的精华。

《证类本草》在编撰体例上，凡《本草图经》药图均列于药物之前；正文部分采用大小字、黑白字，引文原著书名缩写，注以"唐附""今附""新补"等字样，准确标示了各部内容的出处。

分析《证类本草》在编写上的“层积”传统，可以揭示此前本草递进的清晰次序。除了以“珍珠层积”加以形容，或有比拟为俄罗斯套娃或洋葱式包裹。

《证类本草》以《嘉祐本草》为框架，将《本草图经》的内容，按条目逐一缀合到每一药物下，与该药物相关的经史文献、医方本草，也附录于该条目下。因此，最外的一层套娃或最外面的洋葱皮，就是两部独立的文献——《嘉祐本草》和《本草图经》。《本草图经》不可再分割了，而《嘉祐本草》可以继续提取套娃或再剥离一层洋葱皮。

《嘉祐本草》是以《开宝重订本草》为蓝本进行补充的，从《嘉祐本草》中又可以剥离出《开宝重订本草》的内容，这是第二层的套娃或洋葱皮。

《开宝重订本草》是唐代《新修本草》的修订本。前者对《新修本草》的条目虽有所调整，但没有大的改动，所谓“唐附”的内容，显然属于《新修本草》，而“今注”“今按”者，是编辑者的意见或引用之书，所谓“详其解释，审其形性，证谬误而辨之者，署为今注；考文记而述之者，又为今按”。掀开了《开宝重订本草》，又令人看到了《新修本草》的面目，这是又一层。

《新修本草》是《本草经集注》的增订本，揭开《新修本草》就露出了陶弘景的《本草经集注》。而揭开《本草经集注》，那最后的核心套娃、洋葱核心也就出现了。真正的核心就是本草典籍的源头——《神农本草经》。

由核心而外围，它们的层积累进关系如下：《神农本草经》→《本草经集注》→《新修本草》→《开宝重订本草》→《嘉祐本草》。《嘉祐本草》+《本草图经》→《证类本草》。

这种“层积”的本草编撰传统，令本草古籍得到很好的保存，所谓“书有名亡实不亡论”（《通志》），具体的就是：“《名医别录》虽亡，陶隐居已收入本草；李氏本草虽亡，唐慎微已收入证类。”

《证类本草》的层积引用，为后世保存了大量的医药文献。《神农本草经》《本草经集注》《新修本草》《雷公炮炙论》《开宝本草》《海药本草》等已散失的珍贵本草文献的主要内容，都依靠《证类本草》得以保存下来，利于后世辑复。

总之，《证类本草》规模巨大、内容详博、药物众多、方药并举，集宋代以前中药学成就之大成，是一部研究中药学的重要历史文献。《证类本草》刊行后，受到后世医药学家的重视，后世的不少本草书都以此书为基础。就连李时珍撰写《本草纲目》也以此书为基础和蓝本，李时珍对唐慎微有着很高的评价："使诸家本草及各药单方，垂之千古不致沦没者，皆其功也。"

此书在12世纪传入日本，14世纪传入朝鲜。著名科技史家、英国李约瑟博士在《中国科学技术史》中称赞该书的某些版本"要比15世纪和16世纪早期欧洲的植物学著作高明得多"。

第六节　草木有情：《救荒本草》

说凤阳，道凤阳，凤阳本是个好地方。
自从来了朱皇帝，十年倒有九年荒。

这首凤阳民歌，又称凤阳花鼓，唱的是古代饥荒年代百姓之苦！唱词中的朱皇帝，是指明代开国皇帝朱元璋。

荒年难度。贫苦民众悲惨的境遇，连皇子亲王也心生恻隐。明朝贵为皇子的朱橚（1361—1425），曾为救荒而专门撰著了一部《救荒本草》，从而在中华本草史上留下不可磨灭的印记。朱橚的一生也与凤阳有着密切联系，而他的这一份"草木之情"，令中华本草充满了人间大爱。

一、民间疾苦识草木

朱橚是明太祖朱元璋第五子。洪武三年（1370），朱元璋北伐节节胜利之时，朱橚被封为吴王。后来朱元璋考虑到吴地是朝廷财赋重地，不宜封王，于是在洪武十一年将朱橚改封周王，其封地在原宋朝的故都开封。此时诸王年龄尚幼，并没有前往封地，而在宫中接受教育。后来安排朱橚随诸王兄弟前往凤阳练兵数年，随着年龄渐长，洪武十四年朱橚就藩开封。

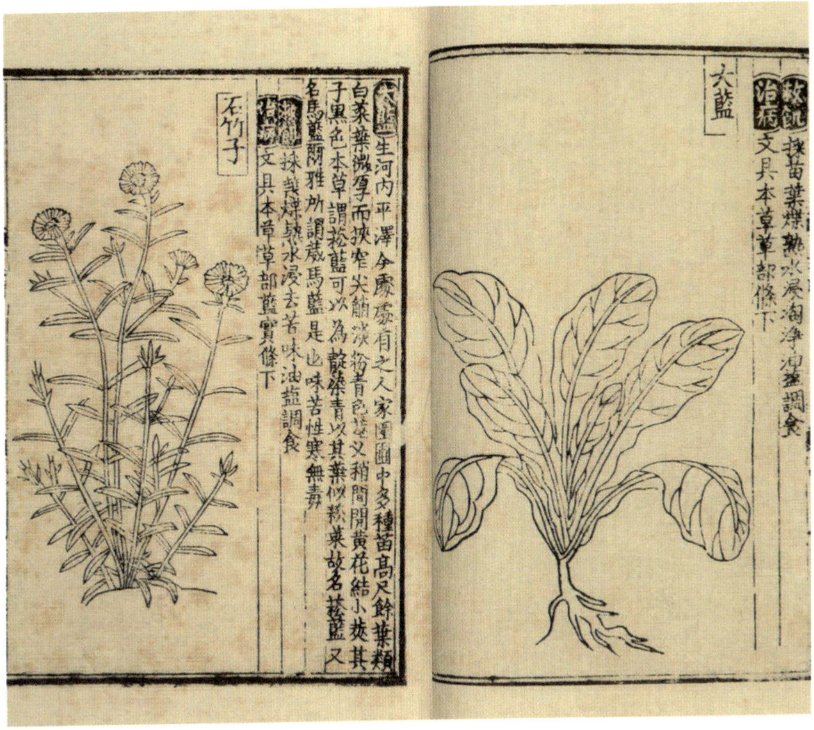

《救荒本草》刻本书影

初到藩地，朱橚按父皇的要求履行藩王职责，定期和其他诸王进京朝见，每次都能收获大量赏赐。洪武二十二年（1389），朱橚擅离封地，到了他年少时练兵的凤阳，此举有违明朝纲纪。朱元璋得知后震怒，将其贬谪到云南，以示惩戒。虽然朱橚赴云南履职的一切安排妥当，朱元璋却忽然改变主意，把他留在了京师。两年后，朱元璋认为朱橚已悔过，令他回到开封。

朱元璋病逝后，因太子朱标早亡，皇太孙朱允炆继承皇位，是为建文帝。朱允炆年幼，畏惧藩王势力，大肆削藩。因燕王朱棣在藩王中势力最大，谋士认为应先剪除燕王羽翼，而周王朱橚与燕王乃是同母所生，自然首当其冲。当此时，朱橚不仅被押到京师，还被革去王位，贬为庶民，迁至云南。

朱橚正是在废徙云南期间，有机会接触到边远地区的民众，了解到他们缺医少药、缺吃少穿的疾苦。在此期间他曾留心医学，这为他之后组织编写一系列医学著作打下了基础。

二、《救荒本草》的编纂

建文四年（1402），皇帝朱允炆派人把朱橚从云南召回京师并囚禁。同年，朱棣夺取皇位，他释放了胞弟。朱橚得以复爵，回到了藩地开封。在自己的封地，他从医药救助百姓的目的出发，利用特有的政治和经济地位，组织了一大批学者进行医药研究和医书的编写，搜集了大量的图文资料，甚至还为了验证草药的药性进行实地考察。

朱橚先是组织编写了《普济方》。在《普济方》成书的同年，开始主持编纂《救荒本草》。《救荒本草》虽以本草为名，但编纂的用途却不是临床遣方用药，而是用于饥荒之时救灾应急。之所以编纂这部书，既与他被贬谪有关，也与他受到的教育有关。朱橚被贬，迁居云南，备受困辱，对民生艰难感同身受，这是激发他编纂《救荒本草》的主因。另外，明太祖朱元璋唯恐皇子们不知民众劳苦饥寒，经常让诸皇子从事劳动并感受饥寒，还教育皇子饮食用度要节俭，平日行事要务实，注意体察民情，这无疑促进了朱橚救荒济民思想的产生。

《救荒本草》于永乐四年(1406)得以编写完成。洪熙元年(1425)朱橚卒，谥“定”，故又称周定王。故《明史·艺文志》对《救荒本草》一书题为“周定王撰”。李濂（1525年）在书的序言中称：

> 永乐间周藩集录而刻之。……（朱橚）购田夫野老得甲坼勾萌者四百余种，植于一圃，躬自阅视，俟其滋长成熟，乃召画工绘之为图，仍疏其花实根干皮叶之可食者，汇次为书一帙，名曰《救荒本草》。……或遇荒岁，按图而求之，随地皆有，无艰得者，苟如法采食，可以活命，是书也有助于民生大矣！

三、内容、分类与特色

朱橚撰《救荒本草》的态度是严肃认真的。他不惜亲自到开封、嵩山、华山、太白山等地实地考察。为观察植物生长规律，他还建立了植物园，将所采集的400余种野生植物种植在园中，仔细观察，了解这些植物的生长、发育、繁殖情况，查验植物的习性、味道、用法等，获得了第一手可靠资料。

1. 分部析种，按部编目

《救荒本草》是我国明代早期一部专讲地方性植物并结合食用方面以救荒为主的植物志。全书分上、下两卷（后有析为四、八、十四卷者），记载植物414种，各附精美的墨线图，并解说产地、形态、性味、良毒及食用方法。其中出自历代本草已记载的有138种，并注“治病”二字，新增加的276种。分为五部：草部245种，木部80种，米谷20种，果部23种，菜部46种。

2. 有毒植物减毒处理

饥饿难耐之下的入口之物，有时也有并不适口的有毒草木。经过“加工”，可以提高安全性，救人一命，度过饥荒。比如在这部书的“救饥”项下，专门记载对有毒的罂粟科白屈菜加入“净土”共煮的方法，目的是除去它的毒性：

（白屈菜）采叶，和净土煮熟捞出，连土浸一宿，换水淘洗净，油盐调食。

这种处理方法的解毒过程，其实主要是利用净土的吸附作用，分离出白屈菜中的有毒物质，是植物化学中吸附分离法的应用。此方法和现代植物化学的分离手段相比显得很简单，但在当时却是难能可贵的，它和俄国植物生理学家茨维特1906年发明的色层分离法在理论上是一致的。

3. 植物可食，分别归类

《救荒本草》按照可食部位进行分类，在各部之下进一步分为叶可食、根可食、实可食、茎可食、根笋可食、花可食等。对于草本的野生谷物，其归入种实可食部的稗子、雀麦、薏苡仁、莠草子、野黍、燕麦等都是禾本科植物；米谷部的野豌豆、山扁豆、胡豆、蚕豆、山绿豆都是豆科植物。同类排在一起，既方便识别，也反映了它们之间有相近的亲缘关系。

《救荒本草》描述植物形态，展示了我国当时经济植物分类的概况。书中对植物资源的利用、加工炮制等方面也做了全面的总结，对我国植物学、农学、医药学等学科的发展都有一定影响。

4. 地域广采，详加展示

《救荒本草》新增的植物，除开封本地的食用植物外，还有接近河南北部、山西南部的太行山地区的辉县以及接近嵩山地区的新郑、密县（今新密）等地的植物。为了便于辨别识认，作者对采集的许多植物不但绘了图，而且着意描述形态、生长环境及加工处理烹调方法等。历史上的本草书多记载植物的医疗功效，而《救荒本草》主要探究本草的食用价值，针对每种植物除品名、状貌、毒性、禁忌外，还言及烹饪方法，这涉及野生食用植物的研究，使得该书成为我国药食两用的一部著作。

四、刊本、流传与评价

《救荒本草》深有价值，然而此书问世之初，却鲜为医药学家重视，而是受到植物学家的青睐，《四库全书》将其归属于子部农家类。

《救荒本草》明永乐四年（1406）初刻本已经亡佚。后有嘉靖四年（1525）毕昭和蔡天佑刊本，此为现今所见最早的刻本。稍后有嘉靖三十四年陆柬刊本，该版的序中误以为书是周宪王（朱橚长子）编撰，后来李时珍的《本草纲目》和徐光启的《农政全书》都沿袭了这个错误。以后还有嘉靖四十一年胡乘刊本、万历十四年（1586）刊本、万历二十一年胡文焕刊本。《农政全书》把《救荒本草》全部收入。

17 世纪末，《救荒本草》流传到日本引发学界关注，多次被刊刻，有享保元年（1716）皇都柳枝轩刊本，还有多种手抄本。尤其在日本德川时代（1603—1867）曾受到很大重视，当时有关的研究文献达 15 种。20 世纪 40 年代，日本出版的食用植物书籍仍在引用本书。

此书得到欧美植物学家、药理学家的研究，赢得了国际学界的重视和好评。英国药学家伊博恩将其译成英文。他在英译本前言中指出，布瑞施奈德于 1851 年就已开始研究这本书，并对其中 176 种植物定了学名。伊博恩本人除对植物定出学名外，还做了成分分析测定。通过比较，他指出《救荒本草》的原版木刻图比《本草纲目》的更好。美国植物学家李德在其《植物学简史》中赞颂该书绘图精细，超过了当时欧洲的水平。美国科学史家萨顿在《科学史导论》中，对朱橚的工作给予很高的评价，认为朱橚是一位有成就的学者，《救荒本草》可能是中世纪最杰出的本草书。

著名的科技史专家、英籍学者李约瑟博士认为，朱橚等人的工作是中国人在人道主义方面的一个很大贡献。朱橚既是一位伟大的开拓者，也是一位伟大的人道主义者。

第七节　博物巨典：《本草纲目》

有纲有目，纲举目张。此与《本草纲目》之命名有关。

《本草纲目》为中华本草学的巅峰之作，是明代李时珍毕一生精力所撰。全书共计 52 卷，含药图两卷。

一、如何区分“纲”和“目”

“物以类从，目随纲举。”所谓“纲目”，纲者，概要总则；目者，具体细则。

毫无疑问，在传统药物分类上做出贡献最大的人必属李时珍。《本草纲目》在废除三品分类法、改变部类的基础上，建立了十六部六十类分类法，使得全书结构井然，面貌焕然一新。

李时珍对“纲”与“目”的划分有两个层次：一是部类的纲目——以部为纲，以类为目；二是各药的纲目——标名为纲，列事为目。其总的原则（“总例”）所遵循的是“不分三品，惟逐各部；物以类从，目随纲举”。

1. 从部到类，是“以部为纲，以类为目”

各部按“从微至巨”“从贱至贵”，既便于检索，又体现出生物进化的思想。部下各类，将相近的同科属生物排列在一起。

李时珍将 1892 种药物，归入十六部下的六十类中。他所分类的十六部，具体内容包括：水、火、土、金石、草、谷、菜、果、木、服器、虫、鳞、介、禽、兽、人。

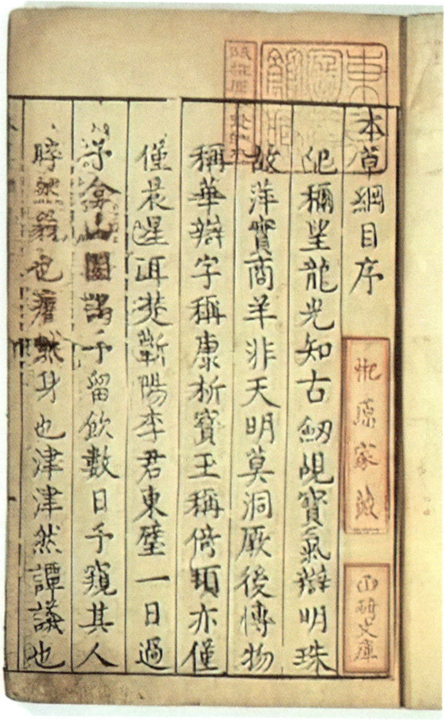
本草綱目序

紀稱望龍光知古劍覘寶氣辯明珠
故萍實商羊非天明莫洞厥後博物
稱華辯字稱康析寶玉稱倚頓亦僅
僅晨星耳楚蘄陽李君東璧一日過
予弇山園謁予留飲數日予窺其人
睟然貌也癯然身也津津然譚議也

《本草纲目》金陵本书影

分析总结以上大部的分类法，它暗中贯彻了三大部类的分类原则，先分无机物和有机物，有机物中又分植物与动物，遵循“从贱至贵”的原则，基本符合进化论的观点。其分类方法具有哲学思想作指导，在无机物中，先列水、火，因其对维持生命极为重要，符合金元以来中医学界的基本观点，然后是万物生长离不开的土，金石出于土中，故列入其后。植物从草本到木本，先低级后高级，再从植物到动物，动物亦然，人居最后，体现“人为万物之灵长”。

六十类的名称与其所属各部，举例如下：水部分天水和地水，由天及地。草部分山草、芳草、隰草、毒草、蔓草、水草、石草等共十类。果部有五果、山果、夷果等六类。

2. 各药内容，是“标名为纲，列事为目”

何为事？李时珍在每一味药名之下，列出了八个项目，即所谓“事”。

其中：“释名”，列举别名，解释命名意义；“集解”，介绍药物出产、形态、采收等；“辨疑”（或“正误”），类集诸家之说，辨析纠正药物记述之疑误；“修治”，述炮制方法；“气味”与“主治”，阐述药性理论，指示用药要点；“发明”，主要是李时珍对该药物的分析与独到见解；“附方”则以病为题，附列相关方剂。

整部典籍的内容，广泛涵盖了植物、动物、矿物、化学、天文、气象等许多领域，吸取历代本草著作的精华，考证过去本草学中的若干错误，提出了当时最为科学而且实用的药物分类方法，融入先进的生物进化思想，反映了丰富的临床实践经验，并有很多重要的发现和突破，其规模和高度超过了以往的任何一部本草著作。

二、构成广博的知识体系

全书约 190 万字的内容，收纳诸家本草药物 1518 种，在前人的基础上增收了药物 374 种，合 1892 种药物，其中植物药有 1195 种。辑录了古代医药学家和民间单验方共 11096 则；书前附药物形态墨线图 1100 余幅。概括《本草纲目》的内容，大致包含了三大方面的知识体系。

其一，本草主体，医药兼容。作为本草著作，它是汇聚丰富的药物学宝库，知识宏丰。“药为医之用，医为药之本。”医药必互通互依。李时珍既是药学家又是医学家，论药处处结合论医，故此书又是一部医学著作。它成为此后历代研究中医学、中药学的必读书。

其二，资源所系，广涉各业。临床所用中药，包括植物药、动物药、矿物药三大类。本书论述动物药、植物药的生态、生长环境、培植繁育方法等，论述矿物药的特性、产地及开采手段等，涉及大量有关生物学、矿冶学知识，以及农、林、牧、渔等生产技术知识。

其三，博识广览，通达药性。李时珍对各种药物都做了详细的历史考察和理论分析，《本草纲目》又成为研究中国医学史、药学史和古代历史、地理、考古、农学等其他方面重要的参考书。

本草通识，博物巨典。《本草纲目》虽为中药典籍的专书，但体现了本草学科广泛的视角，博学通识，涉及范围极其广泛，对植物学、动物学、矿物学、物理学、化学、农学等亦有很多记载。如在矿物学方面对石油的产地、性状做出了详细记述；在化学方面，阐述了检验石胆真伪的方法；在物理学方面，以空气中的湿度变化，来推测雨量的大小；在农学方面，阐述用嫁接技术，来改良树木品种的方法等。本书通过对药名的探索与考证，阐明了某些汉字的字形、读音；也载述其他民族和其他国家或地区的药名读音与含义。如书中记载了契丹族用羊皮、羊骨占卜和写字，吐蕃人用燕脂化妆等习俗，蒙古族裹牛皮治疗外伤的方法等。

李时珍书考800余家，缉阙绳讹。《本草纲目》书中，列举了《神农本草经》《名医别录》《雷公炮炙论》《新修本草》等41种本草著作，并加简要评介，如“刘完素曰：制方之体，欲成七方十剂之用者，必本于气味也”，以此得“欲为医者，上知天文，下知地理，中知人事”，三者俱明，然后可以讨论人之疾病。不然，则如无目而去夜游，无足而去登攀，动则扑倒殒命，这样就想把疾病治愈，从来没有过。又引用医书277种，经史百家书籍440种，通过引述前人专论，详其主治，编次有序供临证参考。

三、海外传播世界扬名

1596年《本草纲目》金陵版刊行后，引起较大反响，但因“初刻本未工，行之不广”。1603年江西本面世，其刻工与插图都“较前倍觉爽目”，不仅国内追捧，并且很快传到了近邻国家，后来又远传欧洲等地。这一巨著不仅将我国的医药学提高到了一个新水平新高度，而且成为世界医药学和科技史的宝贵典籍。

江西本《本草纲目》刊行后不久，日本江户时代学者林罗山于1607年从长崎得到一套《本草纲目》，献给德川家庭，被奉为“神君御前本”。1637年京都出版的《本草纲目》为日本最早的刻本，在中文旁用日文片假名填注、标音、训点，也可视为《本草纲目》最早的日文版本。不久日本学界掀起“本草热”。《本草纲目》金陵初刻本也曾由我国传入日本，并得到著名本草学家森立之（1807—1885）校读，后来又由日本传入美国，最终为美国国会图书馆收藏。

《本草纲目》约在18世纪初传到朝鲜。李朝肃宗三十八年（1712）成书的《老稼斋燕行录》“所买书册”项下，始见有《本草纲目》。从英祖（1725—1776）、正祖（1777—1800）起，《本草纲目》成为李朝医家的重要参考书，到李朝末期其影响尤为显著。

《本草纲目》相继传入并深刻影响我国近邻后，对西方科学与文化也产生了广泛的影响。

至迟在18世纪，在华的西方传教士最先注意到《本草纲目》并介绍到欧洲。《本草纲目》第一个用西文公开出版的节译本，出现在1735年巴黎法文版《中华帝国全志》中。当时不能通晓中文的欧洲本土学者，最初通过它认识到《本草纲目》，引起各界人士的注意，令当时的欧洲兴起一股“中国热”。1736年《中华帝国全志》被译成英文，题为《中国通史》。1747—1749年其法文版又译成德文，题为《中华帝国及大鞑靼全志》。1774—1777年《中华帝国全志》又被译成俄文。俄籍学者贝勒是19世纪后半叶知名的《本草纲目》研究家。18世纪以来，《本草纲目》陆续被介绍到西方，为西方各国医药界及博物学界开阔了视野，他们从中国医药宝库中发现了许多可资借鉴的奇珍，把本草学的研究推向新的高度。

19世纪，英国著名生物学家达尔文在《物种起源》中曾引用《本草纲目》的内容为例证来说明动物的人工选择问题。1887年伦敦大英博物馆所藏汉籍书目中有《本草纲目》江西本、张云中本及英德堂本等的记载。

19世纪以来，《本草纲目》传入美国，美国学者也开始对《本草纲目》进行研究。现今美国国会图书馆藏有1596年金陵版及1603年江西本。

《本草纲目》是中华医药宝库中的一份珍贵遗产，是对16世纪以前中医药学最系统、最完整、最科学的总结，被誉为“东方药物巨典”，也是一部具有世界性影响的博物学与科学史著作。《本草纲目》问世至今，深深影响着自然科学的多个领域，在世界科技史进程中有着广泛和深远的影响，令这部巨著的学术价值迄今依然熠熠生辉，成为世界各国人民共同的科学财富。英国著名科学史家李约瑟在其《中国科学技术史》中对《本草纲目》做出这样的评价：

毫无疑问，明代最伟大的科学成就，是李时珍那部在本草书中登峰造极的著作《本草纲目》。至今这部伟大著作仍然是研究中国文化中的化学史和其他各门科学史的一个取之不尽的知识源泉。

第八节　索图求真：《植物名实图考》

1840年是中国历史的分水岭。19世纪中叶，晚清中国的大门逐渐被“撞开”，西方科学各个学科统以“赛先生”之名也已经拥在了大清帝国门槛的内外。在风云际会、社会激荡的背景之下，1848年《植物名实图考》在山西太原正式刊刻行世了。

《植物名实图考》是中国古代植物学的最后一部巨著，作者吴其濬。其书其人的命运与李时珍堪有一比：吴其濬花费全部心血著书求实，却在这部书正式刊刻行世的前一年溘然去世。

《植物名实图考》虽然没有直接用到“本草”二字来命名，然而它既然为植物学溯源求真，就当之无愧地成为以植物为主体的本草学科的一部重要著作，其广涉药用植物亦不离传统中药的内涵，从而成就了本书的本草典籍之实。

一、从长编到图考的过程

吴其濬（1789—1847），字瀹斋，号吉兰，别号“雩娄农”，河南省固始县人。他出身于官僚家庭，嘉庆二十二年（1817）考中状元时年方28岁，且为清代河南省唯一的状元。他先后任翰林院修撰，江西学政、兵部侍郎，湖北学政，湖南、云南、福建、山西等省巡抚，并署理湖广总督、云贵总督。在多地为官的经历和好学不倦的精神，令他在政务之外成为著名的植物学家、博物学家。他在植物学、农学、医药学、矿业、水利等方面均有突出成就。

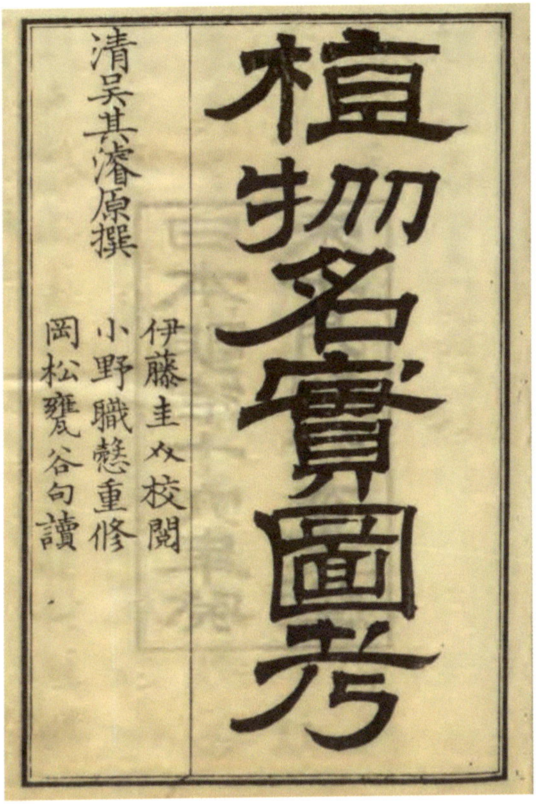
植物名實圖考
清吳其濬原撰
伊藤圭介校閲
小野職慤重修
岡松甕谷句讀

日本明治十六年《植物名实图考》重刻本书影

吴其濬“宦迹半天下”。他宦游各地，酷爱植物，每至一处，必搜集标本，绘制图形，并于庭院中培植野生植物。在植物学方面，他先后著成《植物名实图考长编》与《植物名实图考》，其成就甚至大于他作为一名封疆大吏的历史影响。

丁忧八年谋长编。道光元年（1821），吴其濬的父亲吴烜在北京病逝，他辞官奉柩回到祖籍固始安葬父亲。办完丧事，丁忧在家，他需要按照当时的礼制为父守制27个月。在此期间，其兄吴其彦和母亲也先后病逝。最终，吴其濬连续在家丁忧了八年。在回到固始的第二年，他便在县城东边买地，建起了名为“东墅”的植物园。他一边亲自栽培、观察各种植物的生长，一边更加深入地研读相关本草学著作，并写出了《植物名实图考长编》初稿的主要框架。

在《植物名实图考》成书之前，他先用数年时间完成了22卷约89万字的巨著《植物名实图考长编》，分为11大类，著录植物838种，并且从其所阅览的各种书籍中辑录出草木类，有的绘成图形。这些内容为“图考”的问世做了资料上的充分准备。《植物名实图考》正是在“长编”的基础上，进一步深入各地实地调查研究，逐年累积，经七八年时间编著而成。全书注重每种植物“名”“实”是否相符的考证，尤其重视植物同名异物和同物异名的考订，纠正历史性的错误，配以精细逼真的绘图，更直观且助鉴别，故名《植物名实图考》。

繁忙的政务，再加上长年累月地致力于植物学的研究，吴其濬积劳成疾。道光二十六年（1846），他从山西巡抚兼提督盐政的任上“乞病归”，回到家乡固始不久后病卒。两年后，山西太原知府陆应谷十分感佩吴其濬矢志不渝的治学精神，为其整理遗稿并校勘印行。

二、内容与分类特点

《植物名实图考》是一部专门记载植物，又集中反映其生物学特性的植物学专著。它是中国古代一部科学价值比较高的植物学专著或药用植物志。它既在植物学史上占有重要地位，也是我国第一部大型的药用植物志。

《植物名实图考》全书38卷，约71万字，所收植物共1714种，并有附图1800多幅。书中诸多纠正前人舛误之处，于古代本草学的发展极具价值。其书主要以历代本草书籍作为基础，结合长期田野调查而得以完成。它的编写体例不同于历代的本草著作，实质上已经进入植物学的范畴，书名中以“植物”二字而引人瞩目，或可喻其为“传承古代本草志，前瞻领先植物学”，使它成为研究植物学、本草学、生药学的重要历史文献。

该书的分类方法，大体与《本草纲目》是相近的。共分十二大类，即谷、蔬、山草、隰草、石草、水草、蔓草、芳草、毒草、群芳、果、木。每类列若干种，每种重点叙述名称、形色、味、生态习性和用途等。其收载的植物品种，比《本草纲目》的植物药还多519种。

书中所记载的植物涉及我国19个省区，特别是云南、河南、贵州等省的植物采集得比较多。《植物名实图考》所记载的植物，在种类和地理分布上，都远远超过历代诸家本草，对我国近代植物分类学、近代中药学的发展都有很大影响。

三、植物学与本草学同辉

1. 内容专注于“植物”，成为连接古代植物学与近代植物学的桥梁

《植物名实图考》在继承前人成果的基础上又有创新和发展，被誉为中国古代植物学水平的最高峰，成为联结古代植物学和近代植物学的桥梁。

吴其濬突破了历代本草包罗动物、植物和水、火、矿物（土、金、石）等药物的模式，专门收载植物而摒弃其他，从而使本书成为继《南方草木状》《救荒本草》等之后名副其实的植物学专著。

他对植物的分类继承了同族为邻、同科类比的方法，对植物形态特征的记述更为细致、准确，使用了更多术语；对花器官的记述已运用形态解剖学的观察研究方法，把花朵各个部分拆解下来，弄清其构造和着生部位，然后详述之。对植物经济用途的记述更加全面，包含粮食、果木、蔬菜、花卉、糖料、油料、纤维、芳香、有毒、染料、药用、木材、薪炭、饲蚕、酿料、救荒植物等各种，大大超过前人。

2. 内容广涉本草，诚为纠误求真、融会新知的本草学专著

吴其濬经过认真细致的观察，考证分析，发现了本草著作或有关记载植物文献中的错误，以及经常出现同名异物、同物异名的混淆现象，并给予了纠正和补充。如李时珍在《本草纲目》中将五加科的通脱木与木通科的木通混为一种，同列入蔓草类，吴其濬就把通脱木从蔓草中分出，列入山草类，纠正了李时珍的这一错误。他还在冬葵条中批评李时珍：“谓今人不复食，殊误。”将冬葵从菜部移入隰草类是错误的，并指出冬葵为百菜之主，直至清代在江西、湖南民间仍栽培供食用，湖南称冬寒菜，江西称蕲菜，因而他又将冬葵列入菜类。

3. 重视民间与民族医药经验，从而充实与丰富了本草学新知

吴其濬见闻广博，他十分重视民间草医草药或民族医药经验，在以考证植物学为主体的同时，还大量记载了草医草药或民族医药的经验或新知。如“鹿衔草”条：“……土医云性温无毒。入肝、肾二经，强筋，健骨，补腰肾，生精液。”在“牛膝”条按语中，他记录了江西使用的一种土牛膝治疗喉蛾具有良好疗效：“江西土医治喉蛾，用土牛膝根捣汁，以盐少许和之，点入喉中，须臾血出即愈。虽极危，亦可治，试之良验。”“黄精”条记载，当地土人能够辨识黄精的不同来源，而吴其濬更是采得后进行了仔细观察比较：“余采得细视，有细叶而多白须，如药肆所售者；亦有大根与黄精同者。土医谓根如黄精者是葳蕤，多白须者乃别一种……土人颇能辨之。”“福州琼田草”条记载：“琼田草生福州。春生苗叶，无花，三月采根、叶焙干，土人用治风，生捣罗，蜜丸服之。”如此相关的诸多记载，保留了民间与民族医药的宝贵资料，更充实与丰富了本草学新知。

诸多事例充分说明，吴其濬突破了历代本草学仅限于性味用途的描述，而着重于植物的形态、生态习性、产地及繁殖方式的描述，也突破了原有功效认识的局限而有新的发现，为本草学融会新知树立了典范，大大丰富了传统本草学相关的植物学内容。

四、精美而写实，图考成特色

《植物名实图考》的显著特点之一是图文并茂，以图助识助考的目的在书名中就有体现。作者以野外观察为主，参证文献记述为辅，反对“耳食”，强调“目验”，每到一处，注意“多识下问”，虚心向老农、老圃学习，把采集来的植物标本绘制成图。其绘图，既精美又逼真，直至现在还可以作为鉴定植物的科、属甚至种的重要依据。

这部书主要以实物观察作为依据，作为一种植物图谱，在当时是比较精密的，是实物制图上的一大进步。由于这部书的绘图清晰逼真，能反映植物的特点，许多植物或草药在《本草纲目》中查不到，或和实物相差比较大，或是弄错了的，都可以在这里找到，或互相对照加以解决。如《植物名实图考》

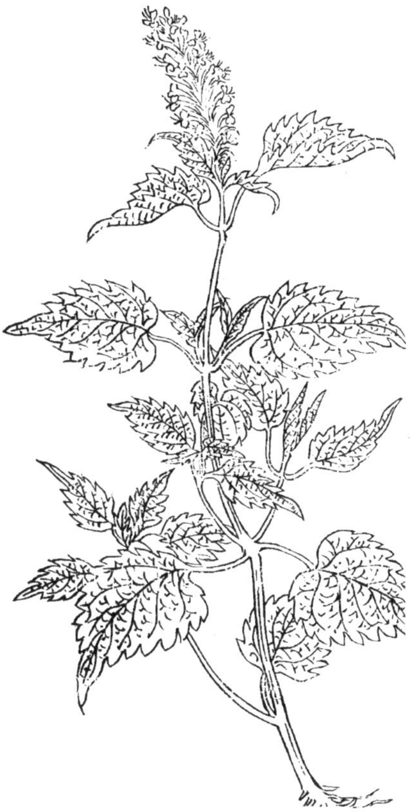

《植物名实图考》中的藿香图

中藿香一图，突出藿香叶对生、叶片三角状卵形、基部圆形、顶端长尖、边具粗锯齿、花序顶生等特征，和现代植物学上的唇形科植物藿香相符。而对照《本草纲目》所附的绘图，明显差别很大，不能鉴别具体是哪一种植物。

1870年，德国学者布瑞施奈德在《中国植物学文献评论》中认为，《植物名实图考》是中国植物学著作中比较有价值的书，“欧美植物学者研究中国植物必须一读《植物名实图考》”。

书中记载，不仅从药物学的角度说明植物的性味、治疗和用法，还对许多植物种类着重同名异物和同物异名的考订，以及形态、生态习性、用途、产地的记述。读者结合植物和图说，就能掌握药用植物的生物学性状来识别植物种类，可见《植物名实图考》一书对药用植物的记载已经不限于药性、用途等内容，而进入了药用植物志的领域。

五、影响深远而广泛

《植物名实图考》初版现珍藏于中国国家图书馆、南京图书馆和四川省、云南省图书馆等处。初版后有光绪六年（1880）山西浚文书局据初刻本原版重印本。1883年日本据光绪六年本翻刻刊行，由伊藤圭介作序，书名为《重修植物名实图考》，此本通称日本明治刻本。1915年云南图书馆又据日本明治刻本石印。此后又有山西官书局刻本（1919年）、商务印书馆铅印本（1919年）、万有文库本（1936年）、商务印书馆校勘本（1957年）、中华书局重印本（1963年）等。

《植物名实图考》的问世，推动了植物学、本草学的研究和发展。中国植物学上不少中文科、属名称都源出该书。现代的植物学工作者鉴定植物时，有时也要参考本书。该书在国际上也享有很高的声誉。日本明治十六年（1883）初次重刻这部书，伊藤圭介所作序言对其给予了高度评价：

> 辨论精博，综古今众说，析异同，纠纰缪，皆凿凿有据。图写亦甚备，至其疑似难辨者，尤极详细精密。

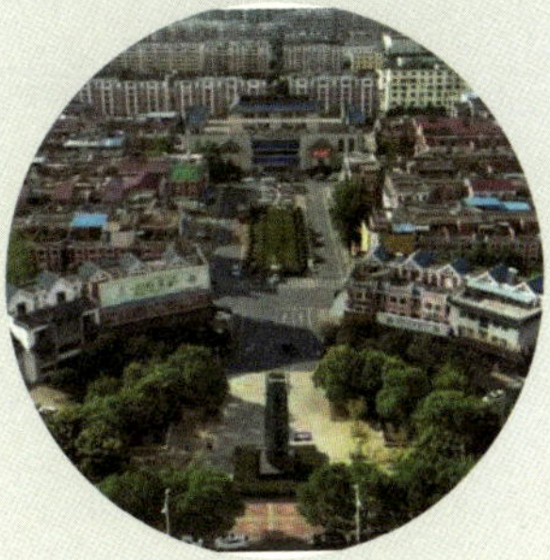

第四章 市因药成 集散四方

草在华夏可为药，药经岐黄始生香。医药需求，引领药品流通，形成全国各地药市，药商毕至，药味飘香。东南西北著名药市，集散四面八方药材，来来去去，互通有无，备而有用，凡物成珍。药市中必有药材生产的净选加工，更有炮制制药的技艺传承，品种求全，技艺求精。披览各地药市，全国四大药市称雄：安徽亳州，遍地芍药盛开；河南禹州，中原药市雄居；河北安国，北方祁州药市；江西樟树，南方药味码头。药品聚散之间，传播华夏医道。中华本草，脉系四方，绵延久长。

第一节　安徽亳州药市

——小黄城外芍药花　十里五里生朝霞

安徽亳州是历史文化名城、著名的中药材集散地，素有“中华药都”之称。

亳州自商汤建都至今，已有3700年的文明史。自东汉末年神医华佗在此开辟药圃，亳州中医药文化历经了1900多年传承发展，明清时期就已成为全国四大药都之一。清末之时更是药商云集，药店林立，药号巨头密布，经销中药材达2000多种。亳州药材产销的盛况促进了当地商业的发展，如清《亳州志》载：“豪商富贾，比屋而居，高舸大艑，连樯而集。”可见亳州商业之兴盛。

一、亳州地理

亳州地处安徽省西北部，素有“南北通衢，中州锁钥”之称。其交通便利，为商业的发展提供了良好的地理条件。涡河穿过亳州，上通黄河，下达淮河，自古是水上交通要道。亳州的陆地交通也较为便捷，途经亳州的陆路有两条，一条是从淮安府由荆山至亳州，另一条是从徐州经永城至亳州。亳州之所以能成为闻名的中药材集散地，与亳州便捷的水路与陆路交通优势有关。

中药材的生长、分布都必须依赖适宜的气候条件。亳州地处暖温带南缘，属于暖温带半湿润气候区。这里地势平坦，气候湿润，季风明显，雨量适中，日照充足，水资源发达，多方面的自然条件都对此地适宜中药材品种的分布与生长十分有利，从而形成特有的道地药材生产与集散优势。

二、药材资源

仅就《中药大辞典》加以检索，冠以亳字的道地药材就有亳白芍、亳菊、亳白芷、亳天南星、亳蒺藜和亳桑皮，其中尤以亳白芍产量最大，质量上乘。亳州白芍粉性足、条儿净、光泽好、质量上乘，出口与内销深受东南亚各国以及国内用户的欢迎。

亳州当地产的药材资源较为丰富。亳州早期的物产药材已难以考证，据明嘉靖四十三年（1564）《亳州志》记载，当时著名的物产药材已有山药、苍耳子、皂荚等41种。亳州药材种植的历史悠久，相传东汉华佗在谯县（今亳州市谯城区）开亳州药材种植先河，他辟药园、凿药池、建药房。明代以前，亳州地产药材以野生品种为主，栽培品种尚少。白芍是亳州地区最早栽培的特色药材之一。

三国魏文帝曹丕《皇览》中有亳州种植芍药的记载，是亳州栽培芍药较早的文献记载。明嘉靖四十三年《亳州志》和万历二十年《蒙城志》记载芍药主要作为花卉栽培。明代末期，亳州地产药材已有40多种，除了蜂蜜、露蜂房、蝉蜕等少数动物药品种，主要还是以植物药为主体，并且主要依靠野生资源。

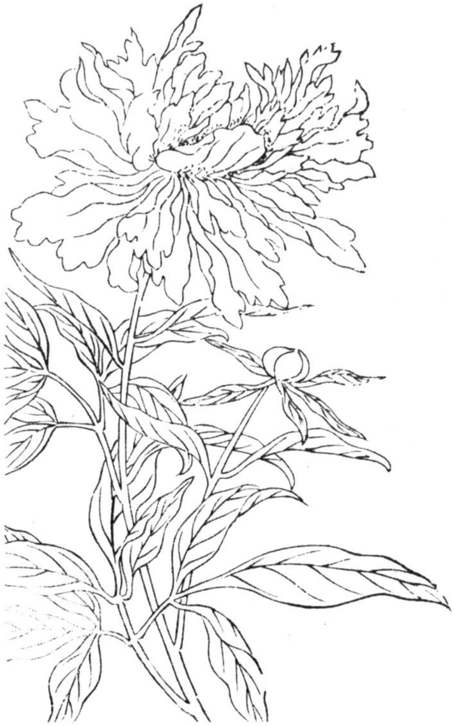

《植物名实图考》中的芍药图

清初，亳州药材市场进入鼎盛时期。伴随着药材市场的兴起，野生药材继续应用，而药材栽培始具规模，承继前期已有的芍药栽培，此地尤以白芍栽培为最。栽培芍药，观花、药用两相宜，因而清代文学家刘开有诗专门赞颂此地此景。其诗曰：

小黄城外芍药花，十里五里生朝霞。

花前花后皆人家，家家种花如桑麻。

清光绪二十年（1894）《亳州志》记载，亳州著名的中药材已有45种。清代此地栽培的药材品种扩大到紫菀、白芷、菊花、胡卢巴等，药材种植种类发展到50多种。清初亳州种植药材农户达200多户。民国时期亳州传统的道地药材白芍、菊花、紫菀、红花、桔梗等被栽培，其亳菊花、亳白芍更是被冠以地名以彰显其质优。目前，亳州承继传统的优势道地药材品种有亳白芍、亳花粉、亳菊花、亳桑皮、亳紫菀等。

亳州对中药的加工炮制，虽然可追溯到东汉末年华佗对中药的应用，但与华佗有关的本草记述较少。华佗弟子的著作《吴普本草》《李当之本草》中，强调了注重炮制方法。华佗医学的影响和炮制经验的总结，为亳州中药炮制奠定了基础。经过漫长的发展，亳州药帮的中药加工炮制技艺不断完善。明清时期，亳州药市的繁荣，也包括中药加工炮制业的兴盛。亳州药帮从中药的采集、加工、炮制、储藏、保管都积累了丰富的经验。

酒为百药之长。酒也成为亳州药都的一大特色中药资源。我国最早的一部完整农书《齐民要术》中记载：东汉建安年间，曹操将家乡沛国谯郡产的九酝春酒敬献给汉献帝，并上表说明九酝春酒的制法技艺。这就是被誉为“中华第一贡”的古井贡酒，其后古井贡酒成为亳州最具盛名的酒。中医学认为，酒乃水谷之气，辛甘性热，入心肝二经，有活血化瘀、疏通经络、祛风散寒、消积冷健胃之功效。亳州古井镇有30多家酒业公司，当地还专门修建了古井酒文化博览园，用于展示当地的酒文化。

三、亳州药市发展历程

亳州早期的药材交易缺乏明确的文献资料，口耳相传的历史最可能的就是与民间自发的庙会相伴而生。因为此地是东汉末年名医华佗的故乡。

唐宋时期，为祭祀神医华佗，亳州兴建了华祖庵。华祖庵为中药材的交易提供了契机，附近的医家、药师重阳节时都要前来朝拜、祭祀，并在庙前接诊施医，百姓也借此机会售卖自采自种的药材。祭祀华佗的盛典也就逐渐演变成了庙会性质的中药材贸易集市，吸引到外地的药商纷纷前来购买和销售中药材，这可能是亳州药市的雏形。

明清时期，亳州药市已经十分兴盛，商贾云集，经济繁荣，有“七十二条街，三十六条巷”之称。新修《禹州市志》（2005年出版）记述：“明洪武元年（公元1368年），朱元璋诏令全国药商集结至钧州，集散药材范围扩展到归德（商丘）、怀庆（沁阳）、祁州（河北安国）、亳州（安徽亳州市）等地。”《安徽省志·医药志》（1996年出版）也有记载：“明末清初亳州遂成药材集散地……至清朝中叶，亳州发展为‘淮西一都会’，成为当时与河南禹州、河北祁州、江西樟树齐名的四大中药材集散地之一。”

外地客商云集于此之后，形成不同地域的帮派。药商分乡帮而立门户，有两广帮、两江帮、两湖帮、山陕帮、云贵帮、徽州帮、金陵帮等。各帮药商为便利经营，集资营建各自的会馆，诸如河南会馆、徽州会馆、江宁会馆、药业会馆等。各地商帮在亳州建立的会馆最多时达30余处，其中以药业行业会馆居多。位于亳州城西北隅的山陕会馆是由山西、陕西两省铁帮、药帮商人共同经办，始建于清顺治十三年（1656），现为安徽省文物保护单位。山陕会馆楼门前耸立有一对蟠龙飞凤铁旗杆，为陕西药帮出资铸造，是清代亳州药市兴盛的见证。清代时，亳州中药材业分为药号、药行、药栈和药店四种，其中仅药栈就有近百家，外地药商开办的有60多家，并成立了药业公会。亳州城内花子街集中有200多家个体户，从事药材的加工或自切出售，称为“花子班”。花子班是亳州特有的药材加工组织，也是资金最为微薄的经营组织，成员由亳州城内外的贫民组成。“花子班”的存在说明了当时亳州中药业分工微小细密，出现了具有资本主义萌芽性质的雇佣劳动。整个亳州城内药商云集，药栈林立，药号巨头密布，经销中药材达2000多种。

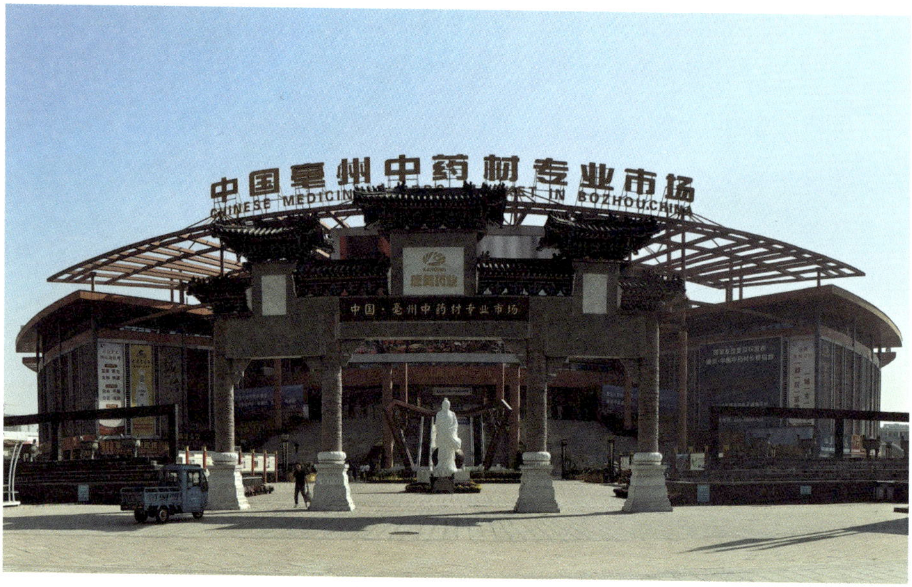

亳州中药材专业市场

亳州药市的繁盛自清朝一直延续到民国初期。从其品种的齐备情况而言，亳州集“川广云贵浙，西北怀山土”的道地药材，贵到犀角山参，贱到菟丝枯草，无所不有，可谓“进了亳州城，一览天下药”。当时亳州城内的“泰山堂”“松山堂”“松寿堂”三大知名药店，专门从事中药材炮制的药工有上百名，所炮制的中药材质量上乘，还包括了阿胶的生产，畅销上海等地。

民国时期，此地资本雄厚的中药材公司达到 20 多家。民国《亳州志略》记载：“亳县为产药区域，如白芍、菊花均为出产大宗，其他如瓜蒌、桑白皮、二丑等，产量亦丰。在昔药号，共二十余家，营业十分畅旺，如德泰、保全、胜祥数家，每年营业达三十万元。”

1925 年，亳州药市遭受到较为严重的摧残，当时的军阀孙殿英三次祸亳，大肆烧掠，“城市精华，付于一炬”。令亳州的商业活动元气大伤，药材贸易也是日渐凋敝。导致一段时期众多的药号相继停业，能勉力维持的仅剩 10 家左右。

中华人民共和国成立后，百废待兴。从 1949 年至 1984 年，亳州药市经历了“恢复—冷落—复苏”的过程。1955年，亳州药材公司成立，对中药材实行统购销售，并组织药材出口。改革开放以后，亳州中药业迎来了前所未有的发展机遇，中药材市场开放，国家、集体、个人群起经营，给中药材市场注入活力。亳州药材市场复苏，80年代亳州建立起了全国中药材专业市场的“中药材大世界”贸易市场，并举办中药材交易会即药交会。1995年，亳州中药材交易中心建成，规模、功能、设施均超以往。1996年，经国家中医药管理局、卫生部、国家工商行政管理局批准，全国设立17个中药材专业市场，亳州位列“四大药都”中药材市场第一位。2013年新一轮升级的亳州中药材专业市场投入使用，被誉为“亳州中药城”，成为全球规模宏大的中药材交易中心。

如今，亳州建设有全国规模宏大的中药材交易市场以及国家级中药材检测中心，号称拥有千家药企、十万药商、百万药农。

第二节　河南禹州药市

——山中采药卖都市　药过阳翟倍生香

魅力禹州传药香。有一著名联句：“禹州有药城，中原传药香。”人们以此来描绘地处中原的全国四大药市之一的河南禹州药市。

禹州，其地名以华夏人文始祖的大禹来命名，地处河南省中部，被誉为华夏第一都。约公元前21世纪，大禹治水有功被封于夏邑，即今之禹州，因此禹州被尊崇为中华民族的重要发祥地之一。此地在战国时期为韩国都城，称阳翟；汉代置阳翟县，属颍川郡；金元时期为钧州治所；明代万历年间，改钧州为禹州；民国时期，废州为县，称禹县；1988年撤销禹县，设立禹州市（县级市）。

禹州市位于中原腹地，主要地形有山区、丘陵、平原，整体地形从西到东顺次变化，以颍河为主的50余条大小河流自西向东贯穿全境，提供了丰富的水资源，因此创造了禹州得天独厚的地理气候。境内有具茨山文化、伏羲文化、黄帝文化、大禹文化、钧瓷文化、中医药文化等古文化；孕育出韩非、吕不韦、吴道子、晁错、褚遂良、邯郸淳、郭嘉、司马徽等历史名人，拥有大量的历史文化遗存和深厚的历史底蕴。

一、禹州药市历史沿革

从唐朝开始，阳翟的药市出现萌芽。药王孙思邈曾在此地行医，所著《备急千金要方》《千金翼方》，收载药物800余种，验方5000多个，包含了众多中原名药。孙思邈去世后，当地百姓在禹州城区建立了“药王祠”来缅怀和纪念他。慢慢地，这里形成了一条“药王祠街”，今仍留街名。北宋仁宗年间，阳翟古城寺东所产南星、白芷、菊花、薏米等，被推崇为地产优质品种。这些药物的盛名，让此地的医药文化名声远扬，时任河南县主簿的文学家梅尧臣在游览了阳翟之后，留下了专涉医药题材的著名诗句：

云外阳翟山，实与嵩少接。
山中采药人，能自辨苗叶。

自元世祖至元元年（1264）始，禹州之地因采药者众多，甚至有意种植一些药材，已经出现了药材市场的雏形。据《禹州市志》描述的情形，阳翟已成为药材汇集之区，农家深山大壑采药者往来不绝。阳翟紫金里古城寺盛产白菊、白芷、南星、薏米、防风、荆芥、罂粟之属，动连畦陌。与百谷桑麻相掩映，杜仲森森成林，紫苏、薄荷、山药、百合、牛蒡子之类，杂植蔬圃成片。

《禹州市志》与《禹州中药志》中均有载，明洪武元年，朱元璋号令全国药商集结钧州，学界据此认为这是禹州成为药材集散地的起源。既然有政府的号令，各地药商纷纷响应，从此明代钧州（禹州）每年三月定期举办药市交易药材，集散药材范围扩展到归德、怀庆及河北祁州、安徽亳州等地。明崇祯时全国药商已结帮而至，并在禹州筹建会馆、公房，令当时的药市达到十分兴盛的程度。明末各地药商陆续在禹州建房驻地经营，业务规模逐渐扩大，如当时的一家中等药商“德兴茂”，年进出药材达6000余件。禹州初步形成全国性市场。

清康熙二十五年（1686），禹州知州刘国儒更是多方招徕药商，药市地点位于城内南街。药市中有晋商来此，专门售卖南参、血竭、沉香等珍贵药材，号称“洋货棚”。康熙年间，山西药商驻禹州经营药材贸易期间，在城内西北隅建成“山西会馆”。

乾隆十三年（1748），州判何宏瓒将密县洪山庙的药商迁到禹州做买卖，药市规模扩大，衍溢城内数条大街。《十三帮创始碑记》载：“禹郡药材会之兴也，盖始于乾隆二十七年……此其滥觞也。”说明清代乾隆年间禹州药市已形成规模，药商会聚，从而于乾隆二十七年创建了十三帮。后药市因兵乱始迁西关。

清朝乾隆时期的禹州药市，已有大小药店2000余家。固定日期的禹州“药商会”，由清明节一个会期，增加到春、秋、冬三个会期，分别以四月二十、八月二十、十一月二十为止期。每到会期，“内而全国二十二省，外越西洋、南洋，东极高丽，北际库伦，皆舟车节转而至”。西路内蒙古的甘草，甘肃的大黄、当归，以及宁夏、青海等地的药材，用驼帮运至洛阳、登封，途经阿林口，转用人担、土车翻伏牛山进入禹州。南路两湖、两广、云、贵、川等地的药材，如沉香、黄连、川芎、茯苓等，由水路运至湖北老河口，装车转运至禹州。东南路苏、皖、浙、闽诸省的药材如浙八味、肉桂及进口南药，顺安徽蚌埠、界首水运至河南周口码头，转乘马车运至禹州。北方各省的药材，则由黄河经水运至郑州汜水下游，经郑州转入禹州。西洋、南洋等域外的药商也来到禹州做药材交易。

此时是禹州药市的鼎盛时期，经营药材品种达800余种。药店种类庞杂，分为药行、药棚、洋货棚、山货棚、药庄、丸散铺等，合计150多家，药户达400余家，城内居民十之七八以经营药材为生。当时的禹州药市还有两个特别之处：一是骡马商贩见禹州三月药市交易兴旺，也赶来开展交易，形成禹州独特的骡马、药材交流会同时举行的盛况。二是会期夜幕降临，大街小巷，店铺门前，张灯结彩，各行店职员，手提灯笼，走街串巷招揽生意，形成与药市相伴的灯节，增添了药市喜庆气氛。

乾隆二十九年，山西药商集资扩大了山西会馆的规模。道光二年（1822），晋豫药商联合再次扩建山西会馆。咸丰元年（1851）禹州药行发展到40家，药棚80家，丸散铺70家，专为药材经营服务的人员达5000余人。同治十年（1871），各药帮会首集资创修十三帮会馆；同年，怀庆药商集资筹建怀帮会馆。怀帮会馆独自筹建，也间接反映出怀帮药材经营的繁盛。同治十二年，药行帮、药棚帮、甘草帮、党参帮、茯苓帮、江西帮、怀庆帮、祁州帮、陕西帮、四川帮、老河口帮、汉口帮、宁波帮等十三个药材商帮集资续建十三帮会馆。各帮会馆均布局严谨，建筑风格古朴典雅，砖雕、木雕、彩绘艺术生动形象。现存怀帮会馆，其大殿内仍保留着古代部分彩绘与雕刻艺术，根据大殿横梁上所绘西洋人物画像推测，曾有西洋商人前来进行中药材贸易，所留存的古迹也在一定程度上反映出清代禹州作为天下药都的繁华景象。

民国初期，时局动乱，军阀混战。禹州药业虽受影响有所衰减，但仍为当地经济支柱。民国十八年（1929），禹县有药行81家，药店200家，药棚91家，丸散铺7家，从业人员6000余人。至1948年底，西关药市仍有药行28家，药庄60家，药棚50家。

中华人民共和国建立后，禹县药材贸易得到快速发展。1957年3月，中国药材公司河南省禹县公司建立，并在18个乡镇分批建立10个医药批零部。1996年，禹州成为全国17个中药材专业市场中河南省唯一的国家

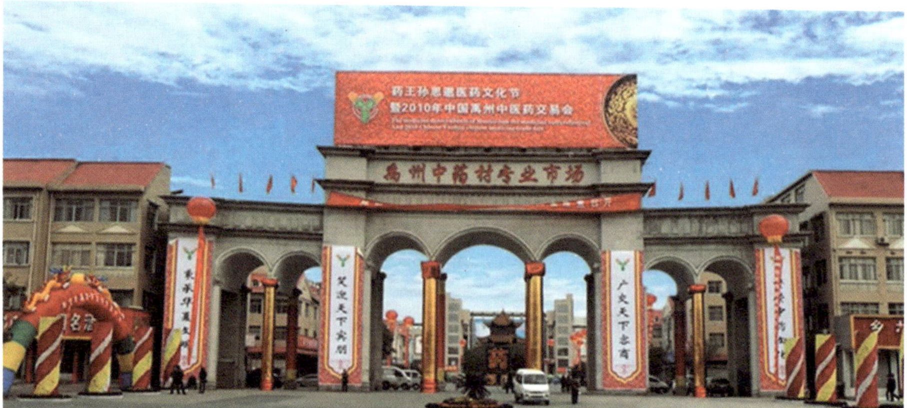

禹州中药材专业市场

定点药材专业市场。2001 年，禹州市建设完成一座大型现代化的“禹州中华药城”，占地 300 亩。截至 2022 年，禹州市场经营药材品种高达 2000 多种。

二、禹州药材资源

禹州地处伏牛山余脉与豫东平原的过渡地带，气候温暖湿润，光热资源充足，山区、丘陵、平原地势顺次变化，地形错综复杂，各类地貌齐全，适宜多种中药材生长，形成了禹州独特的中药材资源分布：西部山区为野生药材主产区，中部和东北部颍川平原为家种药材的主产区，北部山区及丘陵区灌木层中生长着大量药用动植物。

禹州药材生产历史悠久，道地药材种类较多。早在北宋仁宗年间，阳翟古城寺以东即有南星、白芷、菊花、薏米等种植。至元代，阳翟紫金里盛产的白菊、白芷、南星、薏米、防风、荆芥、罂粟、杜仲、紫苏、薄荷、山药、百合、牛蒡子等药材已负盛名。明嘉靖三十二年（1553）的《钧州志》载境内时有大宗药材 45 种。清顺治八年（1651）的《禹州志》载境内时有大宗药材 56 种。现今禹州道地药材有禹白芷、禹南星、禹白附、禹密二花、禹州漏芦、会全蝎、禹粮石、禹韭、白术、菊花、山茱萸、翻白草、何首乌、淮山药、淮地黄等著名品种。

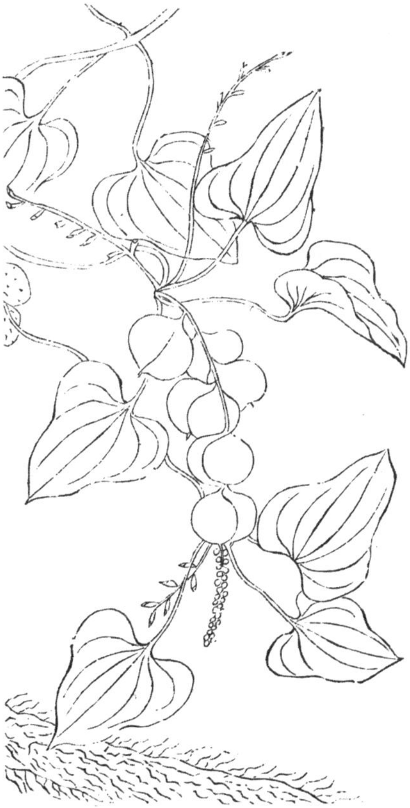
《植物名实图考》中的薯蓣（山药）图

禹州不仅是我国著名的药材集散地，而且形成了对中药炮制、加工技术十分讲究的中医药文化传统。早在唐代，药王孙思邈长期旅居阳翟行医采药，著成对后世有较大影响的《备急千金要方》。明代周定王朱橚到嵩山之阳的钧州考察，辨识并采集植物，宣传其药食用途，撰成《救荒本草》并刊行于世。清宣统三年，名店药堂赵隆泰加工炮制的“九蒸九制大熟地”，味甘如饴，色黑如漆，补而不腻，藏而不霉，被选送至德国举办的万国博览会上参展，之后成为清宫贡品。加工药材自成其派，如一种药刀近满月形，刀刃锋利，刀口严实，药工操作刀工好，饮片美。“陈皮一条线，枳壳鸭嘴片，厚朴像盘香，泽泻像铜钱，半夏不见边，白芍飞上天。”所以有“药不经禹州不香，医不见药王不妙”及“药工在禹，药过生香”的传说。

禹州在药材包装方面也很考究。过去西北的当归是用竹攀泥装，来到禹州，则要按等级改选分装为上品（十只一斤的“十只王”）、中品（上下一样粗者为统底归）、下品（指长行归）、次品（无头归）。又如厚朴，要选湖北和四川产根皮为上品，干皮为中品，枝皮为下品。此外，对黄芪、牛膝、生地黄、天南星、白附子、全蝎等的上等货，皆以木箱包装，猪血封口，供外销装运。

中华人民共和国成立后，禹州药市经营等众多方面皆得到不断的完善与规范，从药材基原遵循药材标准，到中药材的加工炮制技术等都得到长足发展。1982 年 3 月，河南省中药交流、调剂及饮片加工炮制会议在辉县百泉召开。禹县选送的 120 种中药饮片在河南省饮片样品展览会上展出，荣获加工质量第一名。

三、禹州药市文化

禹州境域，药材交流发达，更形成了中医药文化的深厚根基。依靠独特的气候优势、地理位置，禹州成为道地药材发源地之一。在中华文明史的传说时代，神农尝百草、伏羲创九针、伊尹制汤液的故事也与禹州有关；传说黄帝亦在禹境具茨山崆峒山访仙问道，教民治疗百病；南朝宋阳翟人褚澄医术高明，著有《褚氏遗书》《褚氏杂药方》等医学著作，开启了禹境先人医学著述的先河。唐朝初年，药王孙思邈长期隐居嵩山，在嵩山之阳的阳翟悬壶问诊、行医采药，禹州成为孙思邈的“第二故乡”。据传孙思邈去世后葬在禹州，当地民众在禹州西关购地建立“药王阁”永久纪念，所以在当地民间有“药王爷在禹州”的说法。

到宋代，禹州形成了以古城寺以东为代表的道地药材种植区域，完成了从亦官亦民的医药文化到社会化系统的医药文化的过渡。明清时期，伴随着药市交流的繁盛，境内中医药文化氛围也愈加深厚。明洪武年间，朱元璋诏令全国药商汇集钧州，钧州成为全国性中药材集散地。此后，周定王朱橚长期在禹州境内考察辨识植物的药食多用，著有《救荒本草》传世，此书被美国著名科学家萨顿誉称为中世纪伟大的医学著作。元末明初至清代，禹州先后出现了3位太医和14位在国内颇有影响的名医，其著述流传全国乃至海外，完成了从博采众长的区域医药文化与世界医药文化的交流与融汇。以禹州药市为代表的“药市习俗”已被列入国家级非物质文化遗产名录。

中华人民共和国成立后，禹州药材集散地的功能逐渐弱化。1984年禹州药材市场恢复运行；1996年禹州药市被国家中医药管理局、卫生部、国家工商行政管理局确定为国家级中药材专业市场。迄今，禹州逐渐已形成门类齐全、功能完备、自主创新、协调发展的医药文化体系，建立起了中药材保护区、中药材规范化种植示范基地等多个平台。特别是其后药王孙思邈医药文化节暨中国禹州中医药交易会的举办，使得禹州中药文化再度走出国门，惠及海内外。

第三节　河北安国药市

——一夜秋风度　十里飘药香

河北安国是全国四大中药材集散地之一，被评定为“中国药材之乡”和全国首批中药材种植无公害生产示范基地。河北安国与安徽亳州、河南禹州、江西樟树并称为我国四大药都，素有“举步可得天下药”的美誉。

安国隶属河北省，是由保定市代管的县级市。汉朝建立初年，高祖刘邦取安邦定国之意，封王陵为安国侯。西汉武帝元狩六年（前117），始置安国县。宋景德元年（1004），因祁州治所迁至此，故安国古称祁州。从北宋移州至此到1913年，沿用祁州之名900年。祁州之名，历史较久，影响亦大，故人们习惯称安国为祁州。民国初废州立县，复用古名安国县。1991年撤县建市，为安国市。

一、安国药市发展历程

安国因药业繁荣而闻名遐迩，蜚声海内外。安国的中药产业发展经历了漫长的过程。自宋代始，逐渐成为我国一大商业都会，安国药市素有“千年药都”之称，也有“天下第一药市”之誉。

1. 药市的兴起与药王庙

安国之地，其药业的兴起约始于宋。安国药市的出现，与药王庙的兴起有关。安国市南关建有药王庙，是全国重点文物保护单位。现存的这座古庙建筑群，汇集有宋元明清的建筑特色，宏伟壮观。清嘉庆九年（1804）的《重修皮王阁神碑记》载：“夫庙宇之建，肇于宋，扩于明，而当庙宇未建之先，旧有皮王阁一座，在今庙之右后北偏南向，上下六间，外有围墙、大门，虽与庙连，别为一院，盖皮王之故宫也。”其皮王神阁，也就是俗称的皮场王庙，说明宋代建庙之前此处已有皮王神阁。相传皮王神阁始建于东汉初年，从东汉到北宋，皮王一直仅被当地百姓祭祀，其神阁没有发生大的变化，对皮王的尊称也并未升级到药王。自宋朝始，历代帝王一再加封，促进了此地药王庙的屡次扩建和修缮。药王的影响越来越大，药王的灵验也愈加被神化。自此，皇封药王名扬天下。

安国药王庙内的药王究竟是谁，它是否就是皮王的延续？对此迄今并未有确切的定论。但在多数文献中，普遍将邳彤与皮王、药王联系在一起，皮王被认定为是药王邳彤，他是汉光武帝刘秀的二十八将之一。据清乾隆二十一年《祁州志》载，“汉邳彤王墓，在南门外”，“汉将邳彤王庙，俗呼为皮场王。即药王也，在南关”。相传，邳彤精通医理，随刘秀征战时，常常为士兵疗伤，也为当地百姓行医治病，百姓深念其恩德，在他去世后修建起了皮王神阁给以供奉。

既有供奉，就有所求，因求祛病为多，其药王之称逐渐显现。一般民众有病求于药王，善男信女，常来进香，香火旺盛，形成以祈祷为主的民间香火会。随着药王的影响越来越大，祭祀的人群越来越多，从此“祁州药王庙，药王在祁州”的名声在百姓心中扎根下来，以至于渐渐形成固定的庙会。药王庙会的形成，为药材的交流和医术的传播创造了有利的条件，各地业药者为获利计，亦迎合民众心理，携本地药物来这里沐浴神灵，进行交易，令药王庙会规模与影响空前扩大，安国药市便在百姓的虔诚膜拜

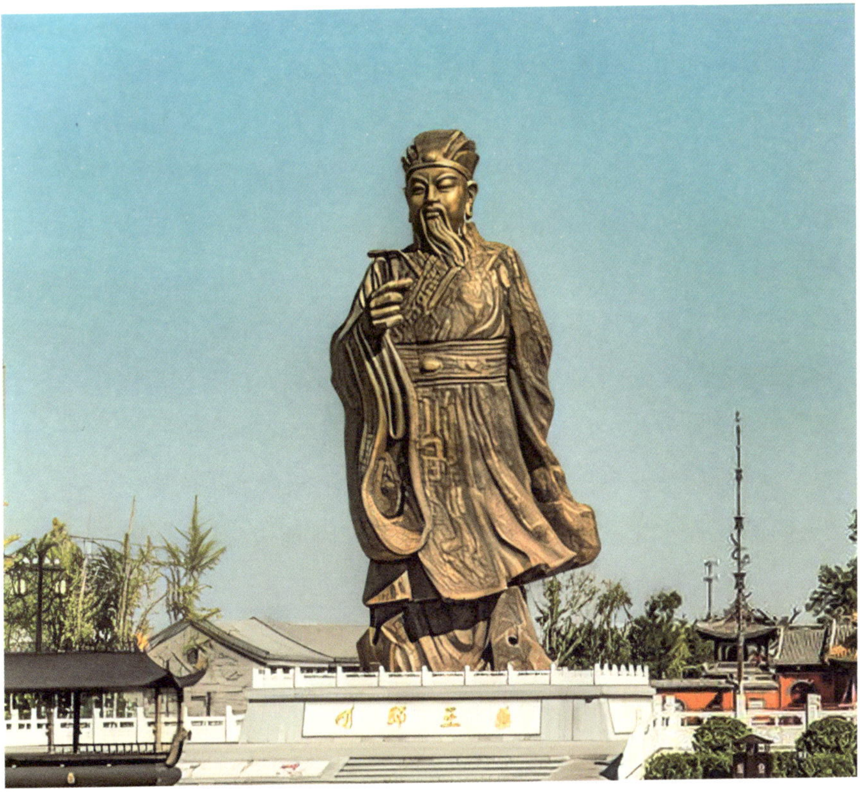

河北安国药王邳彤雕像

和朝廷的推波助澜中逐渐形成。可以说，初期的安国庙会正是安国药市的萌芽。此地药王庙会的兴盛，为安国药业的发展奠定了基础。

2. 药市的发展时期

宋徽宗时期，追封邳彤为灵贶侯，后改为公；南宋咸淳六年（1265）加封邳彤为“明灵昭惠显祐王”，皇家封号令邳彤成为正统的“药王”。药王庙从本地人祈福保平安的本土神阁，成为全国闻名的药神庙宇，安国药业也因而大振。到元朝，安国药市已成为有一定规模的地方性药材市场。

明朝时安国药市加快了发展的步伐，进入药市的药材数量和品种不断增加，药材市场上的其他物资也逐渐丰富，外地商贾纷至沓来。药物的交流，带动了药材加工和药材种植的发展，并开始出现了中成药的生产。为了适应药市发展形势的需要，明朝万历年间增建了药王庙正殿和药王墓亭，进一步扩大了药王庙的规模。每逢庙会，远近百姓赴会者络绎不绝。

到明万历末年，安国药材交易繁荣昌盛。药王庙会已成为一年一次，时间为清明，庙会上药贩摆摊销售四方药品。据载有“轮蹄辐辏，驰奔祁州”“药气熏天，货山人海”的盛况。国内外客商成千上万到此开展生意，规模渐成“大江以北发兑药材之总汇”，得到“天下第一药市”的赞誉。明万历年间《重修明灵昭惠显祐王庙记》碑文记载了庙会盛况：“岁至清明寒食，四方货物云集，贡牲帛金钱告虔者，肩摩而毂击。”安国药市的发展，药材贸易量的增多，促进了药市中药材加工特别是切制饮片技术的进步，并伴随着一些中成药品种的生产。工欲善其事，必先利其器。此地药材加工工具制造业也随之兴起，成为服务于药材加工的辅助产业。药物的交流同样带动了当地适宜药材品种的种植，据明末郭应响所修《祁州志》记载，安国当时种植的药材已经有 28 种。

3. 药市的鼎盛与药商作用

清朝道光年间，安国药市“春五秋七”的会期固定下来，即春季庙会期五天，秋季庙会期七天；十三帮、五大会也逐渐形成。安国药业十三帮与五大会的出现标志着安国药业进入鼎盛时期。清雍正年间，安国的正常药材交易全年不断。当时的举人刁显祖所作《祁阳赋》云：

又有显佑之神，是曰皮场。初封土地，历晋侯王。男女祈祷，奔走若狂。年年两会，冬初春季。百货辐辏，商贾云集。药材极海山之产，布帛尽东南之美。皮服来岛夷而贩口西，名驹竭秦晋而空冀北。

全国各个重要中药产地的药商、中成药生产者及国外一些客商，不只是在春秋两次的庙会正期赶来参加交易，有相当一部分药商或代表驻留在安国，形成常年的买卖。各地通过水路陆路运来的药材不仅数量多、品种全，而且还有不少成药及进口药品，东西南北货物互换，四方交流，购销两旺。清乾隆《祁州志》记载："每年清明及十月十五日，商贾辐辏，交易月余。"

清代，安国药业得到本地药商和外地药商共同襄助，成其兴旺。据药王庙中乾隆五十六年（1791）《重修药王庙碑记》载，曾有怀庆商人组织起来集资修葺药王庙。另据药王庙内清同治四年（1865）所立《河南彰德府武安县合帮新立碑记》载："凡客商载货来售者，各分以省，省自立为帮，各省共得十三帮。"药帮就是各地药商为了在药市经商方便而组成的地域性团体，外地药商主体就是以十三帮为代表的帮商。各帮中有帮首，由帮商中财力和名声显赫的商人担任，负责主持解决帮内以及对外的事务，大致是在帮内发生纠纷时由帮首出面协调，而在与外帮发生矛盾时则全帮协调一致对外。十三帮是安国药市对外地客商的一种统称，形成之后，不同时期商帮的数量或略有增减，但人们习惯于固定以十三帮指称。主要帮派有怀帮、山东帮、山西帮、京通卫帮、天津卫帮、陕西帮、关东帮、古北口外帮、武安帮、宁波帮、江西帮、黄芪帮、广昌帮等。十三帮的形成，是安国成为全国药材集散中心的标志。十三帮的框架支撑起安国药材集散中心的人力主体。在安国药市中，不管本地药商还是外地药商，均有以"儒商"为荣的本质特点。

药帮形成，各显其能。当时各商帮借盈利或重大事务，都会到药王庙献红挂匾，既示感恩同时借此起到宣传广布效果。有一次值清朝大学士刘墉南下巡视，山东帮借乡亲之谊，请他题写了"药王庙"的匾额，献给了药王庙。此匾至今仍悬挂在安国药王庙正门门额上，其字体结构严谨，笔迹苍劲有力，左侧署有小字“山东众药商敬献”。为药王庙题匾额，正是当年十三帮中的山东帮为彰显本帮实力而所为。

除以地域为界的十三帮，安国本地还相继成立有为药市服务或相关贸易的五大会和协调处理纠纷的管理机构安客堂。本地药商多是指在南关大、小药市经营售药的本地商家。这些药商多以经营道地药材为主，根据不同季节所产出的不同药材，零整批发，运往各地。其中大药市被称为北大会，小药市被称为南大会，南、北大会在药材加工上也发挥着重要作用。南、大会以生药加工著称，有许多片子棚，每家均雇有几十个切药工；北大会分布着许多熟药铺，主要的炮制手段有炒、炙、煅、水飞、纸浸、清蒸和炭烧几种。南、北大会和皮货估衣会、银钱号会、杂货会共称为五大会。

在安国药业全盛时期，安国药市规模达到全国之最，形成比较完整的药业体系。民国时期，由于战争动乱等影响了安国药市发展，但所存药市仍发挥着药材集散中心的作用。

安国药市兴盛时，有“一夜秋风度，十里药飘香”的美誉，更起着“南药换北药，东药换西药，四方大交流”的集散中心作用。安国药市的当代繁荣，是在传统药市基础上的传承与更新。据2012年统计数据，安国药市市场面积约60万平方米，上市药材品种2000多种，药材吞吐量10万吨。安国还建立起了立体化、多元化的种植模式，不仅使安国在50万亩耕地上连续16年夺取粮棉果大丰收，更以药材年产量占河北全省65%而成为河北乃至全国领先的中药材种植基地。迄今，安国市更着力建设了现代中药农业园区和现代中药工业园区，构筑集群优势，促进产业化发展。

二、药材道地与加工传统

1. 祁州道地药材

安国自古就有尊学崇艺的优良传统，在药业发展的历史中，凸显于种植、加工营销等方面的精益求精，这与药材商业的兴起是分不开的。

在明朝初期，成为道地药材的品种就有薏苡、紫苏、大黄等，到明朝末年，安国著名药材品种就有28种。到了清代，安国种植的药材品种增加到48种。从清雍正年间到1937年，为安国药业全盛时期，著名药材品种增加了70多个。1936年，药物学家赵燏黄先生到河北安国考察时，此地种植的药材已达120多种，其中品质最为优良者被医药界人士冠以“祁”字，以彰显其道地，如祁薏苡、祁薄荷、祁菊花、祁紫菀、祁白芷、祁大黄、祁木香、祁艾，这是最为著名的八大祁药。八大祁药成为安国药都一张靓丽的名片，星光闪耀。

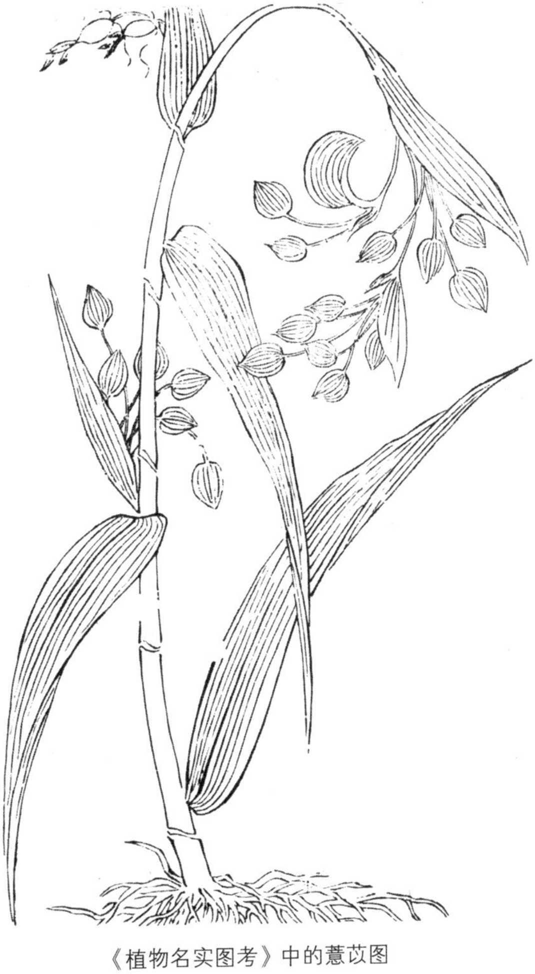

《植物名实图考》中的薏苡图

2. 加工技艺求精

随着药市的兴起，有着安国特色的中药材加工技艺应运而生。安国的炮制作坊多贴有“人命至重，贵于千金”以自警，医者父母心的情怀深深烙印在每一个炮制人的心中，代代相传。药材道地、做工精细使得安国药材疗效显著，远近闻名。安国的中药材加工炮制技艺已经被评为河北省第四批非物质文化遗产进行传承与保护。

中药饮片产业是安国中药产业的重要组成部分。历史上安国繁荣的药材加工业催生了大大小小经营药材的行当，其中生药行比例远高于熟药行，有很大原因是本地产出的道地药材数量大，加工需求强烈。据《祁州药志》记载：明朝永乐年间，安国的药材加工仅是一些较为简单的产地加工，包括整理、去杂、去粗等。到清朝安国药业的鼎盛时期，药市上专门切片的“片子棚”和经营饮片的“熟药铺”到处可见。切药工人根据各种药材的特性，围绕提高药效为中心，切制成段、块、丝、片等各种规格，炮制方法也有闷、润、浸、泡、切片、镑、剁、劈、水飞、矾制等。有的药材因含有毒性，不经炮制则不能入药，如半夏、南星等，安国药工经过矾制、浸泡去毒后再刀切成饮片。质地坚硬的药物如乌药、槟榔等，则经过浸润后再切成薄片。有些药物的切制非常讲究刀法，如贵重药材羚羊角、犀牛角、鹿茸等，其加工技术与其他品种不同，这些药材昂贵，片子切得厚不但失于经济，而且会降低药效。安国药工研制有特殊药刀解决了这一技术难题。

百刀槟榔、蝉翼清夏、云片鹿茸、镑制犀角四个品种被称为“祁州四绝”，是安国饮片切制加工的典型代表，加工出的药材不仅能充分发挥药物的药效，其精绝的技艺更具有欣赏价值。

“百刀槟榔”，指的是一个大如枣、坚如石的槟榔，经润制后可切出上百片，每片薄如绵纸，微风吹来，可随风飘扬。“蝉翼清夏”，即蚕豆粒大的清半夏，经过白矾蒸煮后，刀切成片，薄如蝉翼，轻似雪花，放在手心轻轻一吹，便可飘然升空。“云片鹿茸”则是将鹿茸加热后切成片子，状如云片，薄如绢帛，放在舌尖有即刻融化之感。“镑制犀角”，即把坚硬如铁的犀牛角用特制的钢锉排刀镑成薄片，形似木工刨出的刨花一般。

炮制加工也有独特的方法，《祁州乡土志》载有“安国前明贡蟾酥”。明朝初期，安国人已经掌握了蟾酥的采集与加工方法，并作为贡品供朝廷使用。到明朝万历年间，此处中药炮制加工工艺已比较完善，炒有酒炒、麸炒、姜炒、盐炒、醋炒、土（灶心土）炒、砂炒、净炒等，炙有酒炙、蜜炙等，煅有明煅、闷煅，水飞有水飞朱砂、珍珠等，还有炭制、清蒸、煨制等。当时安国制造的中成药剂型有丸、散、膏、丹、胶、酒、露、酊等十几种，中成药品种500多个。

明代至民国前期，安国城内能够制备中成药的店堂很多，也有不少著名品种，如“三槐堂”研制的地榆丸与槐角丸，专治痔漏便血，以疗效高而驰名；明崇祯年间开办的“永和堂”选药精细，配料精良，制作道地，享誉四方，其清宁丸对原料药经九蒸九晒，炼蜜制丸。精湛绝伦的加工技艺为安国赢得了“草到安国方成药，药经祁州始生香”的美誉。

身为千年药都的安国，自北宋而始的中药材交易，其后药市不断发展，明清时期达到顶峰，形成独特且内涵丰富的安国中药文化。首先，“药王”和药王庙文字记载、药王庙建筑、药王信仰和行为表达经历了多年的沉淀流传至今。其次，安国药业繁荣发展，从集散贸易，到形成种植、加工和贸易的完整产业链，所种植的“八大祁药”远近闻名，“祁州四绝”为代表的中药材加工技艺名扬天下。独特深厚的安国中药文化，成为我国中医药文化中浓墨重彩的一笔。

第四节　南国樟树药市

——水陆交心汇南北　帆樯栉比皆药材

我国东南部、长江中下游地区的江西，为长江三角洲、珠江三角洲和闽南三角地区的腹地，处于“吴头楚尾、粤户闽庭”，有着“形胜之区”的交通便利。江西省中部的樟树药市，更成为我国东南数省区极为重要的药材集散中心，因此得名“南国药都”。

江西省樟树市，古称淦阳，此地为历史上的樟树古镇，曾为“新淦城旧址”，有近水运之便利，“袁、赣二水合流绕镇而北”。其位于江西省中部、鄱阳湖平原南缘，跨赣江中游两岸，自古誉称为“八省通衢之要冲，赣中工商之闹市”。境内袁水与赣水在萧滩镇合流后一段，波流澄澈，名为“清江”，故此地立县后即以水名命县名。樟树镇相传以盛产樟树而闻名。

一、南国药都历史沿革

樟树镇附近有阁皂山，绵亘于清江、新干、丰城之间，山区草木繁茂，盛产药材，故樟树镇以其特有的药材生产、加工、炮制和经营闻名于世。“水陆交心，商贾云集，为南北川广药材之总汇”，故有“南国药都”之誉，得到“药不到樟树不齐，药不过樟树不灵”的赞美。

据地方志记载，樟树的医药活动，始自东汉建安七年（202）道教人士葛玄，从他到阁皂山修道炼丹并采药行医算起，迄今已有 1800 多年，此地药市经历了兴起、发展与鼎盛的历史演变。

1. 自药摊形成而兴起

东汉永元三年（91），道教创始人张道陵曾在樟树阁皂山一带布道并行医。东汉末年，道教灵宝派“葛家道”始祖葛玄于汉建安七年在阁皂山修道炼丹并采药行医，为此地医药业奠定了基石。

三国时期，樟树经济得以兴盛，商品交易开始萌芽。阁皂山麓、赣江之滨的淦阳一带，街头就有山民席地摆设的“药摊”，售药兼施治。淦阳地势低洼，常有洪水为患，水灾后往往瘟疫流行，有山民采集药材后或巡诊于村舍，或摆摊于淦阳，悬壶施诊，从而开创了樟树医药业之先河。淦阳药摊是樟树最早的医家药商，成为樟树最早的医药交易方式，但摆摊售药没有固定的落脚点，时间也不固定。

东晋时期，葛玄再传弟子、其侄孙葛洪，继承衣钵并发展了葛玄的医学思想，相继在阁皂山筑坛炼丹，采药施治，布道传教。由于“二葛”的倡导和影响，樟树地区从事医药业的人数愈来愈多，售药施诊范围从山区逐步推向市镇。阁皂山历来被樟树医药界人士视为此地医药业的源头，葛玄也被尊为奠基人。

2. 由药墟向药市发展

唐代时，樟树已形成“药墟”的交易。所谓药墟，即专卖药材的草市，草市是商品交换过程中最原始的低级市场。

约在唐开元四年（716），江西通往广东的“大庾岭道”开通，成为南北交通的大动脉。处于这条官道中心的淦阳，地理位置优越，成为岭南与中原交流的孔道，为药材的集散、中转提供了便利。随着交流日益频繁，药材集散初具规模。淦阳本地出产的枳实、枳壳、陈皮、紫苏叶、黄栀子、前胡、白前、荆三棱等药材大量外销，邻近地区出产的药材也前来交流集中转运。粤、蜀、鄂、湘等远地的药材途经大庾岭道和赣江、袁水，也陆续到此进行交易。唐代的对外交流非常活跃，外来药材的品种和数量不断增多，使淦阳地区逐渐形成药材商品集中出售的药墟。

药墟的开辟，使淦阳的药材交易有了固定的场所和固定的时间，从而吸引了药材掮客以及药材摊贩，他们集中在药墟内进行交易。

伴随着药商的增多，药墟逐渐满足不了日益发展的药材市场的需要。“包袱水客”（贩运货物的行商）们迫切需要一个固定的相互交流的场所；药材大量涌入，一时销售不了的药材，也需一个稳妥的保管地点；来往药商还需要有落脚点。于是一些本地人在药墟附近修建起店面，专门为药材包袱水客提供方便，既包办客人的食宿，又代为贮放保管药材，大大减轻了水客的实际困难。于是“货栈”与“药行”等商业模式应运而生。至此，樟树早期药材集散市场逐渐形成。

至宋代，随着药材交易的规模进一步扩大，樟树逐渐成为南方主要的药材集散地。北宋治平年间（1064—1067），朝廷首次派中使（太监）到樟树采购药材。

到了南宋，为适应客商的要求，许多原先的药材货栈扩大营业范围，既供食宿，又供存货，并代为某些药材进行熏烤以防霉去虫等，有的货栈还兼营代客买卖事宜，使得货栈逐渐演变成为兼有牙行性质的药行。药行的出现，方便了各路包袱水客，交易活动日益活跃，交易额不断上升。樟树本地专门经营药材的商人更多，出现了一批专门从事临时囤积药材的转手经营者，就地倒卖而获利。

宋宝祐六年（1258），此地药店林立，建立了药师院，樟树药材市场开始定型化。在药师院附近药摊遍布。每年九月，药师院附近的药墟集中开业，迎接各方药商，逐渐发展成为在东南各省享有一定声望的药市，成为樟树药材庙会的雏形。

元至元十六年（1279），南宋遗民侯逢丙举家从庐陵（治今江西吉安市）迁至樟树开设侯逢丙药店，“设肆制药”，所制饮片成药享誉东南，成为樟树药史上首创设厂制药的著名药师。

樟树在唐、宋、元三代约700年的时间里，从形成药墟并进一步发展为药市。药行货栈应运而生，药店药厂渐次开设，为走向后世的“药材总汇”奠定了基础。

3. 由药码头到药材总汇而鼎盛

宋元以后，樟树工商业逐渐兴起。明代初期，樟树经济复苏，使宋元以来形成的药市成为川、广药材的传统市场。即使在明末，樟树经济处于最不景气的时候，川、广两地药商也没有放弃樟树这一南北要津、药材集散港口，一直同樟树药商友好相处，联手合作，相互支持。

明代前期，樟树已是“阛阓千家，舟车辐辏”的商埠。明宣德三年（1428），惠民药局重新在各地设立，并相应建有“生药库”，收贮药材，这使得樟树药材市场具有更大的吸引力。北药与南药在此相互交流，交相辉映。

明成化二十一年（1485），因水灾造成了赣江改道，却因此开辟了樟树药业发展的新时代。樟树镇因此成为袁水与赣江的交汇处，强化了樟树特有的港口地位，药材集散规模更趋扩大。有资料形容当时樟树药市的盛况："百里环至，肩摩于途"，樟树港口终年有成百艘专门装运药物的船只停泊，几乎成了集散药材的专用码头，呈现"帆樯栉比皆药材"的盛景，被称为药码头。药码头的出现促使樟树药材市场持续多年的经营方式，由原来的零售为主逐步转向主营批发。明崇祯年间《清江县志·土产》记载：（清江）地产白芍、玄参、苦参、粉葛等药材数十种。此外，有粤蜀来者，集于樟镇，遂有"药码头"之号。

明万历年间（1573—1620），樟树改建药师院，更名为药师寺。药码头的繁盛情况反映到明代宫廷之内，朝廷特派太监以中使身份到樟树采购皇宫所需药材。万历三十七年（1609）樟树镇人、行人司行人熊化出使朝鲜，促进了樟树中医药与外国医药的交流，外来药材丰富了樟树的药市交易。

清代，随着樟树药材生产的发展和炮制技艺的进步，各地的药材商人纷至沓来，将各地的药材源源不断运到樟树加工、交流。不少樟树本地人

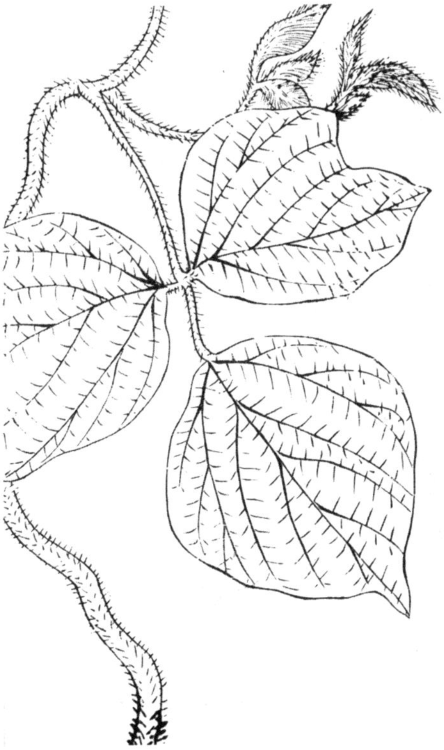

《植物名实图考》中葛的藤叶图

熟悉药市行情，又兼善辨真假，因此外来的客商对这些人相当倚重。由于当地人收取昂贵的佣金，外地药商纷纷开始设立专项经营外地药材的商号。

清康熙年间（1661—1722），樟树药业趋于鼎盛。樟树药商组建药王会，并将药师寺改称药王庙，尊奉孙思邈为药王，每年四月二十八举行庙会。乾隆年间（1736—1795），樟树镇因其“南北川广药材之总汇”之名，与景德镇、吴城镇并列为江西三大名镇。道光年间（1821—1850）樟树药市进入全盛时期，除外地药商开设的50多家药材行号外，本地人开设的药材行、号、店、庄达150余家。其中仅代客买卖、转运的药材行有36家，从业人员有3000余人。光绪十三年（1887）樟树药材行铺集资公建“三皇宫”，祭祀远古三皇伏羲、神农、黄帝，另供奉扁鹊、华佗、张仲景、葛玄、王叔和、皇甫谧、孙思邈、王惟一、李时珍、叶天士等历代医药学家塑像。三皇宫是四方药商进行交易的场所，成为药帮固定活动中心。

借此，明代中期形成的药码头雄风重振，各路药商再次蜂拥而至。川广药商继续携来当地著名道地药材，还带来众多洋药。樟树药界以其主营药材品种，分别对客商结合其经营的道地药材予以尊称，如四川药商为附片客，河南为地黄客等，他们多在药材收获时成批采购，运到樟树销售，成群结伙，终年不断。于是，樟树有了“药不到樟树不齐，药不过樟树不灵”之美誉。

民国时期，中华医药界屡遭挫折，发展艰难，樟树医药业也经历了一段艰苦历程。但江西省内大部分药材仍集中到樟树制作、转运，樟树有“江西全省之药材总市场”称号。

中华人民共和国成立后，樟树药市得到延续。特别是改革开放后，樟树药都的内涵不断丰富，药地、药市、药企三大医药经济要素竞相发展。自1958年樟树恢复了药材交流会的贸易形式，即大家口称的“樟交会”。樟交会的举办使得樟树成为全国四大药材交流中心之一，以中国药都与南国药都之称而享誉全国药界。

樟树药市现今已成为国家级中药材专业市场，樟树市每年举办全国药材药品交易会，当地中药材种植面积更是不断扩大，强化道地药材的生产，制药和药品流通企业聚集效应不断增强，药品生产和流通基地的地位日益凸显。

二、樟树药材“齐”与“灵”

唐宋以后，南方经济与文化日益繁荣，樟树镇的药业也随着发展。明末清初为全盛时期，此时有中药店200余家，各药店还在湘潭、汉口、重庆、九江、南京等城市开设分店，因而樟树药业人员甚多，而且师徒相承，便形成了全国药材行业中有名的“樟树帮”，把药材经营的商业网伸展至全国各地。

地处南方的药都樟树镇，招来了四方药材客商，互相学习，广泛交流，它以独特的鉴别技能、科学的收藏保管方法、精湛的加工炮制技艺、质量上乘的成药产品，逐渐形成了一套完整的药材生产、经营、鉴别、炮制体系。樟树药的“灵”便源于此。

樟树镇在药材生产方面，历来重视培育和引种优良品种，如枳壳、陈皮、

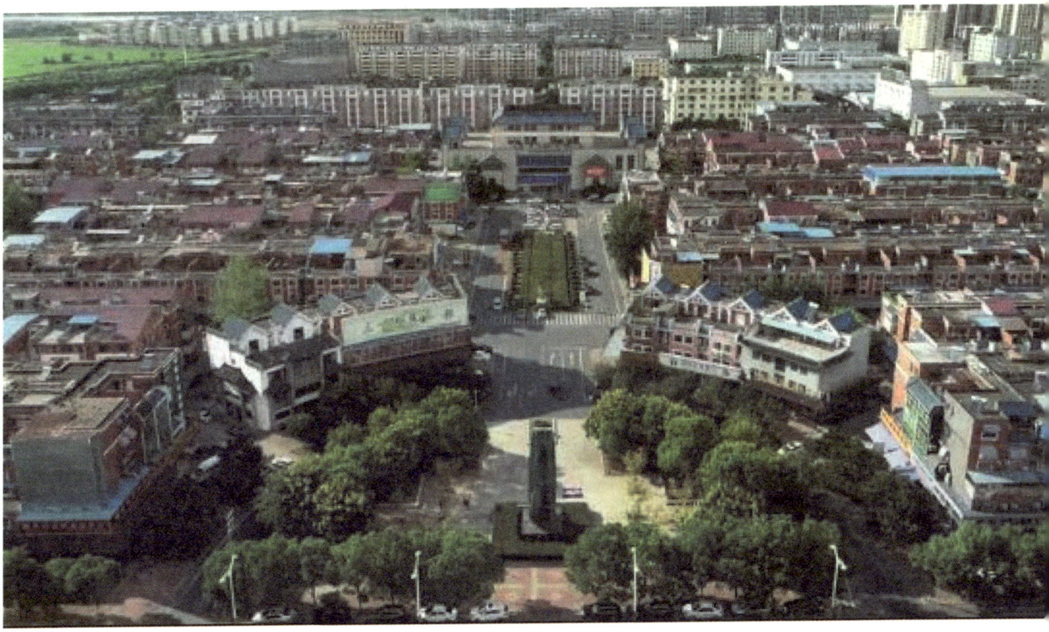

樟树中药材交易市场

吴茱萸，驰名全国。特别是枳壳，北宋元丰年间（1078—1085），樟树地产商州枳壳、枳实以其上乘质量，每年作为贡品向皇宫进贡。

在药材鉴别方面，樟树总结数十代人的经验，口传心授，其眼看法、测量法、手感法、耳听法、鼻嗅法、口尝法、水试法、火试法、金属探测法等方法流传于长江流域各省。“遵古训、讲道地、选优质、欲精良”是樟树经营药材的座右铭，要做到质量可靠，就必须善于鉴别药材。樟树的识药方法，不仅在于识别药材的品种（品名、来源、别名），还包括识别药材的产地、真伪、优劣和质级。旧时药商、药工识药，只靠直观鉴定，即全凭手、眼、口、鼻、耳的感觉，摸其质、掂其重、观其形、尝其味、嗅其气、听其声，就能分辨药材的品种、真伪、质级。樟树各药材行、号、店、庄都有识药的高手，药材一到手，他们就能说出其产地，辨明真假，鉴定质量。

在药材保管方面，樟树创立了一套药物分类方法。根据储藏保管药材的品种、性能、存量、季节等特点，以及储藏保管设备条件等因素，妥善地进行安排，按传统习惯将药材分类，再根据各类药材的特点，采取不同的保管方法进行储藏，使药材便于鉴别和管理，不易混淆。

在药物炮制方面，樟树自葛玄采药炼丹，开创制药活动起，就对药物的炮制格外重视。樟树人采集、炮制中药材世代相传，掌握了许多秘传妙法，无论是炒、浸、泡、炙，还是烘、晒、切、藏，均有独到之处。优秀药工切的药片，“薄如纸，吹得起，断面齐，造型美”，色、香、形、味、效俱佳。如白芍飞上天、木通不见边、陈皮一条线、半夏鱼鳞片、肉桂薄肚片、黄柏骨牌片、甘草柳叶片、桂枝瓜子片、枳壳凤眼片、川芎蝴蝶双飞片等。切出的饮片不仅精细美观，而且能使药材最大限度地发挥药效。

葛洪的《肘后备急方》被樟树后世药界奉为炮制典范，几乎所有樟树药帮药材店号都有24字的炮制规范：“遵《肘后》，辨地产；凡炮制，依古法；调丸散，不省料；制虽繁，不惜工。”南宋侯逢丙“术遵岐伯，法效雷公”，逐渐形成了一套独特的加工炮制技术体系，每一过程，每道工序，都有严格的操作规程和独特的传统做法。历朝历代，师徒口传心记，代有能人，绵延至今。

三、樟树帮媲美京川

樟树帮，曾经与京帮、川帮并称全国“三大药帮”。清乾隆年间，樟树镇内有八成的人“吃药饭”，药材行、号、庄、店近200家，炮制作坊百余处。樟树药商的足迹更是遍布全国，使“樟树帮”名声远扬。

实际上，樟树帮并不限于“樟树人”，而是包括江西临江府五个县的药商。属于樟树帮之人甚众，遍布大江南北主要产药地区的交通要埠。湖南、湖北、江西的药材市场，几乎遍布樟树帮。除樟树药商外，其他地方的药商，特别是两广（广东、广西）、三巴（巴郡、巴东、巴西）的药商，也都顺江而来，云集樟树。

在江西省内，樟树帮以吉安、赣州、南昌为中心，几乎占领了全省的药材市场。南昌是樟树帮实力最雄厚的地区之一。至清末民初，南昌有近40家药店，樟树帮开设的店号约占3/4，其中著名的有黄庆仁栈、樟树国药局、卢仁堂、元生药店等。吉安是樟树帮早期打入的商埠。至民国期间，吉安市面上药材行、号、店有40余家，其中樟树帮就有31家。

除了江西省内，樟树帮的足迹遍及全国。樟树药商以樟树为“大本营”，通过三次外出经商的高潮，逐渐形成了以湖南的湘潭、湖北的汉口、四川的重庆，加上樟树四个中心据点，各据点又再向四周扩展，遍及江苏、浙江、福建、安徽、河南、山西、陕西、辽宁、吉林、甘肃、广西、贵州、广东、香港等地。

樟树帮在组织上进一步健全，反过来又促进了“樟帮”药业经营的发展，形成了以樟树为中心的全国药业网，与当时的京津帮、四川帮相媲美，并以它独特的技艺、卓越的管理、众多的人员、雄厚的资金，占有长江中下游和珠江流域一带广阔的药材市场。

樟树帮对中药炮制的选、润、洗、燥、炒等方面有独到的理论和方法，药材集散与药材加工炮制同步发展，炮制技艺精湛，治疗灵验。

为适应清代药业竞争的需要，樟树帮的经营形式、管理办法、采购销售、药商食宿等都有它自身特点，独树一帜的行、号、店、庄遍布全国，使樟树帮内部药材经营分工更为明细。“行”的特点是“一把算盘一把秤”，资金不需太多，为四方药商代购代销、代运代存；“号”的特点是深购远销，零批趸发，以便垄断货源、控制行情、加速资金周转；“店”的特点是“前堂卖药，后堂加工”，行话叫“兼刀带柜”或“前店后场”，集炮制、卖药、行医为一体；“庄”相当于店号的派出机构，任务是掌握和通报行情，采购药材或转手销售，并与当地药店协调关系。

清道光初年，樟树镇内有药材行、号、栈、庄近200家，其中药行所占比例大，号称“四十八家药材行，还有三家卖硫黄”。在这近200家店中本地药商经营的有百数十家，外地药商以河南、安徽人为主，开设店、栈50余家。

樟树帮这种独特的经营方式，适应性极强，在团结协作的基础上，既可自成一家，各自为战，又可合而为一，共同对外，使樟树帮能将各地药材物产兼收并蓄，贮纳兼备，实力不断增强。樟树帮人的开放包容品质既发展壮大了自己，也为外地人来樟树发展提供了平台，对整个药业乃至经济社会的发展都有很大的推动作用，有力促进了樟树作为药都“齐”和“灵”特色的形成。

樟树在医药方面能从悬壶施诊发展到药墟、药市、药码头，进而成为南北药材之总汇，从经营性到技术性，形成影响全国的樟树帮，正是千万人的赤诚奉献，千百年的艰苦创业，千万次的反复实践，才建立起与人类生命息息相关的医药千秋大业，成为今日的南国药都。总结支撑着樟树药都的三大支柱：一是樟树1800余年的中医药光辉的历史，以及灿烂的中药文化和创造历史文化的先贤们，德术流传；二是樟树的中药炮制自成体系，精湛的加工炮制工艺，在全国中药界享有较高的声誉；三是樟树药材经营坚持三个原则——不卖假药、质量第一、信誉第一，高标准的要求造就了一批识药能人，一代代传承积累了丰富的药材识别经验，保证了樟树经营药材的质量，从而赢得了全国药界的肯定和赞誉。

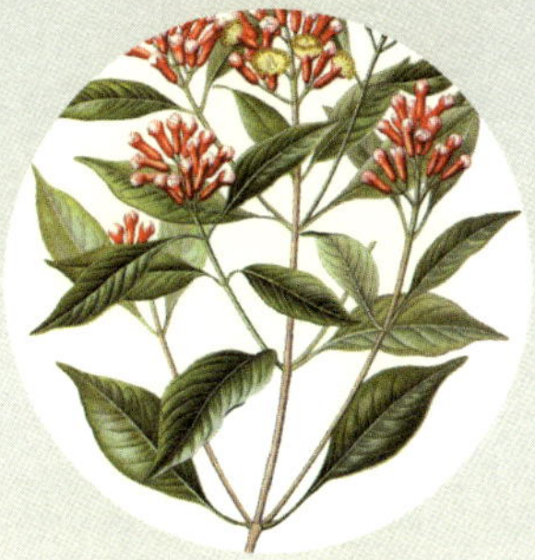

第五章 性从地变 质与物迁

《本草经集注》讲“诸药所生，皆的有境界”，《新修本草》讲“离其本土，则质同而效异”，《千金翼方》讲“药所出州土”，《本草纲目》讲“性从地变，质与物迁”，皆言药物随产地不同而性质有异，是本草强调中药道地性的突出体现。“道地”一词，用指药材货真质优，源自汉唐曾用“道”划分行政区域，《本草品汇精要》正式出现“道地药材”，至明剧本《牡丹亭》中出现“好道地药材”，通过文学语言广为普及。品质为上，循求道地，盘点著名产区，综览道地品质。从中原四大怀药，到江南浙药八味，又有品质鲁药十佳、药聚东北之宝、云贵特产药材、岭南四大南药，异地方物，各展风采。海外舶来的香药珍品，彰显中医药学开放包容、不限疆域、为我所用的特质。

第一节 中原四大怀药

——薯蓣篱高牛膝茂 隔岸地黄映菊花

中原四大怀药，是道地药材中屡被称道的对象之一。

讲述道地药材，最宜从华夏文明发源中心的中原之地讲起，如此，四大怀药就成了道地药材的引领者。人人都说家乡好，自家宝贝当自夸。面对家乡宝贵的道地药材，怀庆府河内县（今沁阳市）出身的清朝名人范照藜，情不自禁地赋予了诗情画意般的宣讲。其诗词曰：

乡民种药是生涯，药圃都将道地夸。
薯蓣篱高牛膝茂，隔岸地黄映菊花。

中药道地药材的四大怀药——怀山药、怀牛膝、怀地黄、怀菊花声誉远播，闻名海内外。四大怀药名称中的“怀”，是过去河南怀庆府的简称，其所辖在现今焦作市全部区域、济源市全部区域，以及新乡市原阳县部分区域。焦作之地，古为冀州覃怀之地，史称河内、山阳、怀州、怀孟、怀庆，俗称怀川。“怀”字所取，乃是太行与黄河的“怀抱”之意。其位置，系北依太行，南临黄河，山河相拱，形如怀抱，形成了一片形似牛角的广阔平原，有“三百里怀川”的称誉。该地区种植山药、菊花、地黄、牛膝的历史已有近3000年，药材道地，质量上乘，因此久负盛名，逐渐形成四大怀药之名号。

一、怀地怀药名与实

1. 历史渊源

清朝道光年间，王凤生《河北采风录》中有一段记载，说明当地环境有“种药草之利”，特别适宜种植药材。其“河北”所指地域乃豫北彰德、卫辉、怀庆三府。其对怀庆府的描述为：

府东西广五百里，南北袤一百三十五里。东南至省三百里，东界卫辉府封丘县，西界山西绛州垣曲县，南界河南府巩县，北界山西泽州府凤台县，东南界开封府荥泽县，西南界河南府洛阳县，东北界山西泽州府陵川县，西北界山西泽州府阳城县。太行雄峙于后，丹河、沁河交流其中。境内诸水，皆发源于西北而归注黄河……所领八县以河、济、温、孟四邑土膏泉沃，厥田为上上，尤以种药草之利为最优。

上述“种药草之利为最优”的地域范围，大致以怀庆府为中心向周围辐射，且黄河水贯穿境内。此处土壤肥沃，水质甘甜，是种植草药的优良地域。这样的地利特点，在《武陟县志》卷十一《物产篇》也有记载：

河朔地多肥美，其近于沁、济间者尤宜于药草，骛利之徒遂舍谷稼而专植他物。武陟较少于河内、温、孟，然亦居十之一二。

怀庆北靠太行山，南临黄河，集山之阳与水之阳于一体，土地疏松肥沃，雨量充沛，光照充足，气候温和，水源丰富，独特的地势使当地土壤含有极丰富的腐殖质，非常适合多种中药材的生长。

地理位置的优越，以及诸多影响药材产出的有利因素，使得产出的四大怀药质量优异。药材道地产地的概念，在本草中形成已久，如宋代寇宗奭《本草衍义》指出：“凡用药必须择州土所宜者，则药力具。”实践证明，怀庆大地所产四大怀药，质量优异，疗效独特。20 世纪 70 年代，国家为缓解怀药产销矛盾，曾经向其他 18 个省区引种怀山药、怀地黄，结果证明外地引种后出现品种退化，药性大减，逊于原产地。

怀药的种植，当地也积累了丰富而宝贵的经验。如明代卢之颐《本草乘雅半偈》对怀药的换茬种植就有记载：

种植之后，其土便苦，次年止可种牛膝。再二年，可种山药。足十年，土味转甜，始可复种地黄。否则味苦形瘦，不堪入药也。

本草典籍的记载说明，在焦作地区，为了保证药材质量，药农对怀地黄、怀山药、怀牛膝实行换茬种植，其中尤以怀地黄对土地的要求最高，在种植一茬后，原种植之地需要将近十年轮作才能复种，方能产出质优的怀地黄。

追溯怀药的种植历史，古地覃怀被人们关注到，夏朝时的覃怀即今河南沁阳、温县周围。据资料记载，远在公元前710年，就有覃怀人用种子种植地黄。唐代孙思邈《千金翼方》开始记载了用根种植地黄的方法。明代，地黄根栽法已经基本取代了种子种植法，方式更为简单，对此李时珍《本草纲目》有总结性陈述：“（地黄）古人种子，今惟种根。”

文献资料清晰地显示，怀庆地区种植四大怀药经历了种植技术不断成熟的过程。除地黄外，其他品种也有载述。如《本草衍义》描述牛膝“今西京作畦种，有长三尺者最佳”，说明牛膝的种植技术当时已经十分成熟。南宋周密《癸辛杂识别集》对菊花栽培有记载：“凡菊之佳品，候其枯，斫取带花枝，置篱下，至明年收灯后，以肥膏地。至二月，即以枯花撒之，盖花中自有细子，俟其茁，至社日，乃一一分种。”

有利可图促发展。清代时此地的药材种植给当地药农们带来了可观的利润。据道光年间撰《河北采风录》载：“沁河以南，地土肥美，栽种药材虽工本较重，而所得资利十倍五谷，其最著者地黄、山药、牛膝等物，获利更厚。”

2. 质优誉广而远传

古代本草对四大怀药道地性的记载颇丰。这四个品种的药材是临床最常用的，它们在《神农本草经》中均列为上品。作为中原人，医圣张仲景也不乏对它们的运用，在《伤寒论》与《金匮要略》中，地黄共出现14次；他使用山药多应用在成药丸剂中，分别为肾气丸、栝楼瞿麦丸和薯蓣丸三方，均见于《金匮要略》。

宋代苏颂《本草图经》记载：“牛膝生河内川谷……今江淮、闽粤、关中亦有之，然不及怀州者为真。”李时珍《本草纲目》忠实表述明代的情况：“今人惟以怀庆地黄为上。”道地产地出产的药材品质优异，自然少不了对品质的严格控制和高标准要求。对于怀地黄来说，以断面是菊花心者为优，明末贾九如《药品化义》记述：“产于怀庆，体粗大内如菊花心者佳。晒干，铜刀切片，忌铁器，合丸，酒浸三日，捣烂用。”

唐代以后，怀药开始被列为贡品。在《新唐书》与《宋史》的地理志中，均有关于怀州土贡牛膝的记载。四大怀药也有在当地更具体的道地产区，并创出名号，如留驾庄和大道寺地黄、大郎寨山药、皇甫村菊花和小庙后牛膝。明清时全国各地怀药商行悬挂“大道寺地黄”的招牌，以示正宗。而怀山药，则以沁阳市山王庄镇大郎寨庙后所产，质量为上乘，凡销往各地的山药必标明“怀郎”字样。历代朝廷征收怀药贡品时也点名要大郎寨产的“郎山药”。

3. 怀药促进了怀商贸易

明代以后，四大怀药被公认为道地药材，药农种植怀药的积极性更高，栽培面积日益扩大，产量也得到提高。此时，怀药贸易日趋繁盛，销售数额与日俱增，怀庆当地商人的出现，使药材贸易更加兴盛。怀商的兴起，先是负贩小商，肩挑车推，而后扩大经营，药商队伍不断扩大，直至出现了“怀帮”。通过药材市场，怀药的贸易连接起产地和消费地，怀商“自己到温县、武陟，购买怀药，自运广陵、汉口自销”。在河南禹州和百泉的药材市场，怀药的贸易十分繁盛，“两地大会，怀帮药商都是主要登场人物，从购入药材苗、贩运，以至于设庄炮制中药出售的过程，几乎都有怀帮药商参与其中”。一年两次的沁阳药王庙药材大会吸引四海客商前来，府属八县的药商纷至府城即沁阳开设药材行栈。

清代中期，禹州城中药材行栈已发展到上百家，杜盛兴、协盛全、保和堂等在全国开有分店的巨商有数十家。怀庆商人还借助圪垱坡庙会、柳园药材大会、木栾店庙会、孟县庙会、武汉药王大会进行药材交流，展示怀地黄的优良品质和严格的炮制工艺。如《孟县医药志》记载，怀商把收来的地黄分成等级，大的运往上海、香港，出售到外国；中等的运往广州、重庆、成都、西安、天津等地，在国内销售或以怀货换其他货。小的多数销四川，并常借百泉、禹州、柳园、孟县、马山口的药材大会做交易。

为了便于怀药贸易，提升怀药知名度，怀庆药商主动集资，建联庄，设分号，先后在武汉、禹州、北京、天津、西安、周口等地建立商号。清康熙年间，怀庆药商形成庞大的怀帮队伍，纵横全国，有“十三帮一大片，比不上怀帮一个殿”之誉，成为国内十三药帮的领袖。为了保障药材贸易的日常供需，便于怀庆商人来往驻扎，怀庆药商于各地药市多建有怀庆会馆或河南会馆；怀药产品通过广州、香港、上海、天津等口岸销往东南亚及欧美各国。

二、四大怀药道地考源

1. 怀山药

山药药材来源于薯蓣科植物薯蓣的块茎，现今全国各地均有栽培。其最早见于《山海经》，如“景山，南望盐贩之泽，北望少泽。其上多草、藷藇”。藷藇，即薯蓣，今之山药。山药得名，是因两犯帝讳的缘故。唐代宗时期，因代宗名李豫，“豫”与“蓣”同音，第一次犯帝讳，薯蓣改名为“薯药”。到了宋英宗时期，英宗名赵曙，“曙”与“薯”同音，第二次犯讳，于是“薯药”又改名为山药。然据《宣和书谱》，王右军有《山药帖》，韦应物有“秋斋雨成滞，山药寒始华”之诗句，韩愈有“僧还相访来，山药煮可掘”之诗句，可见山药之名早已有之。大概因薯蓣之别名甚多，兼以唐宋避讳之故，遂于宋元间逐渐统一以山药为正名，并一直沿用至今。

《神农本草经》对药材只有生境描述，薯蓣“一名山芋。生山谷”。至《本草经集注》始有“生嵩高山谷”的地点描述。嵩高，即今河南省登封市北嵩山，可见河南之地是最早记述的山药出产地。明代《救荒本草》“山药”条讲“怀孟间产者入药最佳”，再次强调河南怀庆山药的优质。清代《本草从新》载：“色白而坚者佳（形圆者为西山药，形扁者为怀山药，入药为胜。俱系家种，野生者更胜）。”说明山药入药已经以栽培品为主。

怀庆地区成为山药道地产区，其所产山药专称怀山药或怀山。《植物名实图考》载：“生怀庆山中者白细坚实，入药用之。”《本草求真》载：“淮产色白而坚者良。建产虽白不佳。”清道光五年（1825）《河内县志》卷十《风土志》记载：“蔬之属，曰薯蓣。一名诸薯，河内为良。……药之属……曰山药。河内最著。”作为供蔬用的薯蓣（山药）即一般所称菜山药，供药用的即为药山药，后来形成道地产品的“铁棍山药”。铁棍山药的特点为质坚实、粉质足、色白、久煮不散，断面呈菊花心状，落地如铁棍之声。此种药用山药，尤以产于沁阳山王庄镇大郎寨村者为佳，称为“郎山药”，加工后称“鸡骨山药”。明洪武二十四年（1391）该地山药就已被列为贡品。铁棍山药有“怀参”的称号，郎山药为怀山药中之上品，以“怀郎”标名。

2. 怀地黄

地黄药材来源于玄参科植物地黄的新鲜或干燥块根，秋季采挖，除去芦头、须根及泥沙。鲜用者，称鲜地黄；或将地黄缓缓烘焙至约八成干，称生地黄；熟地黄为生地黄的炮制加工品。《神农本草经》最早仅记载干

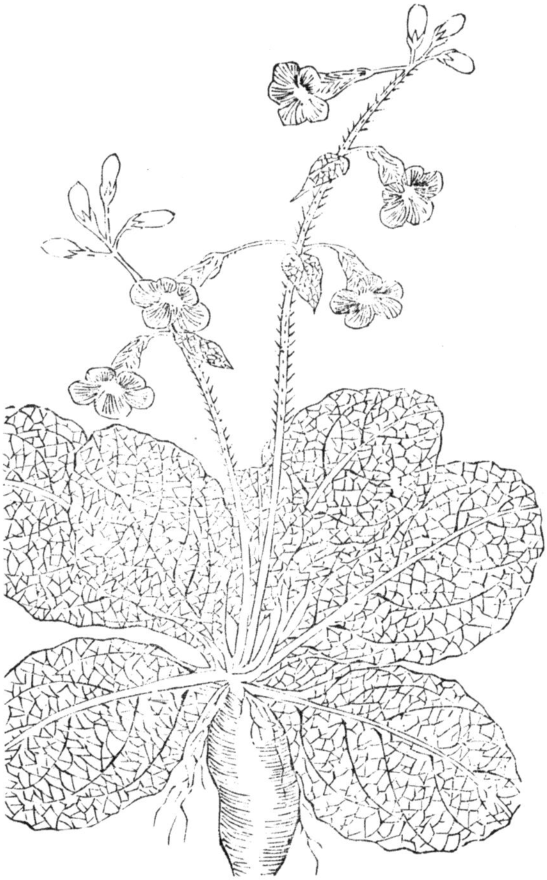

《植物名实图考》中的地黄图

地黄（即现今生地黄品种），称干地黄，“一名地髓”，宋代《本草图经》始记载其名“熟地黄”。

魏晋以前，地黄的道地产区尚未明确。南北朝时期，陶弘景《本草经集注》指出：“咸阳即长安也。生渭城者乃有子实，实如小麦。淮南七精散用之。中间以彭城干地黄最好，次历阳，今用江宁板桥者为胜。”此时彭城是与板桥并列的产地，历阳的地黄也相对突出，但都没有成为优于咸阳的地黄产区。宋代《本草图经》记载：“地黄，生咸阳川泽，黄土地者佳，今处处有之，以同州为上……出同州，光润而甘美。南方不复识。”同州种植的地黄外表光润，质甘味美，其他地方的则难以匹及。明代伊始，同州作为地黄道地产区的地位开始动摇，及至明代中期，怀庆地黄逐渐声名鹊起，并日益受到关注。明弘治年间《本草品汇精要》关于地黄道地的记载为“今怀产者为胜”。《本草纲目》梳理了以往地黄产地的相关知识后，特别凸显了怀庆地黄的品质优异：“今人惟以怀庆地黄为上，亦各处随时兴废不同尔。”至此，怀庆作为地黄道地产区的认知沿用至今。

明清时期，怀地黄质优效佳的记载多见。

> 怀庆生者，多生深谷，禀北方纯阴，皮有疙瘩力大。
>
> ——《本经蒙筌》
>
> 产怀庆者，丁头鼠尾，皮粗质坚，每株重七八钱者力优。产亳州者，头尾俱粗，皮细质柔，形虽长大而力薄。
>
> ——《本经逢原》
>
> 地黄……以怀庆肥大而短，糯体细皮，菊花心者佳。
>
> ——《本草从新》

怀地黄经过培育后，与其他地方所产地黄的显著区别在于：油性大，柔软，皮细，内为黑褐色并有光泽，味微甜，尤其是断面呈菊花心状。留驾庄（今留庄）所产的地黄是怀地黄中的精品，质量佳，历史上销往海内外的地黄以标“留驾庄”为道地。沁阳大道寺地黄，横断面有“菊花心”，成为药商鉴别道地品的重要依据之一。明、清两代，怀药药商门前常悬挂“大道寺地黄”招牌，以示道地。

新鲜采挖的怀地黄可以通过焙干、炒干或晒干等炮制过程转变成生地黄，再通过蒸法炮制为熟地黄，九蒸九晒，直至内外漆黑发亮、味微酸甜方成，药效最佳。“地黄，本产自河南怀庆，以邑城北志公泉水，九蒸九晒，如法炮制之，性味极佳，故有‘醴泉九地’之称。”炮制工艺直接影响熟地黄的功效，据《本草纲目》记载，有用酒煮地黄代替九蒸九晒以次充好者，其疗效不佳。

3. 怀菊花

菊花药材来源于菊科植物甘菊的头状花序，主产于浙江、安徽、河南、四川等地。药材按产地和加工方法不同，分为亳菊、滁菊、贡菊、杭菊、怀菊等；因花色差异又有黄菊花和白菊花之分。白菊花长于平肝明目，黄菊花多用于散风清热。怀菊花属于药用菊花，是四大怀药之一。

南朝梁陶弘景《本草经集注》载：“菊有两种……惟以甘、苦别之尔。南阳郦县最多，今近道处处有之。”南阳菊水与菊花的盛名，屡见于文献称颂。如南朝刘宋盛弘之《荆州记》记载：

> 南阳有菊水，其源旁悉芳菊，水极甘馨。又中有三十家，不复穿井，即饮此水。上寿百二十三十，中寿百余，七十犹以为夭……太尉胡广父患风羸，南阳恒汲饮水，　此疾遂瘳。此菊短，葩大，食之甘美，异于余菊。广又收其实，种之，京师遂处处传置之。

到了唐代，怀地菊花也成了著名道地品种。《本草图经》载：“唐《天宝单方图》载白菊，云味辛、平，无毒。元生南阳山谷及田野中。颍川人呼为回蜂菊，汝南名荼苦蒿，上党及建安郡、顺政郡并名羊欢草，河内名地薇蒿。”可见唐代天宝年间，汝南郡（治今河南汝南县）、上党郡（治今山西长治市）、建安郡（治今福建建瓯市）、顺政郡（治今陕西略阳县）、河内郡（治今河南沁阳市）等，均为菊花的著名产地。宋代《本草图经》载：“菊花生雍州川泽及田野，今处处有之，以南阳菊潭者为佳。”从中可知，菊花原生在古雍州川泽及田野，而以南阳菊潭所产为佳。明清以后，怀地菊花的种植和销售达到了繁盛阶段。

唐宋以后，怀菊花就被列为贡品，其中以沁阳皇府村所产质量最佳。怀菊花以花蕊小、色微发黄、舌状花短而浓密、体质较软、味浓、疗效高而著名。

4. 怀牛膝

牛膝入药所用，为苋科植物牛膝的根。《神农本草经》列牛膝为上品，指出牛膝“一名百倍”。有关“百倍”之名解释颇多，有寓牛之大力的意思，比喻牛膝药效之功。陶弘景认为，牛膝“其茎有节，似牛膝，故以为名”。

牛膝原产地就在焦作。三国时期《吴普本草》记载：牛膝“生河内，或临邛”。陶弘景《本草经集注》说：“生河内川谷及临朐。”河内即河内郡，大致在今河南焦作。临邛在四川，临朐在山东。在牛膝前冠以“怀”

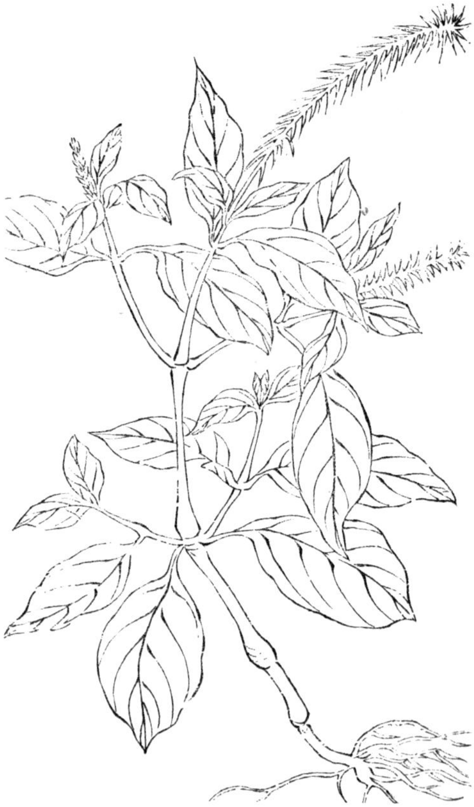

《植物名实图考》中的牛膝图

字的最早文献，是北宋的《本草图经》，该书中说："今江淮、闽粤、关中亦有之，然不及怀州者为真。"《日华子本草》谓牛膝"怀州者长白"。古人认为上佳牛膝应又粗又长，质地细润，色泽白。北宋《证类本草》特称怀州牛膝，之后简称怀牛膝。

怀牛膝的道地地位最晚在唐宋之际已经确立。怀牛膝根肥大而色白黄，髓细小，断面油润。清代范照藜说："牛膝以出沁河北岸，王贺（今属博爱）诸村为良。"《沁阳市志》则载小庙后牛膝为最道地。怀牛膝身条通顺、粗壮，一般直径 1 厘米，长 1 米左右，皮色黄白鲜艳，肉质肥厚，油性大。怀牛膝冬季采挖，一般霜降后，遇霜叶变黑干枯后停止生长；晒干，生用或酒炙用。

第二节　江南浙药八味

——江南三吴胜地　浙药八味称雄

浙江省是我国中药资源大省，道地中药材资源丰富，资源总量和种数均位于全国前列。

浙江省地处东海之滨，山地丘陵多，平原土地肥沃，雨量充沛，气候暖湿，所以盛产中药材。浙产中药，最负盛名的是浙贝母、白术、白芍、麦冬、玄参、菊花、郁金和延胡索，被合称为"浙八味"，这是浙八味具体所指。而广义上的浙八味，则是以主要的八味药材为代表的多种浙江道地药材的总称。

一、浙八味缘起概说

浙八味一般是指以白术、白芍、浙贝母、杭白菊、温郁金、玄参、麦冬、延胡索为代表的浙江道地药材。根据医药典籍记载，浙八味中各药道地性的形成多在明清时期，其中大都经历了东迁南移的历程，才形成具有道地性的浙八味。

1．由个药道地始得合称

浙八味的各种药材在中医临床应用历史悠久，适用范围广。医圣张仲景《金匮要略》中，有58处方剂用到了浙八味所涉药材，尤以白芍、白术居多。清代吴瑭《温病条辨》中，有77首方剂、97次用到了浙八味所涉中药材。

有人认为浙八味名称由来已久，却缺乏具体的文献支撑，无从确认其最早出处。《神农本草经》只记载药物的生长环境而不涉及具体地域。明代李时珍《本草纲目》没有道地药材记载的专项，而将其隶于“集解”项下。关于浙八味中各药道地的记载，只有白术一种药，李时珍引宋代《本草图经》说：“白术生杭、越。”《本草品汇精要》一书在每味药的条目下有专门道地的记载。其中与浙八味各药有关的，只涉及三种药材的产地的描述，分别是白术“杭州於潜佳”，白芍产“海盐、杭、越”，贝母产“越州”。历代本草文献或地方志中，均未曾出现过浙八味的名称，更未曾有过类似的概括。

民国时期《中国医学大辞典》中，浙字条目下的药名只有白术（於术）、贝母（象贝）、乌头、阿胶四药。在《中国药学大辞典》中，浙字条目下的药名也只有四种，分别是贝母、茯苓、乌头、阿胶。两书所载浙药共涉五味药材，其中属于后来确认的浙八味的仅有白术与贝母两种，显然并未受到浙八味概念的影响，也无浙八味之称。

据当代学者郑洪考证相关档案文献，证实浙八味之名最早见于1960年卫生部文件。1960年卫生部向浙江省发文《有关你省中药材生产的几点意见》（〔60〕卫药业字第258号）讲：“浙江省是全国中药材的主要产区，所产的白术、玄参、浙贝、麦冬、白芍、延胡索等八种主要药材在历史上有‘浙八味’之称。”这是首次出现“浙八味”一词的官方文件。此后，其他文献中开始采用浙八味这一说法，而其广泛使用是在20世纪80年代以后。

2．药材种类曾不固定

浙八味所涉种类在传统药业中有不同说法，1960年卫生部文件中仅出现了白术、玄参、浙贝、麦冬、白芍、延胡索六种中药，并没有列全八种。1961年浙江省文件《关于中药材生产问题的联合报告》中提到浙八味时只列出了七种，较卫生部文件多了一味郁金。1963年《中药材生产十年（63—72）规划（草稿）》才明确浙八味具体为“浙贝、元胡、白术、菊花、白芍、元参、麦冬、郁金等八种药材”，将浙产菊花也列入其中。对比之前文件，1956年浙江省农业厅、林业厅、供销合作社联合下发的《布置十三种家种药材1956年度生产任务的意见》要求“白术、浙贝、元胡、菊花、麦冬、元参、白芍、萸肉等八种药材由省列入农业生产计划统一布置”，与当时列入统一生产计划的八味药材相比，可见郁金与山萸肉这两味各有取舍。

山萸肉曾是浙江省重要地产药材。在《中国道地药材》一书中，温郁金和山萸肉下都注明是浙八味之一。然该书“杭菊”条下反而没有此标注。历史上浙江的菊花产量虽大，但主要是作“茶菊”的杭白菊，习供药用的杭黄菊产量并不大，在药材行业中不属大宗产品。菊花主要生产基地桐乡县的相关文献中有记载：“解放后，杭菊花被列为‘浙八味’之一。”后来，被排除在浙八味之外的品种如山萸肉，产量不具优势或许为主要原因。

作为浙江省道地药材的代表，浙八味得到了大力的发展。目前，浙贝占全国总量的90%，杭白菊占全国总量的近50%，延胡索、白术、玄参各占30%以上。“桐乡杭白菊”“樟村浙贝”“瑞安温郁金”等产品还获得国家原产地论证与保护。

3. 扩大品种的新“浙八味”

跨入新时代，为了促进中药材产业的进一步发展，浙江省根据实际情况评出新浙八味。2017年浙江省经济和信息化委员会、卫生和计划生育委员会、中医药管理局、农业厅、食品药品监督管理局、林业厅、工商行政管理局联合下发《关于开展新“浙八味”遴选工作的通知》（浙经信医化〔2017〕256号），在各地推荐和专家审核的基础上，经社会公示投票、专家评审和部门联席会议研究，2018年3月1日正式公布了新浙八味中药材培育品种名单，确定了铁皮石斛、灵芝、衢枳壳、乌药、三叶青、覆盆子、前胡、西红花为新浙八味中药材培育品种。

二、浙八味道地由来

浙江所产的道地药材，源于浙江的芍药，宋代有栽培品，明代浙江成为道地产区；源于浙江的白术，明代浙江栽培品被认为是道地品种；浙江所产菊花，宋代才有栽培品，清代形成道地品种，此后逐渐发展起来；麦冬出产于河南的记载更早，唐代有浙产记载，明代浙江有栽培品；玄参产自浙江，在《药物出产辨》中有记载；浙江栽培延胡索成为正品始于明代中叶；浙江所产温郁金为道地药材由来已久；浙江所产浙贝母，明代始有记载。

1. 浙贝母

浙贝母药材来源于百合科植物浙贝母的干燥鳞茎，又名浙贝、象贝、大贝母。贝母进入本草典籍，始载于《神农本草经》，但未载产地。有学者考证后认为《神农本草经》中所载贝母当为浙贝母。唐代《新修本草》注云："出润州、荆州、襄州者最佳，江南诸州亦有。"北宋《政和本草》记有"越州贝母"，这是浙江产贝母的首次记载。明代《本草品汇精要》一书中贝母专立道地一项："峡州，越州。"峡州贝母即为川贝母，越州贝母即为浙贝母。清代《本草从新》中有象山贝母和土贝母的记载，赵学敏在《本草纲目拾遗》中指出："浙贝出象山，俗呼象贝母。皮糙味苦，独颗无瓣，顶圆心斜。入药选圆白而小者佳。……宁波象山所出贝母，亦分两瓣，味苦而不甜，其顶平而不尖，不能如川贝之象荷花蕊也。"《新编中药志》称川贝母主产于四川西部，西藏南部至东部，云南西北部；浙贝母主产于浙江象山、鄞州、磐安、东阳。

2. 玄参

玄参药材来源于玄参科植物玄参的干燥根，又名黑参、元参、乌元参。玄参进入本草典籍，始载于《神农本草经》，被列为中品。三国时期的《吴普本草》记载："或生冤句山阳。"唐代《新修本草》记载："生河间川谷及宛朐。"宛朐即冤句，今山东菏泽西南、曹县西北一带。宋代《本草图经》记载"今处处有之"。明代《本草品汇精要》记载玄参"道地江州、衡州、邢州”，即江西九江、湖南衡阳、河北邢台。玄参浙产为道地的记载，早期本草文献无寻，最早的见于地方志，如清代《杭州府志》记载：“出仁和笕桥者佳。”民国《药物出产辨》记载：“产浙江杭州府，三月新。”1937年中国生药学泰斗、本草学大师赵燏黄在对浙江所产玄参苗进行栽培观察后，在所著《本草药品实地之观察》中指出：“玄参市品，当以杭州笕桥培植者最为著名。”

《新编中药志》称玄参主产浙江东阳、仙居、磐安、缙云、临安、富阳、桐庐等地。当今玄参药材产量最大应属浙江和四川两省，但以浙江质量为优，为道地药材。

3. 菊花

菊花药材来源于菊科菊属植物菊（甘菊）的干燥头状花序，又名小汤

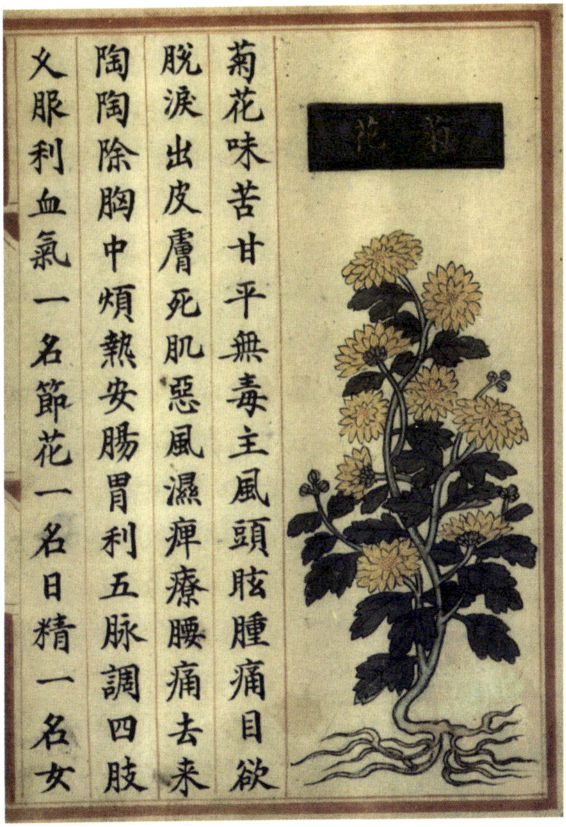

《补遗雷公炮制便览》中的菊花图文

黄、小白菊、纽扣菊。菊花进入本草典籍始于《神农本草经》，被列为上品。《证类本草》引陶隐居云："南阳郦县最多，今近道处处有。"清代《本草纲目拾遗》始有杭州种植菊花的记载："杭州钱塘……乡人多种菊为业。"历史上关于杭白菊的记载也见于明末清初著名农学家张履祥的《补农书》："甘菊性甘温，久服最有益。……黄白两种，白者为胜。"此后，有关杭菊的记载逐渐完善。清代《本草害利》载："杭州黄白茶菊，微苦者次之。"《本草从新》载：甘菊花，"家园所种，杭产者良"。《本草纲目拾遗》引《百草镜》云："甘菊即茶菊，出浙江、江西者佳，形细小而香……近日杭州笕桥、安徽池州、绍兴新昌唐公市……皆产，入药用。"《增订伪药条辨》曰："黄菊，即黄色之茶菊，较家菊朵小、心多而色紫。杭州钱塘所属各乡，多种菊为业。"说明菊花已在杭州钱塘地区普遍种植。

菊花在长期的人工栽培中形成了杭菊、亳菊、滁菊、贡菊、怀菊、济菊、祁菊、川菊等八大品系，其中杭菊、亳菊、滁菊、贡菊为四大名菊系列。杭菊分白菊和黄菊，黄菊习作药用，白菊药茶兼用。杭菊主产于浙江桐乡、嘉兴等地。

4. 白术

白术药材来源于菊科植物白术的干燥根茎，又名冬术、种术，突出产地则有於术、浙术之名。白术进入本草典籍，始于《神农本草经》，被列为上品，其名仅单称为"术"，应当还没有像后世一样区分出白术与苍术。《名医别录》记载："生郑山、汉中、南郑。"陶弘景《本草经集注》中始分赤白，有了苍术（赤术）和白术的区分。宋代《本草图经》中首次出现白术的道地记载："术，今处处有之，以嵩山、茅山者为佳……今白术生杭、越、舒、宣州高山岗上。"明代医家对白术的道地性开始有明确的认识，李时珍在《本草纲目》中记载，"白术，桴蓟也，吴越有之"。明代万历年间的《钱塘县志》记载："白术生杭越，以大块紫色为胜，产於潜者最佳。"明代《本草品汇精要》记载道地产地，称"杭州於潜者佳"。清代《本草从新》记载，种白术"产浙江台州燕山"。清代《本草纲目拾遗》记载有栽培的"象术""台术"以及产自仙居的"野术"；《杭州府志》载："白术以产於潜者佳，称於术。”

现今白术药材以栽培为主，少有野生。主要产区有浙江、安徽、江西、湖南，习以浙江於潜、安徽南部山区为道地，以浙江产量最大。浙白术主要分布在四明山、天目山、天台山、括苍山等山地所在的县市，其中新昌、嵊州、东阳、磐安、天台等县市所产者称浙东白术，杭州一带所产者称杭白术，其中杭州於潜所产於术质最为上乘。

历史上浙江於潜一带山区野生的於术，其形态弯曲而自然，上如“鹤颈”，下肥厚、质糯如“鹅臀”，俗名“鹤颈鹅臀”或“鹤形野术”。其外皮细润质柔，色红黄而有光泽，内心朱砂点众多，味极清香而略甜。其生长年

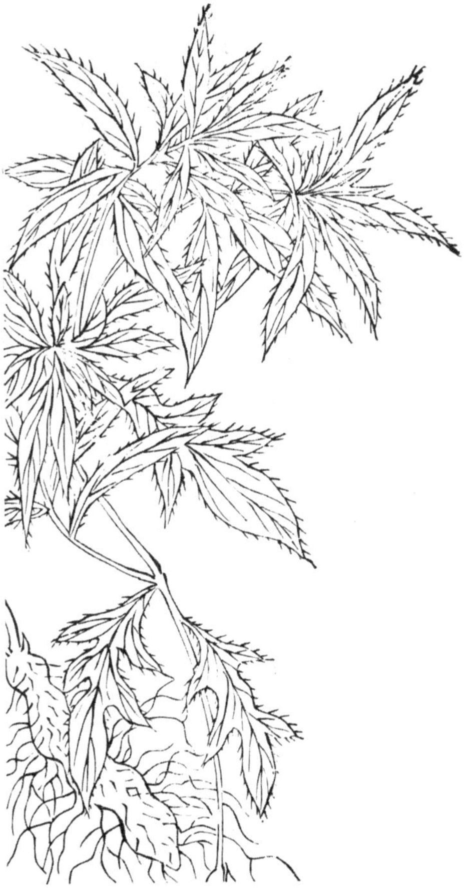

《植物名实图考》中的术（白术）图

限较长，采得后，阴晾至半干，堆闷发汗，使之质糯，肉色褐黄油润，晒干，又名“天生於术”。野生之品，今不可求。

5. 白芍

白芍药材来源于毛茛科植物芍药的干燥根，又名杭白芍、亳芍药、白芍药、金芍药、大白芍。芍药进入本草典籍，始于《神农本草经》：“生川谷及丘陵。”芍药有赤白之分，始于陶弘景《本草经集注》：“今出白山、蒋山、茅山最好，白而长大，余处亦有而多赤，赤者小利。”宋代《太平圣惠方》中将芍药分为白芍、赤芍，使之成为独立的两种药材沿用至今。《本草品汇精要》中将赤芍、白芍分别功用，专条记述，指出道地产地有“海、盐、杭、越”。可见明代浙产白芍已被认定为道地药材。民国《药物出产辨》记载：“产浙江杭州为杭芍，亳芍、杭芍色肉味均同。”1959 年出版的《药材资料汇编》指出：白芍产于浙江、安徽、四川等地。浙江产者称杭芍药，品质最好；安徽产者称为亳芍药，产量最大；四川中江、渠河产者为川芍。

6. 温郁金

温郁金药材来源于姜科植物温郁金的干燥块根，又名温莪术、黑郁金。郁金药用始载于唐代甄权的《药性论》。《新修本草》记载：“此药苗似姜黄……生蜀地及西戎……岭南者有实，似小豆蔻，不堪啖。”孙思邈《千金翼方》记载郁金产自益州。宋代《本草图经》所绘药图有“温州蓬莪术”和“端州蓬莪术”，同时还有“潮州郁金”“澧州姜黄”“宜州姜黄”。经考证，温州蓬莪术即为温州郁金，省称温郁金。《证类本草》中记载的药图，在“蓬莪术”前专门冠以“温州”以示其道地性。宋代周淙《乾道临安志》记载瑞安是莪术、郁金的主要产地，其中以瑞安的陶山、马屿产量最大，生产量居全国首位。

参考《中华本草》《浙江药用植物志》和《新编中药志》，现郁金有温郁金、黄丝郁金、桂郁金、绿丝郁金四种，其中黄丝郁金（广郁金）和绿丝郁金主产于四川温江及乐山地区；温郁金（黑郁金）主产于浙江瑞安；

桂郁金产于广西。

7. 延胡索

延胡索药材来源于罂粟科植物延胡索的干燥块茎，又名延胡、玄胡索、元胡索、元胡。延胡索入药始载于唐代陈藏器《本草拾遗》："延胡索生于奚，从安东道来，根如半夏，色黄。"奚，唐代奚族人居住地区，在今内蒙古西拉木伦河流域；安东道，应为安东都护府，辖境西起今辽宁辽河以东，南及今朝鲜北部和西部。明代以后，延胡索的产地发生迁移，《本草品汇精要》中有"镇江为佳"的记载，随后本草文献均强调"茅山延胡索"。明代《句容县志·土特产》记载有延胡索，说明明代时延胡索产地南移至今江苏一带，并大量栽培。

浙江成为延胡索道地产区的记载主要出现在清代，康熙年间的《本草述》载："今二茅山上龙洞、仁和笕桥亦种之，每年寒露前栽种，立春后出苗。"仁和为杭州旧称。康熙年间的《重修东阳县志》记载，"延胡索生田中，虽平原亦种"，东阳在浙江中部。《新编中药志》称延胡索主产浙江东阳、磐安一带，湖北、湖南、江苏有大面积栽培，全国其他地区亦有引种，而浙江种植面积大，产量大。

8. 麦冬

麦冬药材来源于百合科沿阶草属植物麦冬的干燥块根，又名麦门冬、沿阶草。麦冬进入本草典籍，始于《神农本草经》，被列为上品。唐代《本草拾遗》记载："麦门冬，出江宁者小润，出新安者大白。"江宁即今江苏南京，新安即今浙江淳安西部。宋代《本草图经》记载："麦门冬……江南出者：叶大者，苗如粗葱，小者如韭。大小有三四种，功用相似，或云吴地者尤胜。"可见唐宋时期麦冬的主产区集中在今江苏、浙江一带。明代《本草纲目》记载"麦门冬……浙中来者甚良"，说明浙江已成为其道地产区。民国时期曹炳章《增订伪药条辨》指出："麦门冬，出杭州笕桥者，色白有神，体软性糯，细长，皮光洁，心细味甜，为最佳。"但当时麦冬的主要产区已扩大到四川、云南。《新编中药志》称麦冬主产于浙江杭州、余姚等地，称杭麦冬；四川绵阳等地所产者，称川麦冬。

第三节　品质鲁药十佳

——东阿有井大如轮　山水海岱药尤珍

齐鲁大地，山水海岱，泰山耸立，黄河入海。整个山东地域，地貌多样，物产丰富，药材资源品种多样，有“千年药乡”之称。

首溯《神农本草经》365味药。本于陶弘景《本草经集注》所记郡县，对其药物产地进行统计，书中共有350余种记载有产地名称，按东汉政区分野，以司隶校尉为一部，豫冀兖徐等十二州为十二部，其中兖州大部与青州绝大部分属于今山东地域，可大致体现齐鲁之地药材出产的主要情形。根据王家葵、张瑞贤《神农本草经研究》一书统计，兖州之地出产药物39种，青州之地出产药物13种，两部合计52种，显示该区域药材品种丰富。

研究显示，《名医别录》所记载的有86种药材的产地对应于今山东地区范围。两晋南北朝时期，比之前代，山东地区的药材增加了56种，且药材产地的分布区域有了明显的扩大。隋唐时期，开始强调药材的道地性，山东地区药材种类的记载仍有增加，记载道地药材产地最为明确的是孙思邈《千金翼方》，书中专设“药出州土”栏，其中所载也有山东地区的道地药材。宋代山东地区出产的药材种类未见增加，而且在药材总目中所占比例有所减小。明代山东地区有记载的药材共有632种。清代记载栽种的药材有435种。

山东是独特南北过渡型气候条件，起伏多变的地形地貌，造就了丰富的中药材资源，同时也是全国道地药材主要产区之一。迄至最近，山东省药用资源中，共评选出80种进入山东省道地药材名录，15种进入山东省特色药材名录，以下所介绍的最著名的十种，成为山东省中药材“鲁十味”。

一、金银花

“天地氤氲夏日长，金银两宝结鸳鸯。山盟不以风霜改，处处同心岁岁香。”

金银花美丽可观，得到众多的赞美。它那两两相对的花朵，被人们称赞为像鸳鸯一样，而其花先呈白色与后呈黄色，又恰似金银的黄白一样可爱。

金银花药材来源于忍冬科多年生半常绿缠绕性藤本植物忍冬的干燥花蕾或带初开的花。又称忍冬花、双花、二宝花。金银花味甘性寒，归肺、心、胃经，具有清热解毒、凉散风热之效。用于治疗痈肿疔疮、喉痹、丹毒、热毒血痢、风热感冒、温病发热等症。金银花是治疗各种疔疮肿毒的有效药物，故被称为“消肿散毒治疮要药”。

金银花药材主产地为山东、河南两省。山东道地产区，产品习称“东银花”或“济银花”；河南新密出产者亦为道地药材，习称“密银花”。金银花在山东省各大山区均有野生分布，栽培品种集中在鲁东南，如临沂市平邑、费县、沂南、兰陵、蒙阴等地，以“临沂金银花”著称于世。

二、阿胶

阿胶是马科动物驴的干燥皮或鲜皮经煎煮、浓缩制成的胶块，是我国传统名贵中药，与人参、鹿茸并称“中药三宝”。本草典籍《神农本草经》最早将阿胶列为滋补强身的上品药。明代《本草纲目》称阿胶为“圣药”。阿胶具有补血滋阴、润燥、止血功效。用于治疗血虚萎黄、眩晕心悸、肌痿无力、心烦不眠、虚风内动、肺燥咳嗽、劳嗽咯血、妊娠胎漏、多种出血等症。

郦道元在《水经注》中说：“东阿县故城北……有大井，其巨若轮，深六七丈，岁常煮胶以贡天府，本草所谓阿胶也，故世俗有阿井之名。”阿胶之“阿”字即直述其道地，为东阿之地、阿井之水制备著名皮胶药材的表征：其原产于东阿之地，采用当地得天独厚的阿井水熬制而成的，故名。陶弘景《本草经集注》记载：“阿胶……煮牛皮作之，出东阿。”制作阿胶的原料，最早主要用牛皮，后来医药学家在长期的医疗实践中逐渐认识到，用驴皮熬制的胶比牛皮胶更胜一筹，从而后世专以驴皮制备阿胶。

由于历史区划的变迁，古代出产阿胶的东阿已演变为今日东阿县与平阴县东阿镇，而古阿井所在地则系今日阳谷县阿城镇。以上山东阿胶生产的主要区域，其实也是古今相延续的阿胶生产集中区域，既延续了阿胶生产的传统，更发展成为现代阿胶生产企业。

阿胶生产历史悠久，是传统中药制备工艺的典型代表，其制法讲究传承，工艺独特。过去为手工作坊制作，古代熬胶有历经三次各历三昼夜之说，取其日期，故有九天阿胶之称。传统阿胶制作工艺流程复杂，从原料加工到成胶多达五十多道工序。

正宗阿胶的性状特征，《本草纲目》曾有记述：“当以黄透如琥珀色，或光黑如瑿漆者为真，真者不作皮臭，夏月亦不湿软。”清代东阿镇邓氏树德堂的质量标准为：色如琥珀，光如莹漆，质坚而无异味，夏天不软，阴雨天不变形，遇风不焦碎，服之有神效。

三、丹参

丹参属于参药，其药材来源于唇形科多年生草本植物丹参的根及根茎。丹参花开，紫色招摇，是美丽的观花植物。丹者，赤色，红色。丹参的根茎细长，呈圆柱形，外皮为朱红色，故得名丹参。其药用价值早在《神农本草经》中已记载，被列为上品。山东所产丹参最道地，以泰山为地理标志的山东地域，自古便是丹参药材的道地产区。

《神农本草经》中仅述丹参“生川谷”。《吴普本草》述丹参“生桐柏，或生太山山陵阴”。桐柏山，在豫、鄂两省边境，主峰在今河南桐柏县境；太山即泰山，即今山东泰安一带。其后的《本草经集注》与《名医别录》载述基本与《吴普本草》一致。丹参作为山东道地药材有着悠久的历史传承。丹参是一味养血与活血良药，具有活血祛瘀、凉血清心、养血安神功效。常用于治疗胸痹心痛、脘腹胁痛、癥瘕积聚、热痹疼痛、心烦不眠、月经不调、痛经经闭、疮疡肿痛。

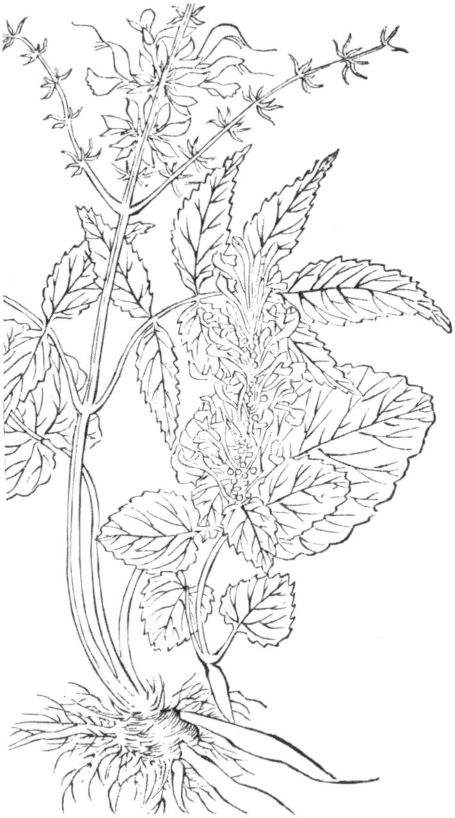

《植物名实图考》中的丹参图

明代缪希雍《神农本草经疏》强调丹参“北方产者胜”。以黄璐琦院士领军的中药道地药材研究团队认为，“北方产者胜”可能指的是历代所记载的山东一带所产丹参。古今相印证的是，现代研究表明山东所产的丹参药材，所含丹参酮类有效成分明显高于其他区域。

清代以前，丹参药材主要为野生资源，至清代始有丹参栽培的记载。山东丹参药材的种植自 20 世纪 90 年代形成规模并逐渐扩大。现今作为大宗常用中药材的丹参，山东绝对是产量大省，主产地在沂蒙山区。

四、西洋参

2021 年 12 月，山东省政府的新闻发布会正式公布了最新齐鲁道地药材名单——山东省中药材“鲁十味”，其中最令人惊奇的，应该是名字被深深地刻下“西洋”烙印的那一味药材，它又怎么能够成为山东的道地药材呢？

许多人有着同样的困惑。因为多数人都知道，西洋参的前世是一味舶来的海外药。至于它是如何在胶东这块山水宝地获得再生，就要从近几十年国内引种驯化西洋参说起。

我国西洋参引种栽培始于20世纪70年代。1975年周恩来总理亲自过问并提倡开展西洋参引种科学研究。当年国家科学技术委员会等部门制订实施了“7510工程”，开始了西洋参的引种。1978年引种研究获得初步成功，其后慢慢推开，至1990年已形成吉林、山东、陕西和北京四大西洋参栽培区。

20世纪末西洋参种植业和加工业蓬勃发展，中国成为继美国与加拿大之后世界上第三大西洋参主产国家。进入21世纪，我国西洋参的引种最终形成东北三省、山东半岛、陕西秦岭与北京怀柔四大主产区。而山东半岛主产区即以文登西洋参种植为引领。

历史上，西洋参的发现就受到地理纬度这一因素的指引。而在西洋参引种上，这一因素又会不会创造出奇迹呢？

山东文登引种西洋参的成功，也离不开其地理因素。文登地处北纬37°，与西洋参原产地同一纬度，夏无酷暑，冬无严寒，无霜期为195天左右，高于同纬度其他地区一倍以上。有关西洋参栽培生态环境研究表明，对1月份平均温度、7月份平均温度、年降水量、年空气相对湿度和无霜期5个指标进行综合考量，得出的结论是山东半岛近海地区为西洋参的生态适宜区域，半岛近海地区的棕壤和黄棕壤也较为适宜于西洋参的生长。

优越的地理条件、严格的管理措施等，让文登种植的西洋参营养成分高于国内外同类产品。在文登，种植历史仅40年的真正舶来品西洋参，已成为道地的中药特产。

要保障西洋参品质持续优良，光有先天优势不行，还必须有科学化、标准化的种植管理体系。文登西洋参的栽培，从选地、整地、种植、施肥、管理，一直到采收、精深加工，都有严格标准。

引种驯化，替代进口。中国通过引种西洋参逐步减少了对进口的依赖，既接近“自给自足”，还参与国际贸易，出口海外。

五、全蝎

全蝎，俗称蝎子，又名钳蝎、全虫。《诗经》中称为“虿”，其尾部毒刺有毒可刺人，遭其误伤，疼痛难忍。对此毒虫，民间自古形成既厌恶又重防害的意识，如对为人狠毒者，有“蛇蝎心肠”之喻。

全蝎多栖息于地堰、石板下，每年秋末进入冬眠，次年清明前后出蛰，昼伏夜出，以昆虫为食。毒虫全蝎可供药用，它又是一味功效显著的良药。全蝎味辛，性平，有毒，入肝经，具有息风止痉、通络止痛、解毒散结功效。常用于小儿惊风抽搐痉挛、中风口眼歪斜并半身不遂、破伤风、风湿痹病、偏正头痛以及疮疡、瘰疬等病症。

全蝎食用与药用皆历史悠久。历史上，唐宋时期就有全蝎药用的记载，载入本草典籍则始见于五代十国时期后蜀的《蜀本草》。宋代唐慎微《证类本草》记载全蝎的道地产地，有“出青州者良”的文字。宋代青州所辖地域，包括今沂蒙山区。由于蒙山北部的气候条件和环境条件非常适宜山蝎的繁殖生长，故山蝎资源极为丰富。蒙山全蝎个大体肥，药用功效显著，是道地贵重药材，有“东蝎”之誉。全蝎是营养丰富的虫类，味道鲜美，可烹调为佳肴。早在清初，炸全蝎便成为孔府家宴中一道名菜，它在民间更受老百姓的喜欢，成为鲁菜名品。

全蝎属于节肢动物。蒙山全蝎，色微红，药用价值高。全蝎主含蝎毒素，为医治诸风要药，因有息风镇痉、祛风攻毒、防癌等佳效而驰名中外。全蝎浸制的药酒，可医治腰酸腿麻、风湿、头痛、牙痛、惊吓等多种病症。

六、蟾酥

珍贵动物药蟾酥，来源于蟾蜍科动物中华大蟾蜍或黑眶蟾蜍的耳后腺及表皮腺体的分泌物，白色乳状液体或浅黄色液体，有毒。从蟾蜍的腺体提取浆液，干燥，上色，密封保存后可以入药，主入丸散制剂之中或供外用。

蟾酥味辛性温，归心经，具有解毒、止痛、开窍醒脑功效，可用于治疗疔疮痈疽及一切肿毒，还可用于治疗小儿疳疾、脑疳等症。

蟾蜍在中国传统文化中有“月中精灵”的传说，并且与药用息息相关。在中国古代民俗中，蟾蜍、蜈蚣、蝎子、毒蛇和蜘蛛被并称为“五毒”，它们被民众视为毒邪和瘟疫恶疾的代表，当被医药所用，它们又成为祛邪治病的灵药。毒药祛疾，中医学就把取自蟾蜍的蟾酥用作以毒攻毒的良药，在临床上有广泛的应用。从现代研究来看，蟾酥所含有的甾体物、生物碱等生物活性物质具有解毒、镇痛、开窍、抗肿瘤等广泛而高效的药理作用。

历史上山东所产出的蟾酥是名贵的道地药材，因酥质优良被誉为“东酥”或“光东酥”，尤以地处鲁东南的临沂为道地蟾酥的主要产地，除供国内药用需求外，并出口日本、韩国及东南亚。

蟾酥药用在《名医别录》中被列于下品药，彰显了其毒性强烈。唐代甄权《药性论》记载其原名为“蟾蜍眉脂”，载明了其采自何处。《本草衍义》始有“蟾酥”之名。李时珍《本草纲目》对取酥与加工方法加以记述：“取蟾酥不一：或以手捏眉棱，取白汁于油纸上及桑叶上，插背阴处，一宿即自干，或安置竹筒内盛之。”所记载的蟾酥采治方法以及蟾酥性状，与现今蟾酥制作仍然是一致的。

干燥的蟾酥饼呈扁圆形，表面光亮，紫红色或棕褐色，边缘稍薄，中间略厚，上面微凸，下面平或微凹，光滑，质坚而韧，不易折断，断面棕褐色或紫红色，半透明胶质状，微有光泽，沾水即呈乳白色隆起，气微腥。若微量尝试，味初甜后有持久的麻辣感，粉末嗅之作嚏。

七、黄芩

黄芩这一味药应当对李时珍产生了重要影响，成为他记忆中最为深刻的药：“药中肯綮，如鼓应桴，医中之妙，有如此哉。”这些写入《本草纲目》中的文字，正是李时珍对黄芩疗效的赞叹！一味黄芩，正是李时珍的救命药。

李时珍 20 岁时，患了一场“骨蒸”重病，拖延很久，请医服药，却是越来越重，大都认为必死无疑。最终父亲李言闻想到李东垣用一味黄芩汤治肺热，就重剂用了黄芩，单方顿服，竟立马收效，很快痊愈。愈后李时珍参加了在武昌的乡试，结果未中。正是在这前后，他三次科举连续失败，李时珍从此下定了钻研医药的决心。他致力于精研药物，最终撰成了《本草纲目》。

黄芩药材来源于唇形科植物黄芩的根，它是一味清热解毒的良药。它不仅与《本草纲目》密切相关，而且与山东也有密切联系，从古到今山东都是它的道地产区。黄芩味苦性寒，归肺、胆、脾、大小肠经，具有清热燥湿、泻火解毒、止血、安胎功效。

黄芩在《神农本草经》中已经收载，被列为中品。其产地在本草典籍中首见于《本草经集注》，该书记载黄芩“生秭归川谷及冤句”。秭归在

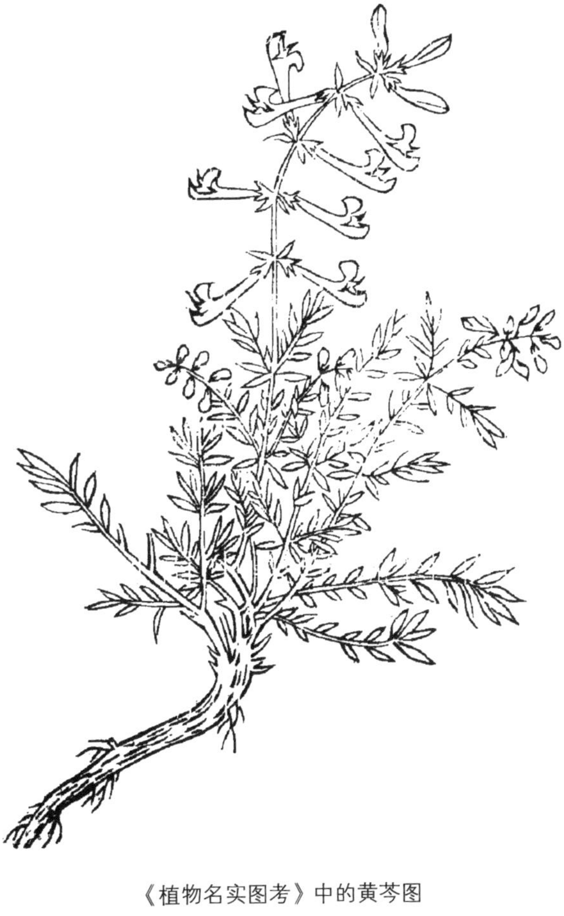

《植物名实图考》中的黄芩图

今湖北省西部，冤句在今山东菏泽西南，说明山东最早就是黄芩的道地产区之一。唐代《新修本草》记载：“今出宜州、鄜州、泾州者佳，兖州者大实亦好，名豚尾芩也。”唐代兖州所产黄芩也是优质药材。尤为强调的是，山东兖州的黄芩以根大饱满为好。

历史上山东地方志对黄芩多有记载，不仅记载在《山东通志》中，也记载在各府县的地方志中，如《淄川县志》《临朐县志》《日照县志》《海阳县志》《即墨县志》《章丘县志》《文登县志》《济南府志》《菏泽县志》《增修登州府志》《长清县志》《续修博山县志》等。

山东的黄芩药材产量是具有优势的，黄芩为山东省大宗道地药材。从历史上早期主要采挖野生品，到野生与栽培品并用，到现今主要以栽培品供应。野生黄芩出产最多的，是青岛、烟台、威海、临沂等地，以青岛和文登（属威海）所产最为著名，有“条芩”和“文芩”之称。人工栽培以胶南（今青岛西海岸新区）发展较早，规模大，产出量大，质量尤为优异。

八、北沙参

北沙参，又称莱阳沙参，药材来源于伞形科植物珊瑚菜的干燥根。其药用始载于《神农本草经》，被列为上品。陶弘景将其列为五参（人参、苦参、玄参、丹参、沙参）之一，但并无南北沙参品种的区分。李时珍《本草纲目》释其名：“沙参白色，宜于沙地，故名。其根多白汁，俚人呼为羊婆奶。”

沙参药材区分为南北两种始自清代。张璐《本经逢原》记载“有南北二种，北者质坚性寒，南者体虚力微”。沙参品种分化，令北沙参成为优质沙参的代表。而北沙参在山东莱阳形成道地药材。北沙参味甘、微苦，性微寒，归肺、胃经，具有养阴清肺、益胃生津功效。

北沙参在莱阳已经有500余年的栽培历史。莱阳出产北沙参历史悠久，质量最佳，故享有“莱阳沙参”的称号。近代陈仁山《药物出产辨》记载药材的道地产地，即载“北沙参产山东莱阳”。据《莱阳县志》记载：“沙参……性宜松土，故产于（莱阳）五龙河沿岸者，品质尤良。”目前莱阳的主要产地为高格庄、穴坊、大夼、羊郡、姜疃等乡镇，均处于该市五龙河沿岸，由于上游泥沙冲积，其土质疏松肥沃，多为细沙壤土，排水性能良好，非常适宜北沙参的生长。

《中药志》记载，北沙参主产山东莱阳、烟台、文登，其中以莱阳高格庄镇的胡城村产品最著名，称“莱胡参”，其主根顺直匀长，长可达 1 米，须根极少而且细短，加工后，药材细长坚实，色白而光润。优质的莱阳沙参表面淡黄白色，略粗糙，质脆、有粉性、易折断。其生态习性为喜温暖湿润，抗寒，耐干旱，适宜在沙土和沙质土壤中生长。出口国外的莱阳所产北沙参，为示质量优异，曾特别标示以“莱胡参”的称号。

九、瓜蒌

瓜蒌药材来源于葫芦科植物栝楼或双边栝楼的干燥成熟果实。其根茎入药即为药材天花粉。有关栝楼的记载，最早见于《诗经》，曰“果蠃之实，亦施于宇”，果蠃即栝楼。其入药收载于《神农本草经》，正名为“栝楼”，为中品。现今栝楼用为植物名，而瓜蒌用为其果实的药材名。

马山瓜蒌是山东著名的道地药材，道地产区即今济南市长清区马山镇。马山镇清代以前就开始种植栝楼，迄今有 300 多年的历史。据《中国道地药材》记载：“用果者山东长清为道地之一。”《山东道地药材》记载：瓜蒌“以长清产量最大，质量最好”。马山瓜蒌因其个大、皮厚柔韧、糖性足、色橙红、焦糖气浓等特点享誉国内外。

栝楼为多年生草本植物，其果实的瓜瓤为棕黄色。干果味甘，其根（天花粉）、果、果皮、种子都供药用。瓜蒌味甘、微苦，性寒，归肺、胃、大肠经，具有清热涤痰、宽胸散结、润燥滑肠功效。用于治疗肺热咳嗽、痰浊黄稠、胸痹心痛、结胸痞满、乳痈、肺痈、肠痈和大便秘结。瓜蒌制剂对冠心病、心绞痛有一定疗效。

十、山楂

山楂果很早就被华夏先民食用，但山楂果药用并没有出现在《神农本草经》或《本草经集注》中。首载山楂“能消食”的本草文献，为南宋王介《履巙岩本草》，书中名为“棠毬”的山楂，文字记载为“小儿呼为山里果子者是也。能消食”。但此文献李时珍并没有看到，《本草纲目》在山楂“集解”项下竟然说它“古方罕用”，“自丹溪朱氏始著山楂之功，而后遂为要药”。

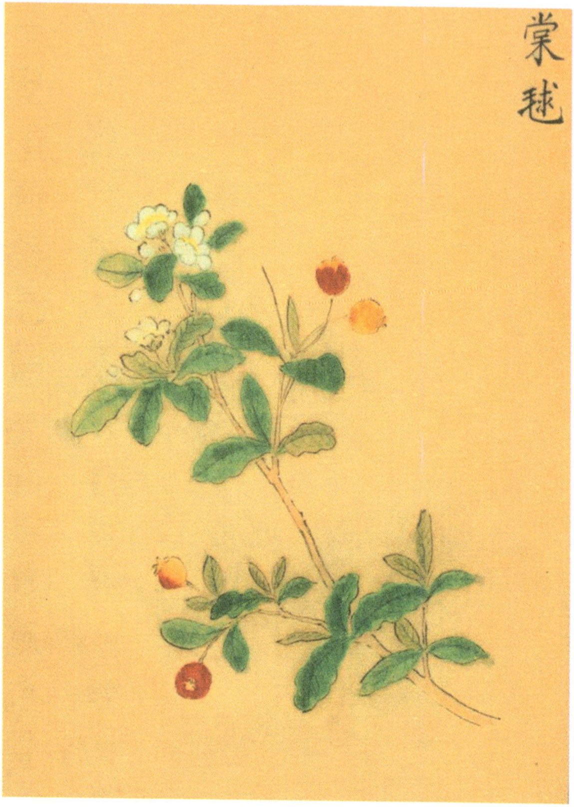

南宋王介《履巉岩本草》中的棠毬（山楂）彩绘图

本草典籍中很少涉及山楂的道地产地。所能追溯到的，始见于北宋苏颂《本草图经》，其描述得到《本草纲目》转载：“颂曰，棠梂子生滁州。”即今安徽滁州。

山楂分布区域广，产地并不局限。首先人们有北山楂优于南山楂的认识。如清朝杨静亭《都门杂咏》中有首诗《山楂蜜糕》：“南楂不与北楂同，妙制金糕数汇丰。色比胭脂甜若蜜，解酲消食有兼功。”诗中所吟的金糕，乃指北京汇丰斋的山楂糕。通过赞美北京汇丰斋的金糕，肯定北山楂更为优质可口。《植物名实图考》“山楂”项下所载“北地大者味佳”正与其相符。

近现代以来，山楂最终形成了新的道地产地。20 世纪 80 年代，农业部选定的七个全国山楂基地县，山东省就占有两个，分别是平邑县和临朐县。山东现已发展为质优量大的山楂主产地，成为国内山楂五大主产区（山东潍坊、河南安阳、河北承德、山西运城、广西河池）之一。

山东山楂优势产区有潍坊、沂蒙等地。据《青州府志》记载，青州栽培山楂距今已有 500 年的历史，敞口山楂是青州山区主要果树品种之一，品质与产量均位于全省前列。临沂费县山楂，据《费县志》记载，明清时期已是当地重要果属之一，近半个世纪以来，费县先是建立了山楂密植园，后推广幼树矮化密植技术，形成多品种发展的格局；临沂平邑天宝山山楂，据《临沂果茶志》记载，自清朝康熙年间就有种植，树势强健，品质优良；潍坊临朐三山峪大山楂，40 多年前就形成规模化栽培，发展势头强劲。

近代陈仁山《药物出产辨》，认证了山东青州等地所产的山楂为道地药材。据其记载："山楂肉，产山东青州、东安、安丘等处。惟以青州为好。"其中东安系古代时所置东安县，大致在今沂水和沂源东南一带。此成为沂蒙产道地山楂之原始。

第四节　药聚东北之宝

——森林孕育灵草异兽　东北三宝药占其先

辽阔富饶的东北，江河纵横似网，群山环绕如屏，平原沃野宛若碧玉嵌卧其中。大东北环境幽美，土地膏腴，百宝汇聚，物产丰盛。无怪乎乾隆皇帝《盛京赋》有赞："四蹄双羽之族，长林丰草之众，无不博产乎其中。"

东北属中温带与寒温带气候，长白山和大小兴安岭山高林密，野生动植物资源都很丰富。东北是满族、朝鲜族、蒙古族等少数民族集中活动的地区，但人口相对稀少，农业开发较晚，而采集和捕获更是山区重要的经济活动方式。几千年来，东北的人参、貂皮、乌拉草、鹿茸、海东青、鲟鳇鱼、桦皮、松子等许多名贵物产，一直闻名遐迩。

“东北有三宝。”随着时代的发展，社会生活的变化，东北三宝的内容也有所变化。富饶的东北，百宝汇聚，奇珍遍地，如欲罗列，指不胜屈。所谓“三宝”之三，只是略择数种作为代表而已，或者说“三”本来就有众多之意，因此东北三宝也可以理解为东北百宝。早期所说的东北三宝指的是人参、貂皮、乌拉草。乌拉草也叫薹草，是东北遍地都有的莎草科植物。因过去东北居民冬季多在用皮子缝制的“乌拉”（棉鞋）中絮满晒干后加工柔软的乌拉草，穿起来异常轻暖，御寒效果极好，几乎人人离不开它，故属三宝之一。随着生活水平提高，乌拉鞋逐渐被淘汰，乌拉草也逐渐失去了三宝之一的地位，而由贵重药材鹿茸所取代。所以如今的东北三宝主要指人参、鹿茸、貂皮，尤以中药材资源人参与鹿茸最为珍贵，几乎占尽了东北三宝的风光。

一、人参

人参被誉为“千草之王”或“百药之长”，是驰名中外的珍贵药材，列为东北三宝之首。人参药用历史悠久，为家喻户晓的补益药。人参之名，最早见于《神农本草经》，被归为上品药。从功效来看，人参补益功能强大，真所谓“人参功载本草，人所共知”。

人参药材来源于五加科植物人参的根和根茎。野生者名野山参或山参，栽培者称园参。园参一般经栽培六七年后收获。野山参主要产于东北三省，量少，尤其当今从资源保护的目的出发，国家已取消野山参的药用标准。人工栽培的园参，主要产地为吉林、辽宁，黑龙江省亦产。采挖鲜参，洗净后，经干燥者称生晒参；经蒸制后干燥者称红参；加工断下的细根称参须。整参切片或粉碎后供药用。

人参系阴生植物，不管是幼株和成株都忌阳光直接照射，因此野山参多生于深山的针、阔叶混交林下。根据其生长习性，栽培人参需架设遮阴棚，并且需要倒茬，才能完成其六七年的生长周期。仿野生状态下的移山参或林下参，人工干预少，生长周期长，品质优于园参，更接近于野山参。

在早期的文献记载中，东北所产野生人参称辽东参或辽参。但历史上人参的出产地并非仅局限于东北地区，如山西上党一带也曾出产人参，后来到明代资源已完全枯竭。此还体现在东汉许慎《说文解字》中对“参”字演变的描述：“蓡，人蓡，药草，出上党。”

历史文献中关于东北人参开始应用的年代，有据可查，比较准确的说法，是在东晋成帝咸康年间（335—342）。根据《太平御览》著录慕容皝《与顾和书》，其信中说：“今致人参十斤。”这里的人参就是东北人参。《名医别录》中明确记载人参“生上党、辽东”，肯定了上党人参和东北人参。

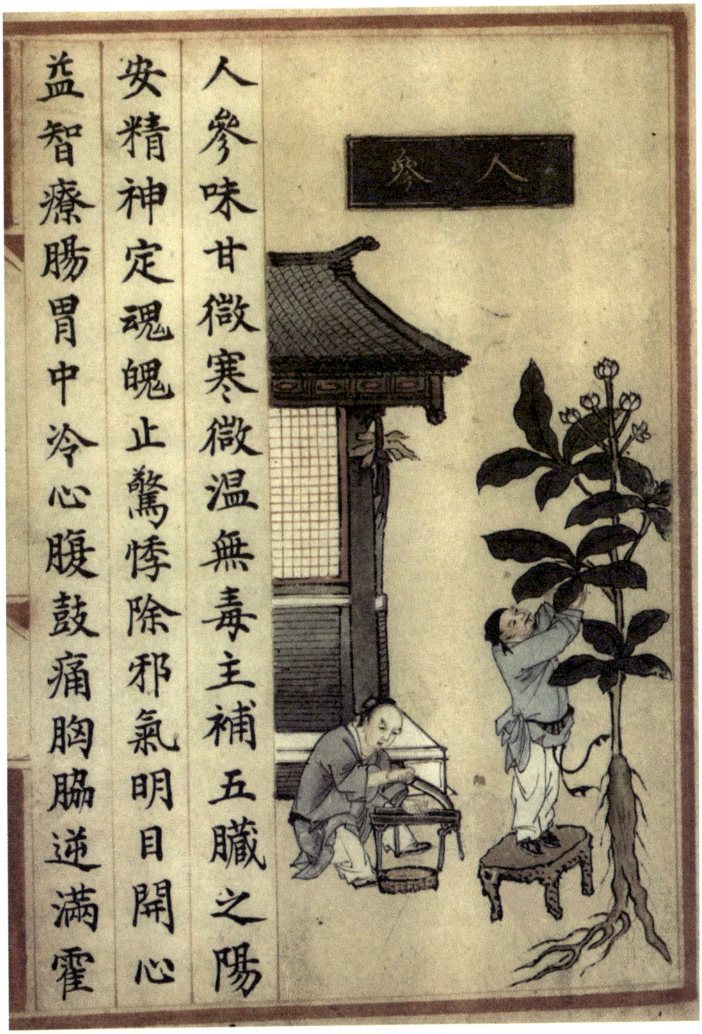

《补遗雷公炮制便览》中的人参彩绘图。人参植株高大系进行了艺术性渲染，仍写实地描绘了五匹叶与开白花的细部特征

梁代陶弘景《本草经集注》，不仅记述人参产自上党、辽东，还详细描述了药材来源、性状及质量状况，并载述了古人所作的“人参赞”：

三椏五叶，背阳向阴。欲来求我，椴树相寻。

宋代以后，人参的采挖与贩卖很普遍，出现了人参的自由买卖和小规模的人参市场。明代东北人参业发展空前绝后，辽参的采集与贸易需求急剧增加，人参的价格不断提高。人参的输出渠道也比较复杂，有辽东都司和女真的贡参，有马市上繁荣的人参贸易，也有民间的私相买卖。参类市场上辽参成为主体，朝鲜所产之参也有输入。李时珍《本草纲目》记载：“今所用者皆是辽参。其高丽、百济、新罗三国，今皆属于朝鲜矣。其参犹来中国互市。”

清代辽参的道地性愈加突出，栽培品已经应运而生，野生人参愈发珍贵。人参产业的发展繁荣，表现在更大规模地进行集体采集，竭力扩大采挖区域，出现了专门从事人参贸易的“商胡”。同时，清政府把东北地区人参的买卖严密控制了起来，从生产（采挖）和流通领域把人参紧紧地掌握在手中。在不同的历史时期，清廷先后实行了八旗专卖、参厂交易等垄断制度，控制人参贸易。在野生人参产量锐减的形势下，人工培植的人参开始在市面流通。人参资源的稀缺，还对人参代用品产生了需求，这导致了西洋参的发现。

最信服人参功效的一位外国人，是身为传教士的法国人杜德美。是他亲服有验，继而又引领了西洋参的发现，并使之成为一味海外中药。

清康熙四十八年（1709），杜德美被康熙皇帝派往“满洲人的发祥地”进行地理测绘。在接近朝鲜的一个村子里，他亲眼见到了从此处山中采挖的四棵完整的人参。他拿出一棵，根据原样大小，尽其所能绘成了它的形状图。

见到中国人视为宝贝的人参真面目，令杜德美感到无比神奇，嗣后写了一封信，详细地描述了它，并附上了实地绘制的药图。他的这封信一经寄出，令西方人大开眼界，还直接导致了西洋参的发现，而它本来是当作人参的代用品去寻找的。杜德美的信，写于1711年4月12日，不仅有他亲见人参的描述，也有他亲尝人参的神奇功效：

在画完这株人参的图像后，我给自己号脉以了解脉搏情况；然后，我服用了半支未经任何加工的生人参。一小时后，我感到脉搏跳得远比先前饱满有力，胃口随之大开，浑身充满活力，工作起来从没有那样轻松过。不过，当时我并不完全相信这次试验，我认为这一变化或许起因于我们那天休息得较好。然而，四天以后，我工作得筋疲力尽，累得几乎从马上摔下来，同队一位中国官员见状给了我一支人参，我马上服用了半支。一小时后，我就不再感到虚弱了。从那时起，我好几次这样服用人参，每次都有相同效果。我还发现，新鲜的人参叶子，尤其是我咀嚼的（叶子上的）纤维部分，差不多也能产生同样效果。（据《耶稣会士中国书简集》）

辽宁省宽甸县振江镇石柱子村有赓公德政碑，据碑文记载，清光绪十八年（1892）以前，此地人参栽培业已形成特有的产业，是维持当地居民生计的重要财源。至今仍有石柱参投放市场。

现今辽宁和吉林是人参的主要栽培地，除供国内需要外，每年还要向国外出口，尤以韩国进口我国人参为多。

二、鹿茸

鹿茸，即雄性梅花鹿或马鹿的新生角，在骨心上有嫩皮包裹，尚未骨化且密生茸毛。若长成熟则完全骨化，称为茸角，并且最终会脱落掉。

鹿的全身是宝，鹿茸、鹿角（干角）、鹿尾、鹿筋、鹿鞭、鹿血等都是名贵药材，有补精髓、壮肾阳、健筋骨等多种疗效；鹿肉可食。

鹿茸味甘、咸，性温，归肾、肝经，具有温补肾阳、补益精血功效。其进入本草典籍最早见于《神农本草经》，被列为中品，“味甘，温。主治漏下恶血，寒热，惊痫，益气强志，生齿不老”。《本草纲目》引《日华子本草》，称其“生精补髓，养血益阳，强筋健骨，治一切虚损”。总之鹿茸是一味滋补强壮药。

临床上鹿茸用于治疗肾阳不足、精血亏虚的性欲低下、阳痿、遗精、房劳腰痛、精少不育等病症。既可单用，也可与人参、肉苁蓉、巴戟天等同用。对于素体阳气亏虚、体质衰弱的老年男性，实乃治疗保健佳品。鹿茸补肾益精血，治久病血虚、再生障碍性贫血及多种慢性疾病，常与熟地黄、当归、枸杞子等合用。其强筋骨，助发育，能治小儿发育不良、齿迟、行迟等症。

东北鹿茸的滋补强壮，得到清朝宫廷的偏爱。乾隆帝可是中国历史上比较长寿的皇帝，他特别推崇含有鹿茸的滋补方龟龄集，据史料记载，乾隆皇帝谓之是“不可一日不服”的仙方。他的另一个延寿医方“健脾滋肾壮元方”也以鹿茸为主药。咸丰皇帝体质虚弱，他也经常服用鹿茸，还喜欢喝鹿血。慈禧太后经常吃一款培元益寿膏，以求延年益寿、永葆青春，其中主药也是鹿茸，清宫御医在为慈禧熬制的外用膏药中有时也使用鹿茸。

梅花鹿已列为国家重点保护动物。供使用的鹿茸等产品完全依靠人工饲养获得。现今的东北人工鹿场多分布在适宜鹿生活的山区和半山区。有的利用柞树叶、羊草、豆荚皮、玉米秸等为粗饲料，豆饼、高粱、麦麸为精饲料进行圈养；也有的在围起的林地中放牧。养鹿业已成为东北一种特殊的牧业经营项目，可提供鹿茸等产品销往国内外。

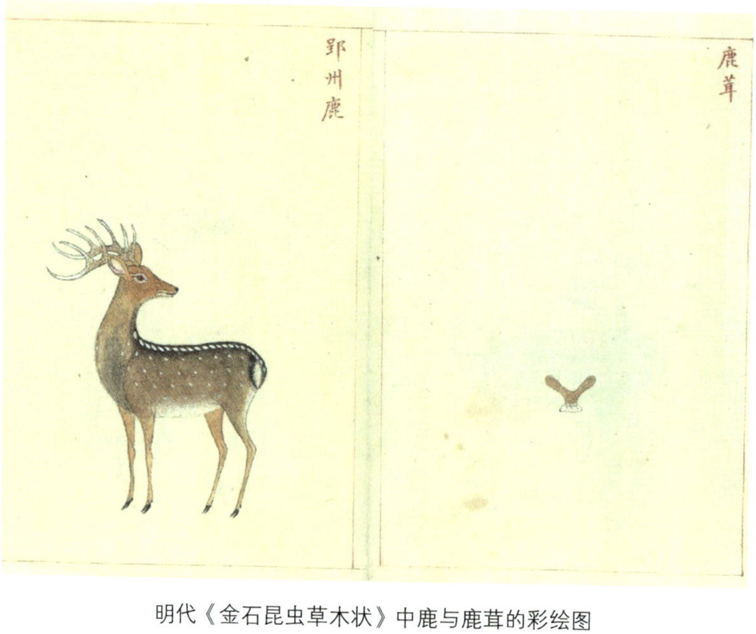

明代《金石昆虫草木状》中鹿与鹿茸的彩绘图

三、辽药关药及营口港

人参与鹿茸，可谓以药味几乎占尽了东北三宝的光彩。其实，除了人参与鹿茸，东北地区还有一些珍贵地产药材，其道地性有时专门在药名中加以“关”或“辽”字。“辽”特指辽宁所产，而“关”字指的是山海关以北的东北三省，甚至包括了内蒙古自治区所出产的某些道地药材。东北道地药材如北五味子（辽五味）、辽细辛（北细辛）、刺五加、关防风、辽藁本、牛蒡子（大力子）、北柴胡等，也在国内外享有盛名。

东北药材曾经由辽宁沿海的港口城市营口出口国外。营口港自清朝咸丰十一年（1861）开埠，成为我国东北第一个对外开埠的通商口岸，距今有 160 余年历史。营口因此成为东北地区近代著名的中药材集散地，其中医药市场鼎盛百余年，在 1911 年前后为药商交易的辉煌时期。据统计，从 1867 年到 1872 年，从营口港出口的人参数量逐年增加，1872 年共出口人参 763 担，其中有 51 担野山参。港口鹿茸出口的数量也很大，1866 年从营口港出口 49 对，到 1867 年为 255 对；1866 年小鹿角在营口港出口 146 对，后逐年上升，到 1901 年出口达到 1829 对。人参和鹿茸的出口成为营口港贸易的一大特色。营口港也出口其他中药材，虽药材价格远不及人参、鹿茸，但出口量也较大，如柴胡、车前子、赤芍、金银花、防风等有 40 余种。1932 年前后，营口市场常见药材达到 300 多种。

第五节　云贵药有特产

——西南山川美　三七天麻真

云南、贵州二省，合称云贵，位于我国西南部，是一片海拔一两千米的高原。东部多岩溶地貌，中部为红层湖盆，西部入横断山系。地形地貌深度切割，气候垂直差异明显，生态环境复杂，自然植被类型多样，植物种类繁多，境内既有丰富的温带植物，也有丰富的热带植物，因此中药资源十分丰富。

我国西南地区药材丰富，素有“川广云贵，道地药材”之誉，云南与贵州的优质品种尤多。特殊的自然生态环境蕴藏着许多珍贵的中药材资源，尤其是在边远的大山深处生长的中药材更为珍贵，数量既多，且分布面广，所出药材奉为特产。

一、云南道地药材

云南省誉称“动植物王国”，中药材资源最为丰富，也是我国中药材的道地产区和主产区之一。云南省地处低纬带，因其受东南季风和西南季风控制，又受西藏高原的影响，从而形成了复杂多样的气候。气候和环境多样性显著，具有优越的气候资源优势，地理优势明显，地上地下资源十分丰富，有“药材之乡”的美誉。

云南省“十一五”期间中药资源普查资料记载，全省共有药用动、植、矿物463科2107属6559种，占全国的51.4%。其中植物类315科1841属6157种，动物类148科266属372种，矿物类30种。主要动、植物药材的产（藏）量近5万吨，矿物药材11亿余吨。品种与数量均属全国之首。天然资源与传统的精细加工，使云南药材在全国市场上独具一格。云南所产著名道地药材主要有三七、云茯苓、云木香、云天麻、滇黄精、滇重楼等。

1. 三七

三七药材来源于五加科植物三七的干燥根和根茎，又称田七或参三七。三七药材外呈牛角色，内呈菊花心，体重实坚，疙瘩头，皮细，其药性温，有散瘀止血、消肿定痛功效。

清代以前，三七主产于广西田州（今百色、田东、田阳一带），故称田七。明代李时珍《本草纲目》云，“彼人言其叶左三右四，故名三七，盖恐不然。或云本名山漆，谓其能合金疮，如漆粘物也，此说近之。金不换，贵重之称也。……生广西南丹诸州番峒深山中”。清代吴其濬《植物名实图考》记述：“余闻田州至多，采以煨肉，盖皆种生，非野卉也。”《药物出产辨》载“产广西田州为正道地”。清代以后，因云南开化府（今文山州部分地区）

一带三七产量日益增长，远超广西，成为国内主产区。

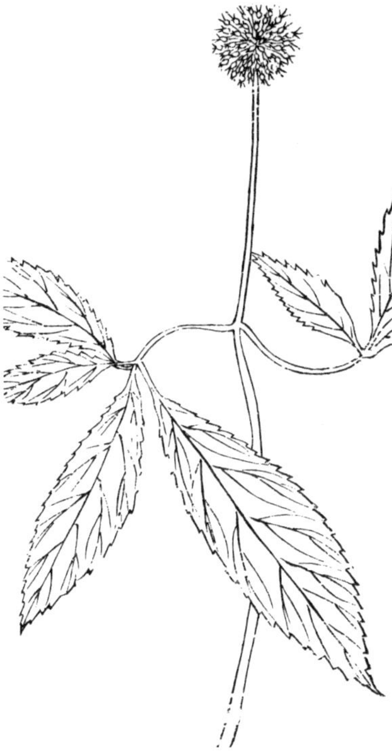

《植物名实图考》中的三七图

文山三七堪称云南第一道地药材，其种植分布较广，尤以文山州各县为主产区。该州的砚山、马关、西畴等县栽培三七已有四百年的历史，种植面积和产量均占全国之首。三七以个大、体重、质坚者为优，而云南文山三七尤以“铜皮铁骨”闻名，体重个大，光滑坚实，被誉为“参三七”或“三七参”，是云南中药的一大瑰宝。

2. 云茯苓

云茯苓或云苓，特指云南所产的茯苓。茯苓药材来源于多孔菌科真菌茯苓的菌核。菌核有特殊臭味，生长于地下 20 ～ 30 厘米，呈球形或不规则形，大小不一，小者如拳，大者直径 20 ～ 30 厘米。新鲜时较软，干燥后坚硬。表面为淡灰棕色至深褐色，具瘤状皱缩的皮壳；内部由多数菌丝体组成，粉粒状，外层淡粉红色，内部白色。味甘、淡，性平，归心、胃、脾、肺、肾经，有利水渗湿、健脾和中、宁心安神等功效。

明代陈嘉谟《本草蒙筌》载："茯苓……近道俱有，云贵独佳。"清代时云南所产茯苓之优质已独占鳌头。《植物名实图考》记载："茯苓……今以滇产为上。岁贡仅二枚，重二十余斤。"吴仪洛《本草从新》也认为，茯苓"产云南，色白而坚实者佳"，他处如浙江所产者则"其力甚薄"。清代檀萃在《滇海虞衡志》记载："至于茯苓，天下无不推云南，曰云苓。"《药物出产辨》称茯苓"以云南产者为云苓，最正地道"。

云苓之所以为世所重，是以云南多地所出产的野生茯苓，附松根而生，品质最好。据《新纂云南通志》载，上帕（今福贡）、贡山、寻甸、腾冲、元江、禄劝等地，为云南重要的茯苓产地。采挖茯苓后，用到的处理方法有："以米汁喷湿，以草覆盖，四五日取出，则皮色变黑，佳者皮面有花纹，名为胡椒，皮圆形者最佳。"腾冲所产，"外皮细黑，内部坚白如雪，故又名雪苓"；而元江所产，亦质佳色白，深受推崇。

3. 云木香

木香，别名蜜香，药材来源于菊科植物木香的根，以产地区分，云南所产者称云木香，广东所产者称广木香。个子药材外形呈圆柱形、半圆柱形或枯骨形，两端微凹。表面黄棕色至灰褐色，有明显的皱纹、纵沟、网状皱纹及侧根痕。质坚硬，不易折断，断面略平坦，灰褐色至暗褐色，周边灰黄色或浅棕黄色，有放射状纹理及散在的褐色点状油室。气味芳香，浓烈而特异。

木香的文献记载，最早出自《本草经集注》，虽载述木香"生永昌山谷"，但陶弘景注解说："此即青木香也。永昌不复贡，今皆从外国舶上来。"唐代《新修本草》记载："当以昆仑来者为佳，出西胡来者不善。"北宋苏颂《本草图经》记载："今惟广州舶上有来者，他无所出。"这些都说明木香曾长期从海外舶来。

近代陈仁山《药物出产辨》记载："产于中国西藏、印度、叙利亚等处……有产四川。"考察广木香的引种，恰如历史上所称的藏红花并非产于西藏一样，国内种植广木香，实得种于印度。20 世纪 30 年代末，先在湖南衡山，后在滇西北试种，获得成功后逐渐传到其他省区，故“有产四川”之说。据文献记载，木香原产印度，国内引种从而替代进口。其在湖北、湖南、广东、广西、四川、云南、西藏等多地有栽培，现今尤以云南丽江和迪庆产量最大，质量佳，故有云木香之称。云木香是进口药材变为国产道地药材的典范。云木香以根条均匀、质坚实、油性足为特点，质量优良得到公认。

4. 云天麻

天麻药材来源于兰科植物天麻的干燥块茎。味甘性平，有平肝息风、祛风湿等功效，适用于头痛、头昏、眩晕、手足抽搐、痉挛及风湿痛等症。

云天麻质地坚实沉重，断面明亮，无空心，堪称天麻中的上品。药材

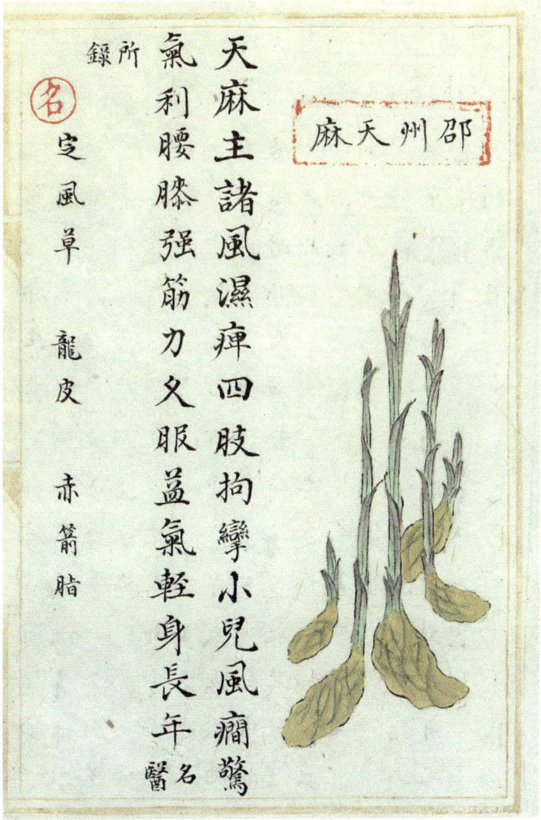

《本草品汇精要》中天麻的彩绘图

饮片呈不规则的薄片，外表皮呈淡黄色至淡黄棕色，有时可见点状排成的横环纹。切面呈黄白色至淡棕色，角质样，半透明。气微，味甘。天麻药材原为采集野生品，自20世纪在科学实验的基础上已经成功解决了人工种植的难题，现今普遍采用有性繁殖的方法培植天麻。

云南是我国天麻的主产地之一，怒江、迪庆和丽江地区均产，而尤以昭通地区的产量最多，主要集中产在昭通市的镇雄、彝良、威信、大关、盐津、绥江、永善等县，尤以彝良、镇雄产量最多。彝良小草坝的天麻最为优异，以“中国小草坝天麻”享有盛誉，畅销国内外。该地所产天麻呈椭圆形，色浅黄，半透明，故称“明天麻”，其中磷质丰富、新采集的鲜品夜有光泽。

5. 滇黄精

黄精药材来源于百合科植物黄精的干燥根茎。滇黄精主产于贵州、云南、广西等地。个子药材以块大、肥润、色黄、断面透明者为佳。黄精饮片呈不规则的厚片，外表皮呈淡黄色至黄棕色。切面略呈角质样，淡黄色至黄棕色，可见多数淡黄色筋脉小点。质稍硬而韧。气微，味甜，嚼之有黏性。

在《滇南本草》记述之前，滇黄精尚未见于本草典籍。滇黄精的形态药性，《滇南本草》中记载：“根如嫩生姜色，俗呼生姜，药名黄精。”《植物名实图考》记载：“滇黄精，根与湖南所产同而大，重数斤，俗以煨肉，味如山蓣，茎肥色紫，六七叶攒生做层。”《道地药材图典》考察确定了滇黄精的道地产区在云南、贵州、四川以及广西西北部。黄精药材味甘性平，归脾、肺、肾经，具有补气养阴、健脾、润肺、益肾功效，为药性平和、适宜久服的常用补益药。

6. 滇重楼

重楼药材来源于百合科植物重楼或七叶一枝花的干燥根茎，别名蚤休、草河车。云南重楼即为滇重楼。

重楼以根茎入药，相近植物品种，因其根茎形态相近很难区分，根茎稍大者均被采挖入药。茎呈结节状扁圆柱形，略弯曲。表面呈黄棕色或灰棕色，外皮脱落处呈白色；密具层状突起的粗环纹，一面结节明显，结节上具椭圆形凹陷茎痕，另一面有疏生的须根或疣状须根痕。顶端具鳞叶和茎的残基。质坚实，断面平坦，白色至浅棕色，粉性或角质。

重楼味苦而性微寒，有小毒，具有清热解毒、消肿止痛、凉肝定惊功效，主要用于治疗疔疮痈肿、咽喉肿痛、蛇虫咬伤、跌扑伤痛、惊风抽搐等症。

滇重楼因其主要分布于云南而专有“滇”之称谓。它也用为彝族药。由于云南地处偏远西南，交通闭塞，古代有关它的记载较少。明代兰茂《滇南本草》中有“重楼，一名紫河车，一名独角莲”的记述，是重楼用作正式药名的最早记载，品种可以明确为滇重楼。据李恒《重楼属植物》记载，滇重楼主要分布在我国云南、贵州、四川大部分地区和广西西部、湖北西南部以及西藏芒康，缅甸北部也有分布。《四川植物志》记载湖南、福建也有分布。云南为滇重楼的分布中心，几乎遍布云南全省，资源覆盖量占全国的 90% 以上，其中滇西北、滇中、滇东及滇东南为主要产区。

二、贵州道地药材

“黔地无闲草，夜郎多灵药。”俗语中所说，正是指贵州道地药材资源丰富，而贵州也素有“天然药物宝库”之美誉。

贵州对中药资源的开发利用，至晚在明代弘治年间编纂的《贵州图经新志》中就已有明确记载，所涉品种有菖蒲、前胡、山药、桔梗、蛇含、木姜子等。明代嘉靖年间编纂的《贵州通志》对当地中药资源的记载更为详尽，记述了当地中药材有银杏等 130 余种。清代康熙年间编纂的《贵州通志》第十二卷记载了当地著名药材木姜子等 14 种。清代道光年间编纂的《贵阳府志》第四十卷记载了 60 余种中药资源。民国时期编写的《贵阳乡土地理》中除记载药用植物外，还对部分地产药材做了描述。

贵州现已查明的药用植物就有 3000 多种，其中野生植物中可食用植物大约 500 种。许多药材资源珍稀名贵，如毕节、大方等地产的杜仲、天麻等在历史上曾被列为贡品；半夏药材出口日本曾享有过“免检”的殊荣。贵州道地的天麻号称“贵天麻”，其有效成分天麻素的含量在 0.7%以上甚至有高达1.0%者。据历史数据，1958年贵州全省曾收购野生天麻达3.59万吨。贵州还有如天然冰片、石斛、杜仲、吴茱萸、五倍子、龙胆、黄柏、何首乌、天冬、山药、常山等大宗道地中药材，不仅品质上乘，而且产量亦居前列。贵州最为著名的道地药材主要有贵天麻、吴茱萸、杜仲、天冬等。

1. 贵天麻

天麻原主要分布于云贵高原，生长在海拔800～2400米的深山丛林之中。天麻的生长需要凉爽湿润的气候、林木茂盛的环境、肥沃松软的土壤，贵州大部分地区都具备这些条件，因而成为天麻的故乡之一。

历史上天麻的产地早期主要指向北方，清代以后的文献记载，南方已经成为道地产区。《本草经集注》以“赤箭”之名记载天麻，产地为“陈仓川谷、雍州及太山、少室”。《开宝本草》记载：“生郓州、利州、太山、崂山诸山……今多用郓州者佳。”苏颂《本草图经》记载：“今京东、京西、湖南、淮南州郡亦有之。”明代《本草品汇精要》记载“邵州、郓州者佳”，而赤箭道地却记为兖州。近代陈仁山《药物出产辨》记载：“四川、云南、陕西汉中所产者均佳。”现今天麻主产于我国西南诸省，贵天麻与云天麻均驰名全国。

在贵州，几乎每个县都出产天麻，以正安、道真、普安、黔西、德江、贵定、惠水等县（市）出产较多，品质也较佳。贵州所产野生天麻，长圆形，个大、肉质肥厚、饱满质坚、无空心，表面呈米白色或淡黄色，半透明状，多纵皱，有数行环状痕纹，光润明亮，不易折断，嚼之发脆，特异气味较浓郁，为野生天麻中之上品。贵州天麻哪儿好？“中国天麻数贵州，贵州天麻数大方。”据传早在明代，贵州天麻就与漆器、乌蒙马一起作为皇室贡品进贡给朝廷。清代天麻作为贵州名贵特产销往省外，并于光绪年间出口，远销日本、东南亚各国。日本药学博士难波恒雄在其《汉方药入门》中誉称“天麻佳品出贵州”。

2. 吴茱萸

吴茱萸，又名茱萸、吴萸、吴萸子，药材来源于芸香科植物吴茱萸的近成熟果实。其入药进入本草典籍，始见于《神农本草经》，被列为中品。吴茱萸种子富油性，质坚易碎，香气浓烈，以色绿、饱满者为佳。含有挥发油、生物碱等。其药性，味辛、苦，性热，有小毒，具温中散寒、疏肝止痛功效，用于治疗心腹冷痛、呃逆吞酸、消化不良、胃冷吐泻、厥阴头痛、寒疝作痛、脚气浮肿等症。

吴茱萸历来是贵州大宗外销药材，全省各地海拔 400 ～ 1000 米的山坡地带均可生长，主产于遵义、铜仁、镇远、关岭等地。产区年均气温 15 ℃左右，雨量充足，山坡地多，土壤肥沃。现今贵州吴茱萸药材以人工栽培为主，不仅产量高，而且质地优良，药性强，所产茱萸以身干坚实、颗粒均匀饱满、颜色青黑、香气浓烈、味辛辣而著称。贵州吴茱萸既供应国内药用，还出口到东南亚各国。

3. 杜仲

杜仲药材来源于杜仲科植物杜仲的干燥树皮。早在《神农本草经》中已收载有杜仲，列为上品。个子药材以皮厚、块大、去净粗皮、内表面暗紫色、断面丝多者为佳。气微，味稍苦。药材饮片呈小方块或丝状，外表面呈淡棕色或灰褐色，有明显的皱纹。内表面呈暗紫色，光滑。断面有细密、银白色、富弹性的橡胶丝相连。其药性，味甘性温，具有补肝肾、强筋骨、安胎功效，用于治疗肝肾不足而出现腰膝酸痛、筋骨无力、头晕目眩、妊娠漏血、胎动不安等症。

《本草经集注》记载，杜仲“生上虞山谷，又上党及汉中”。陶弘景注：“上虞在豫州，虞虢之虞，非会稽上虞县也。今用出建平、宜都者，状如厚朴，折之多白丝为佳。”苏颂《本草图经》载：“今出商州、成州、峡州近处大山中亦有之。”

近代陈仁山《药物出产辨》载：“杜仲产四川、贵州为最，其次湖北宜昌府各属。”现今仍以贵州、四川、陕南产为道地。野生杜仲为国家二级重点保护野生植物。贵州是我国杜仲主产区之一，素有杜仲之乡的美名，栽培面积较大，形成贵州道地药材。产量较大的地区有毕节、兴义、遵义等地。

贵州杜仲皮细肉厚，药力强劲，久负盛名。

4. 天冬

天冬，即天门冬，药材来源于百合科植物天冬的干燥块根，首见于《神农本草经》，被列为上品。饮片呈纺锤形片状，外表面呈黄白色至淡黄棕色，半透明。切面角质样，中柱呈黄白色。以肥满、致密、黄白色、半透明者为佳。质硬或柔润，有黏性。气微，味甘苦而性寒，归肺、肾经，具有滋阴降火、清肺润燥、润肠通便功效，用于治疗肺热燥咳、顿咳痰黏、劳嗽咯血、骨蒸潮热、津伤口渴、阴虚消渴、肠燥便秘等。

《本草经集注》载天冬“生奉高山谷”。陶弘景注：“奉高，太山下县名也。今处处有，以高地大根味甘者为好。”《本草品汇精要》载：“北岳地阴者尤佳。”《药物出产辨》称“以产四川为上”。

目前，天冬主产于贵州、四川、广西等地，以贵州所产“川天冬”为道地货。其虽称川天冬，实为产于贵州与云南等地，而经重庆、四川宜宾等地集散者。贵州兴义、安顺等地，天冬出产量大，质量好。

第六节　岭南四大南药

——高高树上结槟榔　谁先爬上谁先尝

岭南风情，药味浓厚，既出产香药，又入口凉茶。

何谓岭南？岭南是我国南方五岭以南地区的概称。五岭由越城岭、都庞岭、萌渚岭、骑田岭、大庾岭五座山组成，大体分布在广西东部至广东东部和湖南、江西四省区交界处。自古以来，岭南地区属汉地九州中的扬州。由于历代行政区划的变动，现在提及岭南一词，特指广东、广西、海南、香港、澳门五省区，亦即当今华南区域范围。

一、岭南亦为药材宝库

岭南地区的医疗和药物活动，历史上也是非常活跃的。岭南人通过不断发掘、种植和应用具有明显地域特点的中草药，使岭南逐步成为祖国医药的一个宝库。

岭南医药学家流传下来的岭南本草著作颇多。东汉杨孚著有《异物志》，是现存最早的岭南地区动植物志；晋代葛洪在广东种植中草药和炼丹，选蒲涧下游（现白云仙馆）辟为药圃，种植九节菖蒲及红脚艾等岭南特产草药治疗疫疠、疟疾，他还在罗浮山等地建炉炼丹，开创制药化学的先河；晋代嵇含著有《南方草木状》，主要介绍晋代交州、广州两个辖区出产或南方诸国经由岭南进入内地的植物及植物制品，首次记载的岭南植物有15种；唐代李珣游历岭南，对大量从海外传入的药物进行汇总，遂写成海外药物为主的本草专著《海药本草》。

明清时期岭南本草文献记载最为活跃，有丘濬的《本草格式》、梁宪的《笺补神农食物本草》、郭治的《药性别》、何梦瑶的《本草韵语》、何克谏的《生草药性备要》、赵寅谷的《本草求原》、萧步丹的《岭南采药录》、胡真的《山草药指南》等。其中《生草药性备要》为广东现存第一部草药学专著，很多岭南草药如五爪龙等都是此书第一次记载的。该书总结清代以前岭南医家运用生草药防治疾病的经验，而且注重叙述岭南草药运用和中医药理论结合的特征，体现了鲜明的岭南特色。历代岭南本草书籍所收载药物品种众多，记述内容广泛，为岭南中草药资源的研究和开发利用留下了宝贵的资料。

岭南地处热带、亚热带，光照充足，雨量充沛，属于我国丰水地带，地理环境适合植物生长。岭南地区中药资源极为丰富，是全国药材的主要产区之一，特别是“南药”和“广药”。岭南地区药用资源有4500种以上，占全国药用资源种类的36%，其中植物类约4000种。也就是说，岭南地区供应着全国36%的中药药物种类。有资料统计，21世纪初，广东境内罗浮山有1600多种药用植物，鼎湖山国家自然保护区共有药用植物1077种。

岭南地区特产南药、广药的品质优良，久负盛名。我国南方“川广云贵”四大中药材产区，其中“广”泛指广东与广西两广地区，而早前海南行政划分隶属广东，也包含在内。广药、南药在中医用药中有着不可替代的作用。著名的道地药材阳春砂、广巴戟、广藿香、广佛手、广陈皮、广地龙、化橘红、高良姜、沉香、金钱白花蛇被称为“十大广药”，又称“广十味”。此外，广防己、广金钱草、桂枝、何首乌、红豆蔻、山柰、鸦胆子、玳瑁、海马、海龙、降香等，质量都得到公认。南药是岭南中药的一大特色，有些原产海外的南药品种，经广东引种后，部分代替进口，如芦荟、沉香、降香、爪哇白豆蔻、胖大海、印度马钱子、泰国大风子、安息香等珍贵品种。南药中的阳春砂、广巴戟、槟榔、益智合称“四大南药”，尤为著名。

二、四大南药

1. 阳春砂

砂仁药材来源于姜科豆蔻属植物阳春砂、绿壳砂或海南砂的干燥成熟果实。又名缩沙蜜、缩砂密、缩砂蔤。7 月底至 8 月初果实由鲜红转为紫红色，种子呈黑褐色，破碎后有浓烈辛辣味即可采收。晒干或文火焙干，即为壳砂；若将砂果剥去果皮，将种子团晒干，即为砂仁。其药性，味辛性温，归脾、胃经，具有化湿开胃、温脾止泻、理气安胎的功效，临床上主要用于湿浊中阻、脘痞不饥、脾胃虚寒、呕吐泄泻、妊娠恶阻、胎动不安等病症的治疗。

砂仁古称“缩沙蜜”，始载于唐代甄权《药性论》，谓“出波斯国，味苦、辛”，说明当时主要从异域引进。宋代苏颂《本草图经》载“缩砂蜜出南地，今惟岭南山泽间有之。苗茎似高良姜，高三四尺”，才开始有国产砂仁的记载。明代《本草纲目》对砂仁的记载引用了《本草图经》并加以扩展。清代汪昂《本草备要》载“砂仁即缩砂蔤”，清代《得配本草》载“缩砂密俗呼砂仁”。正是从清代始，缩砂蜜逐渐改称砂仁之名，沿用至今。

岭南名药砂仁的阳春砂品种，又名春砂仁或春砂、蜜砂仁。同为砂仁入药的另两个品种，绿壳砂主产于云南省，海南砂主产于海南岛，它们与阳春砂比较，明显味偏淡而品质略显不足。目前我国药材市场流通的砂仁以阳春砂为主。

阳春砂的原产地是广东阳春，药名中的“阳春”或“春”字正标明了这一著名南药的正统籍贯。阳春所出产的道地春砂仁，属芳香性的南方名贵药材。《中国药学大辞典》载：“阳春砂饱满坚实，气味芬烈。其他砂仁干缩扁薄，气味俱弱。”阳春砂生于山谷林下阴湿地，在广东阳春、信宜、高州、广宁、封开等地有分布，出产量大、品质优而久负盛名的广东阳春市被誉为“砂仁之乡”。其中又以阳春蟠龙、春湾所产质量最优，阳春市蟠龙金花坑所产品质为最佳。

阳春砂与阳春砂仁之名，始见于清代李调元《南越笔记》：“阳春砂仁，一名缩砂蔤，新兴亦产之，而生阳江南河者大而有力。其种之所曰果山。

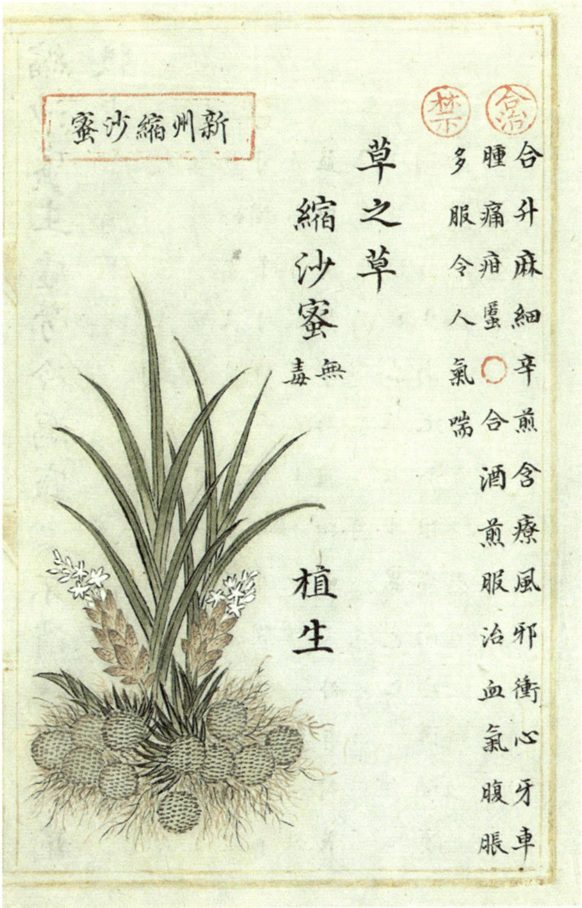

《本草品汇精要》中的缩沙蜜（砂仁）彩绘图

曰缩砂者言其壳；曰蔤者言其仁；鲜者曰缩砂蔤，干者曰砂仁。”民国时期陈仁山《药物出产辨》载：“产广东阳春县为最，以蟠龙山为第一。”

2. 益智仁

益智，别名益智子、益智仁，药材来源于姜科植物益智的干燥成熟果实。该植物生长在阴湿的密林下或疏林下。7～8月间，果实由绿转红时摘下，铺在地上晒干，如遇阴雨天则可文火烘干，尤以晒干的品质为佳。其药性，味辛性温，具有温脾止泻摄唾、暖肾固精缩尿功效，主治下元虚寒、遗精早泄、尿频、遗尿、白浊、脾虚泄泻、腹部冷痛及口涎自流等病症。

益智最早记载于晋代嵇含《南方草木状》，对原植物的形态及产地皆有描述：“益智子，如笔毫，长七八分，二月花，色若莲，著实，五六月熟。味辛，杂五味中，芬芳，亦可盐曝。出交趾、合浦。”益智药用进入本草文献始见于唐代陈藏器《本草拾遗》，该书对植物形态、产地也进行了描述：“益智出昆仑及交趾国，今岭南州郡往往有之。”说明古代的益智主要来源于越南和我国的海南、广东等地。

中医学认为益智为脾经之药，能益脾胃，摄涎液，而脾主智，故云“益智”。对此，李时珍《本草纲目》有论述：

> 益智，大辛，行阳退阴之药也。三焦、命门气弱者宜之。按杨士瀛《直指方》云：心者脾之母，进食，不止于和脾，火能生土，当使心药入脾胃药中，庶几相得。故古人进食药中多用益智，土中益火也。

唐宋八大家之一的苏东坡在贬官至海南时，对该药有过观察研究。他描述：海南产益智花，实皆作长穗，而分为三节。其实熟否，以候岁之丰歉。其下节以候蚕禾，中、上亦如之。大吉则实，大凶之岁则皆不实，盖罕有三节并熟者。即通过它便可以预测当年禾稻之丰歉，若益智的茎节三节皆实，则三收皆丰，否则歉收。

益智野生资源主要分布于海南省，遍布于海南岛南部与中部的山区，广东的雷州半岛也有少量野生资源。益智的人工栽培主产地为海南的琼海、万宁、屯昌、琼中、保亭、陵水、乐东、东方、昌江、定安、澄迈、三亚、儋州等地；广东阳江、信宜、徐闻、恩平、廉江等市县也有引种栽培。广东产区以阳江市的栽培历史悠久、出产较多。

3. 槟榔

高高的树上结槟榔。提起槟榔，自带岭南风情。这种秀美的岭南高树结出的槟榔果，中医人拿它入药，发挥它远胜于嚼食的祛疾甚至除瘴治疫的功效。槟榔药材来源于棕榈科植物槟榔的种子，别名众多，如槟楠、橄榄子、槟榔子、青仔等。

槟榔进入药材为《本草经集注》最早收载："槟榔，味辛，温，无毒。主治消谷逐水，除痰澼，杀三虫，去伏尸，治寸白。生南海。"其药性，味苦、

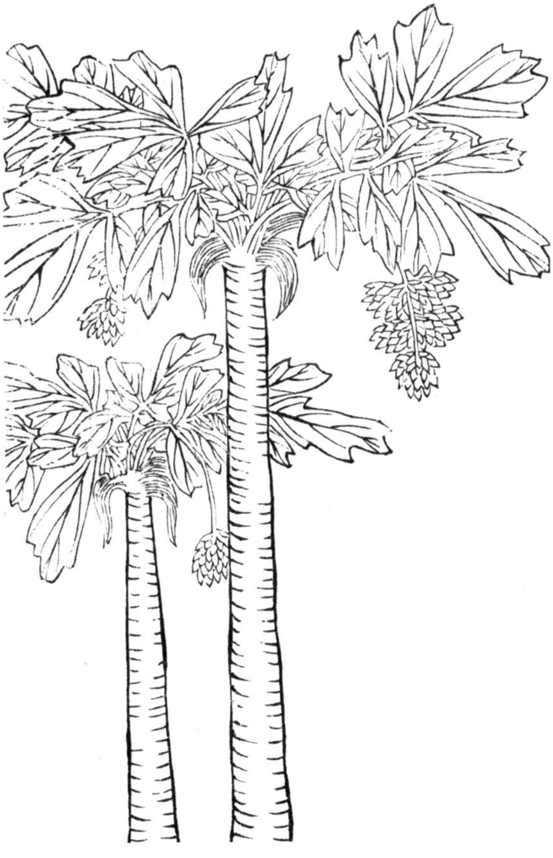

《植物名实图考》中的槟榔图

辛而性温。生槟榔、炒槟榔能杀虫消积、行气利水、截疟，用于治疗绦虫病、蛔虫病、姜片虫病、虫积腹痛、积滞泻痢、里急后重、水肿脚气、疟疾等病症。焦槟榔能消食导滞，用于治疗食积不消、泻痢后重等症。

槟榔原产于马来西亚，分布区域涵盖斯里兰卡、泰国、印度、菲律宾等热带地区，以及东非与大洋洲。国内主产于台湾岛、海南岛和广东等地。

早在东汉时期，岭南一带已有食槟榔的习惯。东汉杨孚《异物志》从植物学与医学角度对槟榔的生长特性、食用方法、功效做了详细说明，说食槟榔“可以忘忧”，还涉及具体食用方法：“古贲灰，牡蛎灰也。与扶留、槟榔合食然后善也。”岭南一带古有“客至敬槟榔”的风俗，对此嵇含在《南方草木状》中有描述：“彼人以为贵，婚族客必先进。”南宋周去非的《岭外代答》描述岭南有“客至不设茶，唯以槟榔为礼”的风俗。南宋罗大经的《鹤林玉露》专门提到嚼食槟榔有四大功效，即醒能使之醉，醉能使之醒，饥能使之饱，饱能使之饥。李时珍《本草纲目》记载，南方地湿，岭南人为了祛除瘴疠嚼食槟榔，因此槟榔又被赋予了“洗瘴丹”的名号。据史籍记载，自宋代起，历代海南地方官都把槟榔作为向朝廷进献的贡品。

药用槟榔供内服，与嚼食槟榔是完全不同的。中医用槟榔治病，用的是它的种子而不是它的果肉，主要煎汤内服而非口嚼慢品，因此，绝无因嚼食造成对口腔不利的后果。

4. 广巴戟（巴戟天）

巴戟天药材来源于茜草科植物巴戟天的干燥根，又名鸡肠风。其植物为藤状灌木，叶对生，长圆形，先端急尖或短渐尖，基部钝圆形，全缘，有短粗毛。个子药材的干燥根为扁圆柱形，略弯曲，膨大呈念珠状。其药性，味甘、辛而性微温，归肾、肝经，具有补肾阳、强筋骨、祛风湿功效，常用于治疗阳痿遗精、宫冷不孕、月经不调、少腹冷痛、风湿痹痛、筋骨痿软。对肾阳虚兼风湿证尤宜，多与补肝肾、祛风湿药配伍。巴戟天生品祛风湿力胜，盐制后化学成分发生了明显的变化，补肾助阳之功增强。

广东所产巴戟天特称广巴戟，享有“南国人参”之誉。巴戟天产区主要分布在广东、福建、广西等热带和亚热带地区，是出口创汇的名贵药材。

巴戟天进入本草典籍始载于《神农本草经》。《本草经集注》始记载其产地："生巴郡及下邳山谷。二月、八月采根，阴干。"地涉今四川、重庆与江苏。陶弘景注说："今亦用建平、宜都者。"地涉重庆与湖北。据唐代孙思邈《千金翼方·药出州土》记载，巴戟天产于始州、绵州、龙州、南充等地，主要为今四川诸地。考巴戟天产地有所变迁，最早从川渝到苏皖，又发展至华南等地。宋代苏颂《本草图经》记载："巴戟天生巴郡及下邳山谷，今江淮、河东州郡亦有之，皆不及蜀川者佳。"明代陈嘉谟《本草蒙筌》记载：巴戟天"江淮虽有，巴蜀独优"，在当时作贡品。上述即为巴戟天的出产地和入贡之地。这种记载直到清朝前期。根据以上描述可以看出，古代本草记载的巴戟天与现今供药用、载入《中国药典》的巴戟天的道地产区不同，广巴戟是历史变迁使然。

现今《中国药典》所收载品种在广东作药用约有200年的历史。近代药用巴戟天主产于广东、广西。广巴戟是近代巴戟天的主流商品，至于品种是否完全符合巴蜀地区分布的品种，已不可考。广东所产巴戟天的质量得到陈仁山《药物出产辨》肯定："巴戟天产广东清远、三坑、罗定为好。"广东德庆是巴戟天的主产区，有着种植巴戟天的传统。这一品种在广东省肇庆市高要区和德庆、五华、新丰、广宁、郁南、紫金、封开等县分布，主要为栽培品，以高要、德庆产量最大。

第七节　海外舶来珍品

——连天浪静长鲸息　映日帆多宝舶来

中国古代的对外贸易中，出口以丝绸、瓷器和茶叶为主，进口货物中各种香料和药物则占有相当重要的位置。正如唐代诗人刘禹锡诗句所述："连天浪静长鲸息，映日帆多宝舶来。"这些海外舶来的珍贵药材品种，成为古今中医临床用药所必需，更丰富与充实了中华本草宝库。

一、历代海药入华夏

早期的本草文献就已有外来药物的记载。有学者统计，总结秦汉时期用药经验的《神农本草经》，记录的舶来品计有冬瓜子、火麻子、地肤子、胡麻子、木香、黑芝麻、犀角七种。西晋嵇含的《南方草木状》叙述了茉莉花、海枣、指甲花由阿拉伯商人传入华南之事实。南北朝时期陶弘景编撰的《本草经集注》中，第一次记载了高良姜、沉香、槟榔、乳香、白芥子、白扁豆、石榴皮、檀香（紫真檀）八种舶来品。

药物的交流，作为中外海上贸易的一个重要组成部分，在唐朝比以往任何时期都更频繁、兴旺，各类海外药物源源不断地传入。《新修本草》收载外来药物约 30 种，记载有芸薹子、苏木、血竭、冰片（或龙脑香）、阿魏、小茴香、胡椒、萝卜子、蓖麻子、安息香、诃子等。陈藏器《本草拾遗》除了载述《新修本草》已收录的外来药物，还新增了红莲花、骨路支、天竺干姜、无漏子（波斯枣）、质汗、白茅香、阿月浑子、腽肭脐（海狗肾）等 50 余种药物。李珣的《海药本草》专门记述由海外传入中国的药物，收载了唐五代时期传入的百余种海外药物，是我国第一部专门介绍和总结经海外贸易而来的药物的专属本草著作。其收载海外药物 124 种，每味药都从形状、产地、真伪、优劣、性味、功用、主治、用法等多方面详加介绍，对中外医药文化交流起到了推动作用。唐代段成式《酉阳杂俎》、刘恂《岭表录异》记载，当时经海上贸易传入国内的海外药物有龙脑香、无食子、安息香、紫矿、阿魏、波斯枣、偏桃、胡椒、豆蔻、波斯皂荚、野悉蜜、没药、藿香、荜拨、沉香、槟榔、檀香、石蜜等 20 余种。刘恂在《岭表录异》中描述了胡桐泪和偏核桃，他明确地注释说这两种物产乃见于阿拉伯商人之家。

宋代几部重要的药物学著作，如官修《开宝重定本草》《嘉祐补注神农本草》《本草图经》及个人编撰的《证类本草》《本草衍义》中，海外药物都占有相当重要的地位。《开宝重定本草》记载了芦荟、青果、红花、没药、白豆蔻、千金子、核桃、肉豆蔻、罂粟子、使君子、丁香、苏合香、补骨子等 13 种舶来香药。《嘉祐补注神农本草》记载了 6 种舶来品，分别为芫荽子、甜瓜子、大青叶、香菜（或罗勒）、藿香、胡芦巴。唐慎微在《证类本草》记载当代流传和使用的 1000 多种药物，海外药物达 160 余种，较前代增加了无名异、青黛、胡黄连、白豆蔻、胡芦巴、天竺黄、益智子、假苏等 30 余种。

在明代，据统计有很多海外药材，如朝鲜人参，日本硫黄，安南（又称交趾）降香、沉香、速香、木香，占城犀角、檀香、柏香、龙脑、乌木、苏木，暹罗（今泰国）犀角、樟脑、檀香、安息香、降香、乳香、蔷薇水、丁香、阿魏、紫梗、藤竭、硫黄、没药、肉豆蔻、白豆蔻、胡椒、荜茇、苏木、乌木、大枫子，爪哇（在今印度尼西亚爪哇岛或苏门答腊岛）犀角、龙脑、血竭、番木鳖子、荜澄茄、荜茇、闷虫药等，锡兰（今斯里兰卡）没药、木香、乳香、芦荟等。这些海外药材，大多都作为外来药被李时珍收录到《本草纲目》中。清代赵学敏《本草纲目拾遗》第一次提到龙涎香，更是珍贵的海外香药。清代，一直有海外药物的输入充实着整个中药系统，其中著名的有西洋参、牛黄、番泻叶和穿心莲等。

二、舶来药材举其珍

1. 丁香

丁香药材来源于桃金娘科蒲桃属常绿乔木丁香（丁子香）的花蕾，主产于印度尼西亚、坦桑尼亚、马来西亚等地。丁香属于热带植物，在中国原无分布，迄至近现代我国广东、海南始有栽培。当许多人把它与国产的木樨科植物丁香花混为一谈的时候，有人只好把药用的丁子香称呼得更复杂一些，叫它“丁香蒲桃”。

丁香以干燥花蕾入药。热带地区，在 9 月至次年 3 月间，花蕾由绿转为鲜红时采收，晒干，生用。成品药材以个大、粗壮、鲜紫棕色、香气强烈、油多者为佳。丁香味辛性温，归脾、胃、肾经，能温暖脾胃、壮脏腑阳气、芳香开窍，因而可以用来温中止呕、和胃降逆，主要治疗呃逆、呕吐、反胃、痢疾、心腹冷痛、痃癖、疝气等。

丁香是较早进入中国的舶来药，它主要出产在印度尼西亚靠近赤道的热带岛屿上，原产地正是历史上著名的香料群岛。丁香早在汉代就已输入我国，称鸡舌香。北魏《齐民要术》记载："鸡舌香，俗人以其似丁子，故为'丁子香'也。"这大概是丁香中文名字最早的出处，丁子的形状所描述的正是花蕾状态的丁香，中医专门称其为"公丁香"；而鸡舌的形状所描述的是成熟的丁香果实，中医专门称其为"母丁香"。从名字的不同显示出当年输入中国的既有丁香花蕾也有丁香的果实。丁子香和鸡舌香是同一种植物来源，丁香的花蕾，其顶端膨大而呈丁子形状；含有丁香种子

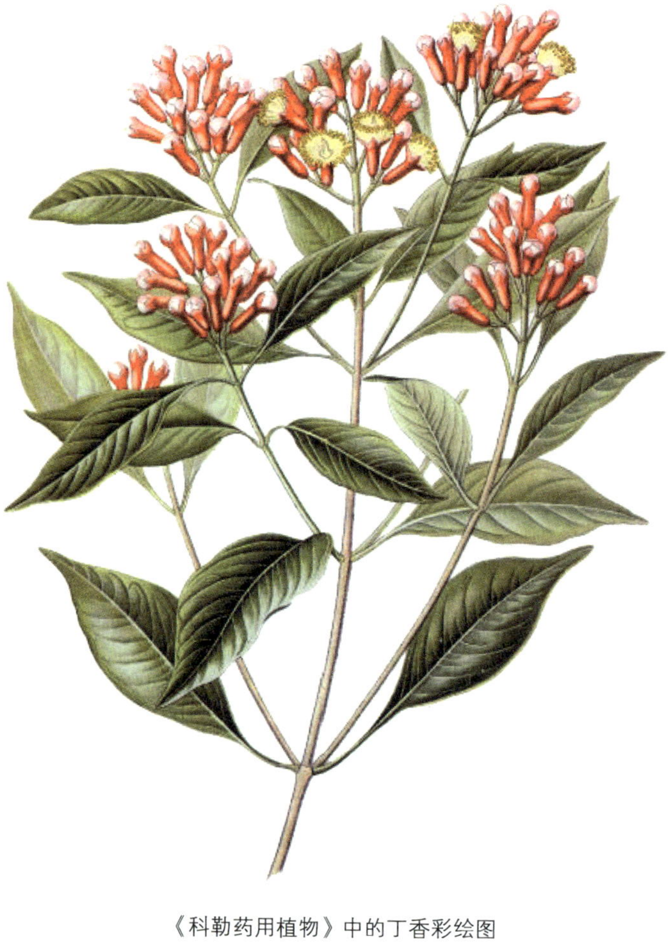

《科勒药用植物》中的丁香彩绘图

的果实，其形状颇似开裂的鸡嘴中露出鸡舌的样子。二者皆可入药，但为了区分它们，人们把香气重、疗效强的花蕾称作公丁香，而把香气弱、疗效稍逊的含种子的果实叫成母丁香。对此，宋代赵汝适所著《诸蕃志》中有明确的文字载述：

> 丁香出大食、阇婆诸国，其状似丁字，因以名之。能辟口气，郎官咀以奏事。其大者谓之丁香母。丁香母即鸡舌香也。或曰鸡舌香，千年枣实也。

古人将丁香用作香口之物，以掩盖口气。北宋沈括《梦溪笔谈》对此有记述：汉代的郎官在皇帝面前奏请事情，口中含上鸡舌香（丁香），可以矫正因胃热或牙疾引起的口臭，以免引起帝王的不快。

20 世纪初，坦桑尼亚的奔巴岛和桑给巴尔岛是丁香的主要输出地，被誉为“世界最香的地方”，现在则以印度尼西亚和马达加斯加出产最多。

2. 诃子（诃黎勒）

诃子药材来源于使君子科诃子属植物诃子或绒毛诃子的干燥成熟果实，又名诃黎勒、诃梨等。诃子是成熟的果实，外形似橄榄，黄棕色，微皱有光泽，没有成熟的果实或在比较嫩时采收的叫藏青果。一般于秋末冬初时采摘成熟果。诃子味苦而性平，归肺、大肠经，具有敛肺止咳、涩肠止泻、降火利咽等功效，主治久咳失音、咽痛、音哑、久泻、久痢、脱肛、便血、崩漏、带下病。

唐代诗人包佶曾经接受友人相赠的诃黎勒叶，治好了自己的病，因而作《抱疾谢李吏部赠诃黎勒叶》，诗句对其疗效做了过多的渲染：

一叶生西徼，赍来上海查。
岁时经水府，根本别天涯。
方士真难见，商胡辄自夸。
此香同异域，看色胜仙家。
茗饮暂调气，梧丸喜伐邪。
幸蒙祛老疾，深愿驻韶华。

诃黎勒正是现今所称诃子的初始音译名。诃子原产于印度、马来西亚、缅甸等国。本草文献中，唐代《新修本草》最早记载此药。李时珍释名时认为，其名来自梵语（古印度语），意为“天主持来也”。诃子传入我国栽培种植的历史已有上千年。目前，我国西藏、云南、两广等地均出产诃子。广州光孝寺有诃林的别称，如今尚存一株枝叶繁盛的古诃子。诃子主要分布于云南西部和西南部的低山丘陵地带，常混生于海拔 600 ～ 1850 米的常绿阔叶林内。国内所产诃子主产于云南镇康、龙陵、昌宁、腾冲等地。

3. 乳香、没药

在古代进口的大量外来香药中，乳香与没药成为最常见的配伍应用药对，在中医临床上具有广泛的应用，在中成药中的运用也较为常见。

乳香药材来源于橄榄科矮小灌木卡氏乳香树及其同属植物皮部渗出的油胶树脂。其植物生长于热带沿海山地，分布于红海沿岸至利比亚、土耳其等地。药材主产于索马里、埃塞俄比亚及阿拉伯半岛南部，土耳其、利比亚、苏丹、埃及也产。

乳香树脂在春、夏季均可采收，以春季为盛产期。采收时，于树干的皮部由下向上顺序切伤，并开一狭沟，使树脂从伤口渗出，流入沟中，数日后凝结成干硬的固体，即可收取。成品呈不规则小块，淡黄色，微带蓝绿色或棕红色，半透明。质坚脆，断面蜡样。具有柠檬香气或特异香气，味苦，嚼之软化成胶块。落于地面者常黏附沙土杂质，品质较次。乳香在《圣经》和印度古医学著作《阇罗迦集》中已有记载。乳香在其原出产地仅仅作为贵重香料，传入中国后，得到了传统中医对其性味功效的阐释，从而跻身于中药宝库。乳香味辛、苦而性温，归心、肝、脾经，具有活血止痛、解毒疗疮功效，常用于治疗跌打损伤、痈疽疮疡、痃癖、症瘕以及胃脘痛、产后瘀血腹痛、风寒湿痹、中风、半身不遂等病症。

乳香药用，内外兼功，但宋代以前在外科的使用尚不多。宋代医家陈自明通过临床实践，认识到乳香具有活血、止痛生肌的功效：“凡疮疡皆因气滞血凝，宜服香剂。盖香能行气通血也。”他在《外科精要》一书中共收医方 63 个，其中用乳香的医方有 14 个。宋代在临床使用乳香过程中，治疗跌打损伤常与没药同时使用，开创了乳香、没药临床并用的先例。

没药药材来源于橄榄科植物地丁树或哈地丁树的干燥树脂。其树脂可由树皮裂缝自然渗出；或将树皮割破，使油胶树脂从伤口渗出。初呈淡黄白色黏稠液，遇空气逐渐凝固成红棕色硬块。采得后去净杂质，置干燥通风处保存。成品呈不规则颗粒性团块，大小不等，大者直径有 6 厘米以上。表面呈黄棕色或红棕色，近半透明部分呈棕黑色，被有黄色粉尘。质坚脆，破碎面不整齐，无光泽。有特异香气，味苦而微辛。以块大、棕红色、香气浓而杂质少者为佳。

没药进入本草典籍始见于宋代《开宝本草》。苏颂《本草图经》记载："今海南诸国及广州或有之。木之根株皆如橄榄，叶青而密。岁久者，则有脂液流滴在地下，凝结成块，或大或小，亦类安息香。采无时。"李时珍《本草纲目》记载："按《一统志》云：没药树高大如松，皮厚一二寸，采时掘树下为坎，用斧伐其皮，脂流于坎，旬余方取之。"

没药树生长于海拔 500 ～ 1500 米的山坡地，分布于热带非洲和亚洲西部，主产于非洲东北部的索马里、埃塞俄比亚、阿拉伯半岛南部及印度等地。以索马里所产的没药质量最佳，销往世界各地。

海外的早期，没药也是用作香料的。《圣经》中有描述，耶稣被钉十字架时，有人"拿没药调和的酒给耶稣，他却不受"，说明此时没药已经被认识并使用。没药并非"没有药"的意思，而是阿拉伯语的音译，其形状颇似本义翻译成中文就是"苦的"。良药苦口能治病，中医人基于中药药性理论与临床实践，把海外之物化为中药。没药味辛、苦，性平，归心、肝、脾经，具有散瘀定痛、消肿生肌功效，常用于治疗胸痹心痛、胃脘疼痛、痛经经闭、产后瘀阻、风湿痹痛、跌打损伤、痈肿疮疡等症。

4. 西洋参

西洋参，别名西洋人参、洋参、花旗参等。其药材来源于五加科植物西洋参的根。秋季采挖，除去地上部分、芦头、侧根及须根，洗净，晒干或低温干燥。润透，切薄片，干燥或用时捣碎。个子药材，其根呈纺锤形、圆柱形或圆锥形，长 3 ～ 12 厘米，直径 0.8 ～ 2 厘米。表面呈浅黄褐色或黄白色，可见横向环纹及线形皮孔状突起，并有细密浅纵皱纹及须根痕。体重，质坚实，不易折断；断面平坦，呈浅黄白色，略显粉性，皮部可见黄棕色点状树脂道，形成层环纹棕黄色，木部略呈放射状纹理。气微而特异，味微苦、甘。个子药材以根条均匀、质硬、饱满、表面横纹紧密、气清香味浓者为佳。现今主要以栽培品供应所需。

在植物学上，西洋参与人参是同属不同种的植物，更是分布在远隔重

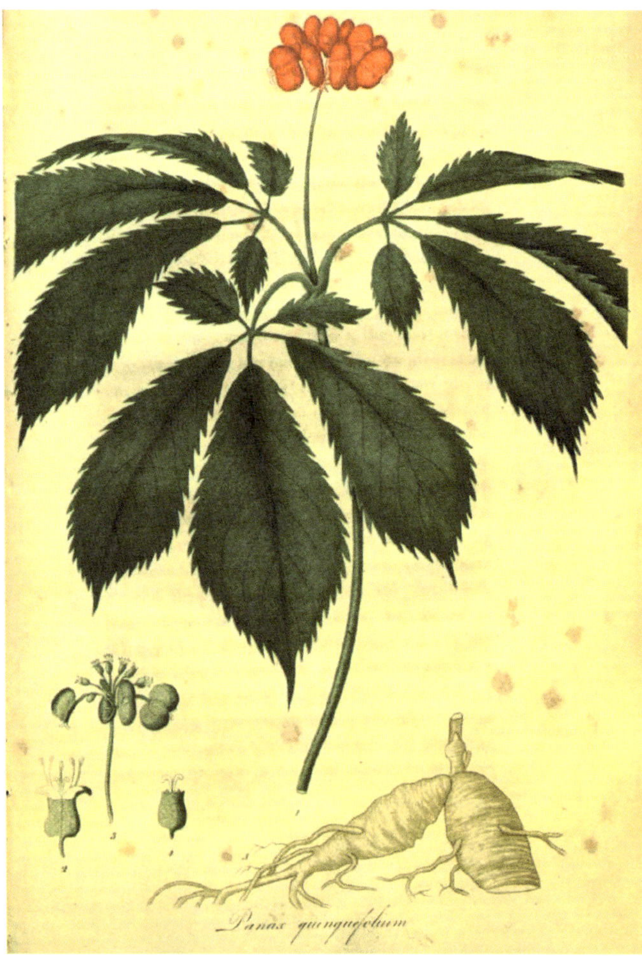

西洋参的植物彩绘图

洋的不同地域。西洋参原野生于北美洲大西洋沿岸原始森林中。“发现西洋参！”如果没有中国人参的标牌作用，“发现”它又会是什么时候的事，恐怕世界上无人能够给出确切答案！

中国人参约在宋代经阿拉伯商人传到欧洲，欧洲人逐渐认识它，但并没有引起重视。公元1711年，在华的法国传教士杜德美写信向西方重点推介人参，而他在信中的提示直接导致了西洋参的发现。有一位居住在加拿大魁北克的法国传教士拉弗多神父，于1716年读到了杜德美信件的抄文。在仔细研究了从中国寄去的人参植物标本后，他认为加拿大南部山区与中国东北纬度相同，当地森林与远东地区人参产地自然环境相近，应当有它的存在。他将人参图拿给当地印第安人看，印第安人说认识这种植物，他们也把它当成一种草药。正是以此为线索，终于在加拿大东南部，后来又在美国东部都找到了这种野生植物。

当时加拿大是法国的殖民地。神父拉弗多向法国报告发现了西洋参后，精明的法国商人很快意识到这是从中国人手中牟取暴利的商机。北美各地的法国商人在与印第安人交易时，除了收购毛皮，也开始收购西洋参。由法国人向中国输入西洋参，竟然让西洋参得到了一个“法兰参”的别名，而“法兰西国”运到中国的西洋参并非产自法国，缘由在此。早期将西洋参输入中国，自然是作为人参的代用品，经过中医学的同化纳新，最终西洋参又成为与人参媲美的滋补名药。

西洋参药用，其进入本草典籍约始见于清代汪昂《本草备要》一书的某个增补刊本。其书在“西洋参”条目下载有“出大西洋法兰西，名法兰参”的文字。进入本草典籍，明示中医临床已对它产生实际需求，而产于异域的西洋参，只有从海外输入才能让国人所用。你有我无，贸易互通，这竟然也成为中美两个国家之间直接贸易接触的一个重要契合点。

1784年2月22日，360吨级的远洋帆船“中国皇后号”由约翰·格林船长率领，装载着40多吨西洋参离开纽约港，经好望角驶往中国。在航行万里之后，8月28日“中国皇后号”终于抵达了此行的目的地广州港。“中国皇后号”这艘美国商船，其首航中国，开启了中美两国间最早的商业贸易。

船上的西洋参占全船货物的六成，当时由美输中最为主要的贸易品就是西洋参，“中国皇后号”的此次往返一举获得了高达3.7万美元的利润。在此之前，海洋贸易主要由英国、葡萄牙等前期的海洋强国所垄断。“中国皇后号”的到达，意味着仅仅建国八年的年轻国家，与一个已有数千年历史的古老国家开始了最直接的贸易往来。花旗，是美国国旗的旧称，中国人给西洋参起一个“花旗参”的名字，就与进口商用美国国旗来标示它的进口来源有关。

西洋参药材从原主产于美国、加拿大，到现今我国吉林、辽宁、山东等地均有栽培，发展成为国内道地产区，以优良的品质供应市场。

除以上举例的几味著名海外药材外，其他常用的舶来药材还有阿魏、沉香、补骨脂、龙涎香等。舶来药材进入中国后，炮制是中药有别于西方草药与民间草药的重要特点，也是将外来药融入中药的重要手段之一。诸如：诃子炮后取皮，阿魏细研后以白面少许拌和做饼子，炙令黄熟用，补骨脂炒香等。从这些外来药物的使用方式来看，许多外来药物，经过特殊工序的炮制，纳入并化用提高，使之更合乎中医临床用药的需求。

洋为中用，引种驯化。外来药物到中国后的本土化栽培，是外来药物中药化的基础之一，也是将外部资源转化为本土资源的重要手段。长此以往，这一手段使得舶来药物的外来身份逐渐淡化，不仅是使用上，而且从产地上有的也就慢慢变成了域内的道地药材。

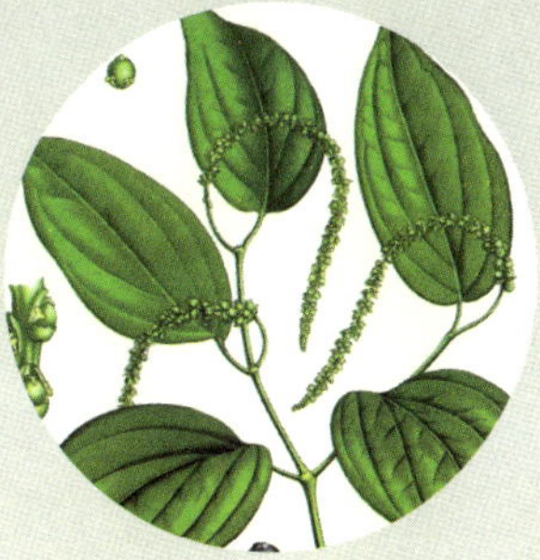

第六章 药食同源 健康智慧

药食同源，食养有道，食养为先，寓治于食。亦药亦食，食宜尤胜，它们之中如四时神药茯苓，山中薯粮山药，水中鸡头芡实，既可寓治于食，更可膳食养生；芳香散通，香药调鼎，它们之中如香料之王胡椒，古代口香糖丁香，国旗上的名品肉豆蔻，它们通行于世界，为饮食调香，为治病赋能；五果为助，果腹治病，它们之中如农桑本源的桑椹，喻称龙眼的桂圆，生津佳果的乌梅；凉茶滋味，能化热毒，它们之中如夏至而枯的夏枯草，清解毒热的金银花，香浓欲醉的薄荷。药食两用珍品的运用，融入华夏民众生活，襄助健康俯拾即是，日常为用岂可不知？

本草学问道不远人，得闻大道行以致远。

第一节 食药有道

——药食结合，食养食治

民以食为天，“食为政首”。中国自古以来有重视饮食的传统。

早在以采集、狩猎为生的原始社会，我们的祖先就已认识到，一些日常食用的动植物和矿物具有特殊的功能。而中药发生学的“药食同源”更引领了药食同用、食养食治在中医药实践中形成传统特色与独特优势。

医必重食，溯其源流极其悠久。据《周礼》记载，西周时期已设有专职“食医”，位列疾医、疡医、兽医等众医之首。

> 食医掌和王之六食，六饮，六膳，百羞，百酱，八珍之齐。凡食齐眡春时，羹齐眡夏时，酱齐眡秋时，饮齐眡冬时。凡和，春多酸，夏多苦，秋多辛，冬多咸，调以滑甘。凡会膳食之宜，牛宜稌，羊宜黍，豕宜稷，犬宜粱，雁宜麦，鱼宜苽。

当时的食医主要负责为周天子调配“六食”与“六饮”。食医着眼于人与天地四时自然的和谐，主张食物多样，注重时令变化与五味调和，规定食物的搭配等。这说明早在西周时期，饮食与健康养生便已成为专门的学问。本草药物之中，既涉食养，又涉食疗（亦称食治）。一般而言，食养更侧重于饮食入口的营养价值，注重通过适宜的饮食调理来追求健康；食疗则侧重于从饮食入手发挥药物主要是药食同源物品的调治作用，可以针对病症寓治于食起到调理或治疗疾病的目的。虽然以药食两用物品为主体，但有时一些药性剧烈并非平常者，也可在医生的手中将其搭配到饮食之中，寓治于食，或缓和毒性，或借饮食易被接纳等达到特殊的治疗效果。本草药物的食养保健和食疗愈病，在历史的发展脉络中一脉相承，影响深远，被广为运用。

一、食养为先，安全便捷

经过先人们世世代代坚持不懈的思考与探索，健康食养的理念在中医学中积淀颇丰，其理论与经验影响至深至远，现代生活中更是运用极为广泛。

早在汉代，养生家与医学家们便达成了高度一致的共识。《黄帝内经》中明确提出保持健康长寿的食养八字方针是“食饮有节，起居有常”，并且提出具体的养生膳食指南：“五谷为养，五果为助，五畜为益，五菜为充”，即以谷类为主，果类、畜类、菜类作为有益的补充。这是中医典籍中明确地根据营养作用对食物进行的分类，并且主辅搭配，是一份极其合理的膳食指南。

此后，东晋葛洪、南北朝齐梁时的陶弘景等集医、道于一身的养生大家，都是以上养生理论的支持者和实践者。葛洪主张不能等感觉非常饥饿了才进食，以免过饱，食过饱则易生积聚。而陶弘景在《养性延命录·食诫》中提出养性之道在于食，详尽地专述了他的饮食养生主张，如食毕须缓行，饱食而卧则生百病，宜少食多餐，不要夜食等等。

唐宋时期名家辈出，养生知识随着文人习医的风潮，造就了众多的养生家，许多文人名士如苏轼等对饮食养生之学津津乐道，进一步扩大了饮食养生知识的传播和发展。

至元代，宫廷御医忽思慧的《饮膳正要》继承了元以前的医药学成就，并广泛搜集了当时各民族的食疗方法，强调养生、饮食避忌、妇儿保健，主旨在于防病，提出“食饮必稽于本草”，强调以本草理论为饮食养生的指导，并且有“饮膳为养生之首务”的观点，集食养食疗理论、食物本草、食药方为一体，成为饮食养生与食疗的集大成者。《饮膳正要》颇具时代和民族特色，许多内容取自元代宫廷膳谱和各民族食疗方，如记载了大量血肉有情之品，羊肉、羊骨、羊肾等的应用灵活多变，丰富了食疗学的内容。

明代李时珍在《本草纲目》中指出“饮食者，人之命脉也”，收载了大量食物类本草，如谷物、蔬菜、果品及动物类本草。李时珍以调理脾胃、补益肝肾为防治思想，“药借食威，食助药力”，记载了不少描述为具有延年益寿效果的食疗方。

清代，王孟英著《随息居饮食谱》。在“食为政首”主张的引领下，王孟英认为饮食是政教的重要内容，同时强调饮食对健康的重要性，指出养生并无灵丹妙药，只需遵守饮食法道即可：“颐生无玄妙，节其饮食而已。”全书共收日常饮食物品三百多种，分为水饮、谷食、调和、蔬食、果食、毛羽、鳞介等七类。书中详细论述了每一种食物的性味、功能、使用禁忌等，所选食疗方剂大部分安全可靠，有较强的实用性。

真知珠玉光辉永驻。进入科学发展迅猛的新时代，国人对中医食养健康的理念与方法仍然高度推崇并广为遵循，对其守正传承并恰当运用，对奉献于当代人类的大健康事业更具有重要的现实意义。

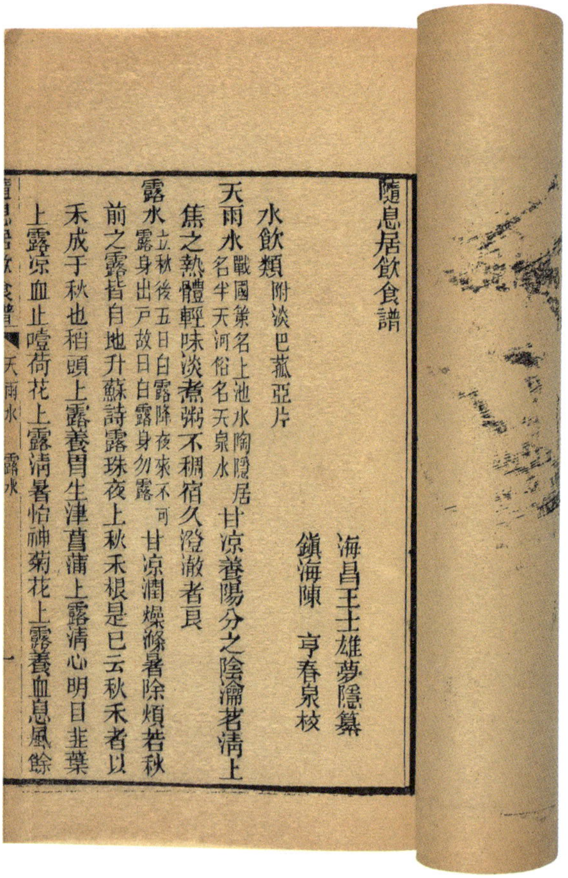
隨息居飲食譜
海昌王士雄夢隱纂
鎮海陳　亨春泉校
水飲類 附淡巴菰亞片
天雨水 戰國策名上池水陶隱居名半天河俗名天泉水 甘涼養陽分之陰瀹茗清上焦之熱體輕味淡煮粥不稠宿久澄澈者良
露水 立秋後五日白露降夜來不可露身出戶故曰白露身勿露 甘涼潤燥滌暑除煩若秋前之露皆自地升蘇詩露珠夜上秋禾根是已云秋禾者以禾成于秋也稻頭上露養胃生津菖蒲上露清心明目韭葉上露涼血止噎荷花上露清暑怡神菊花上露養血息風餘
隨息居飲食譜 天雨水 露水 一

《随息居饮食谱》书影

二、药食同源，食治愈病

从医食同源、药食同源的长期实践中，具有中国特色的食疗思想逐渐形成，食疗食治也成为中医治疗学的特色之一，其中的内容也记载于诸多典籍之中。

《汉书·艺文志》著录有《神农黄帝食禁》，此后又有许多以食忌、食禁、食经等命名的著作，其内容或多或少地涉及食疗的知识。

我国现存最早的药物学著作《神农本草经》，所记载的药物中包含有相当多的药食两用品种，诸如茯苓、山药等，该书称其具有久服轻身、延年不老等保健作用。

医圣张仲景所创设的成方被后世尊崇为经方，他也不乏运用药物两用品的事例。诸如被誉为“群方之魁”或“千古第一方”的桂枝汤，有专家在分析其组成药物时就指出，像桂枝、姜、枣都是厨房中的调味料。又像引经药的“姜枣为引”，更是充分利用食材，调和营卫，普适于大多的成方配伍之中。

> 夫为医者，当须先洞晓病源，知其所犯，以食治之，食疗不愈，然后命药。

唐代名医药王孙思邈撰著《备急千金要方》，他在第二十六卷专列“食治”篇，成为我国现存最早的食疗专篇，此内容被专门辑录为《千金食治》。食治篇辑录了 154 种食药两用品，对食疗理论进行了探讨。孙思邈认为，食为安身之本，治病也应当以食疗为先，能够用食疗治病的医生才是良工。对于食疗食治，孙思邈身体力行，是成功的实践家，用他自享长寿的不争事实，亲证了养生理论与实践的正确性和可行性，深为后世所追随。

孙思邈的弟子孟诜，进一步发扬药王的食疗思想，著《食疗本草》，这是我国现存最早的食疗专著，标志着我国食疗学成为一门独立的学科。《食疗本草》除记载药食之品及食宜、食忌的内容外，还包括大量的食疗方。孟诜认为，最好的药物莫过于合理的饮食，尤其对于老年人，药物过于刚烈，食疗更加适宜。孟诜进一步发展了食疗食治理论，充实了“以脏补脏”

的理论，如用动物肝脏明目；书中记载了昆布、紫菜等的药用和食用价值；孟诜发展食忌的内容，使食忌内容的指导作用更为具体，如多食杨梅损齿及筋、河豚有毒、产后不得食用生冷之物等。

宋元时期，除传承前代著述与理念，在官修方书《太平圣惠方》《圣济总录》中均列有食治门（论），彰显食疗专篇的地位，且进一步丰富了食疗方的剂型，如饼、面、羹等。

明清时期也是食疗发展的重要阶段，食疗专著多达30余种。除食疗专著外，几乎所有本草类著作、植物学类著作都注重收集食疗本草与食疗方。著名的如朱橚《救荒本草》、高濂《遵生八笺》、曹庭栋《老老恒言》。这一时期的食疗内容更加丰富，涌现出更多针对老人的食疗方药，其中有突出的素食思想。另外，根据《黄帝内经》所讲“膏粱之变，足生大疔”，而“五谷为养，五果为助……”，人们越来越注重内因致病，注意到防止内因致病的重要手段便是食疗。卢和在《食物本草》中提出“五谷乃天生养人之物”，“诸菜皆地产，所以养阴，固宜食之”，蔬有疏通之义，食蔬菜则肠胃通畅，肠胃通畅则无壅滞之患。明清时期的这些食疗著作，不仅促进了食疗学的发展，也使得养生思想进一步丰富。

三、五味调和，各呈其宜

《黄帝内经》提出“谨调五味，安和五脏”，讲究五味调和是中医重要的饮食养生健康原则，更是药食两用物品运用的总纲。其《素问·藏气法时论》记载：

> 毒药攻邪，五谷为养，五果为助，五畜为益，五菜为充。气味合而服之，以补精益气。此五者，有辛、酸、甘、苦、咸，各有所利，或散或收，或缓或急，或坚或软。四时五脏，病随五味所宜也。

“五谷为养”是指稻米、麦、小豆、大豆、黄黍等谷物和豆类作为养育人体的主食。以农耕发源的中华文明，形成的饮食习惯是以五谷类碳水化合物作为热能的主要来源。“五果为助”系指枣、李、杏、栗、桃等水果与坚果，有助养身和健身之功。五果类是平衡饮食中不可缺少的辅助食品。“五畜为益”指牛、犬、羊、猪、鸡等禽畜肉食，对人体有补益作用，能增补五谷主食营养之不足，是平衡饮食食谱的主要辅食。动物性食物多为高蛋白、高脂肪、高热量，是人体正常生理代谢及增强机体免疫力的重要营养物质。“五菜为充”是指葵、韭、薤、藿、葱等蔬菜，是对人体十分必要的充养。蔬菜类含有多种微量元素、维生素、纤维素等，对人体健康十分有益。

传统中医药总结食物与药物的五味属性，其既能满足每个人不同的嗜好，又有不同的功效。辛味者如生姜、肉桂等，大多含有挥发油，有散寒、行气、活血之功，但过食则有气散和上火之弊。甘味者如蜂蜜、粳米等，富含糖类，有滋补、缓和之力，过食则易致壅塞郁滞。酸味者如梅、山楂等，含有有机酸，有收敛、固涩之利，但也不宜过食。苦味者如苦瓜、杏仁等，多含有生物碱、苷类等，有燥湿、泻下之益，但过多食用易引起恶心、呕吐等不适。咸味者如海带等，含有较多盐分，有软坚、润下之功，但多食则不利于血。

孙思邈《备急千金要方》强调：“不知食宜者，不足以存生。”药食两用物品的使用需要掌握“使用宜忌”，取其利避其害，安全至上。

道以术彰。本草药物的食养食治之道，在众多药食两用物品的身上有着各自典型的体现。基于中国古代饮食养生与食疗的理论与方法，以下将分别对药食珍品、调味香药、风味五果、败火凉茶加以分类介绍，选择其中典型的品种作为例证，以一当十而窥豹，取类比象而广识。运用举例，对于有些疾病或病症，需要医生经过辨证选药，从适口或美味出发，灵活地选用某种饮食疗法来施治，这是药食两用物品的“寓治于食之用”。至于一些安全可靠的日常养生膳食，是运用食物属性的寒热温凉之偏，来纠正或调养调治某些个体的轻微不适状态，即其“养生膳食之用”，某些亚健康状态或者特殊体质的人群，或者久病成医的慢性病患者等，在具备基础常识的情况下，完全可以根据个体的情况灵活选用。此种情况，所用的原料应当属于药食两用品种搭配完全的食材、食用调料等。

所谓“寓治于食”，是需要在医师指导下使用的食疗方，“养生膳食”则多为民众可根据体质或亚健康状态能够自行选择使用的食疗方。

第二节 食宜尤胜

——茯苓、山药、芡实，药食均宜

《神农本草经》最早记载的三百六十五种药物，其中有许多也是食物，如茯苓、山药、薏苡仁、芡实、枸杞子、大枣等，大多位列上品，以补益气血，养生保健，并且可长期食用，同时具有药食价值而又较为安全可靠。自此而始，药食两用物品始终是中药宝库的重要组成部分。

在常用常见的中药药食两用品种中，茯苓有“四时神药”之美誉，山药道地称“怀参”，芡实被称为“水中参”。它们是药食两用品的典型代表，其运用体现了几千年来宝贵的药食两用经验。

一、茯苓：四时神药

茯苓是一种神秘的物种，它既不是植物，也不是动物，更不是矿物，与一般草木金石相比，茯苓自带仙气。

北方的冬天万物萧条，到处一片荒凉，唯独松树郁郁葱葱，凌冬不凋，万古长青。因此，在中国传统文化中，松被视作长寿、长生的象征。挖开松树埋藏的根，偶尔会发现一种抱根而生的奇怪东西：外表黝黑，呈团块状，外皮粗糙，个别呈现出特殊形状，诸如有的像龟鳖，有的像鸟兽，怪模怪样，切开它，里面的颜色却是雪白雪白的。古人猜测，这个埋藏于地下的物种，一定集松树之精华于一身，而它确实也有着治病的确切疗效，因此早就成为中医常用的一味药材。明代李时珍在《本草纲目》中说它是“松之神灵之气，伏结而成”，因此叫伏灵，即后来的茯苓。

“二十年中饵茯苓，致书半是老君经。”茯苓在古人看来是既可饵又可药的，当今更是著名的药食两用品种。在我国，茯苓用于保健已有几千

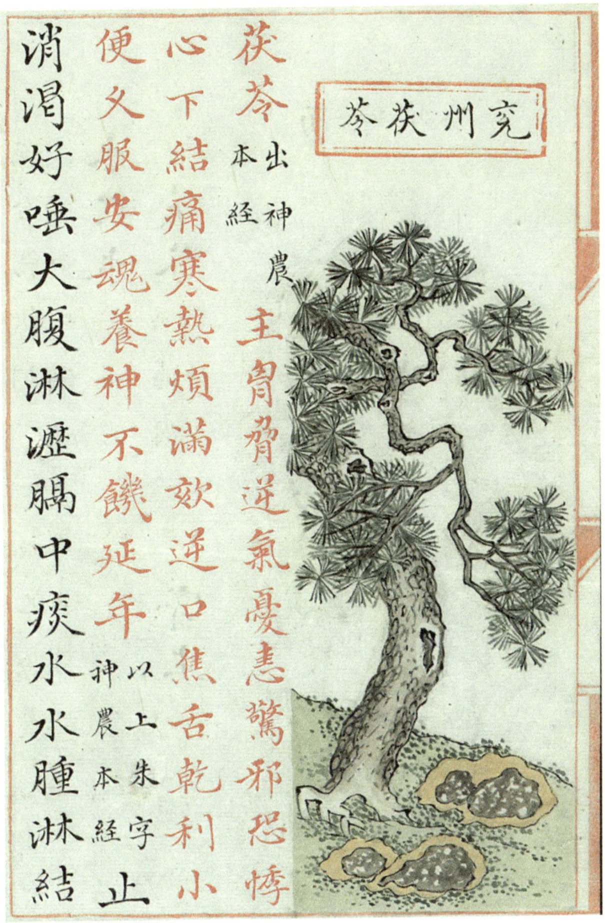

《本草品汇精要》中的茯苓图文

年的历史，最初曾为仙方所用，求道之人常取之服食。进入本草典籍后，它在《神农本草经》中被列为上品，除了记述它的治病功效，还保留了与古人服食有关的“久服安魂养神，不饥延年”的说法。在古代，茯苓确实也曾被上至皇帝、下至百姓推崇过。祛魅求实，恰当地食用茯苓确实是有益健康的，茯苓成为药食两用佳品，经过了长久的重复验证。

古人认为，茯苓埋于土中，其质色白，尝一尝，滋味平淡，有点儿甜，它的滋补与治病的功能较为平和，中医描述为“味甘、淡，性平”。甘，五行属土，脾也属土，茯苓不但在土里生长，味甘也属土，所以能补脾气，借以利水除湿。茯苓又与松根共生，得松根之气，且伏藏于地中，因此善于收敛浮越之心气，以养心安神。

揭开神秘的面纱，茯苓其实是寄生在松根上的一种特殊的真菌，含有大量人体易吸收的多糖类物质，可增强人体的免疫功能。其所含成分如茯苓次聚糖对癌细胞有抑制作用，长期服用有助于癌症患者放化疗、手术后的康复。

茯苓浑身是宝，不同部位各有神通。外表覆盖的一层黑褐色外皮叫茯苓皮，善于利水消肿；外皮之下、横断面靠外皮的部分呈淡红色，质地较疏松，叫赤茯苓，长于利湿清热；内部白色致密的部分，是常见的白茯苓。有的茯苓中间有一道松根穿过，靠近树根的部分便称为茯神，其养心安神的作用比白茯苓更强。

在饮食保健方面，茯苓尤适宜于久病虚弱、食欲减退，或体倦乏力、失眠、腹泻者，即属于气虚脾弱的人群服用。由于茯苓药性平和，不论春夏秋冬，都能长期服用，故有“四时神药”的美誉。

唐宋八大家之苏轼、苏辙两兄弟都长期食用茯苓，但两人体质不一样，食用茯苓的方法也不一样。苏辙从小体弱多病，每到夏天就胃口不好，脾气虚弱，消化不良，到了冬天则肺气虚寒，容易感冒咳嗽，也曾服药无数，都不见效，所以他从三十多岁便开始食用茯苓，才一年，多年的老毛病都有好转。于是，苏辙把茯苓当作宝贝，推荐给他的兄长苏轼。为此，苏辙专门写了《服茯苓赋》加以记述。苏轼体格壮实，性格豪放，喜欢喝酒，天天吃茯苓感觉有点儿燥，便配上芝麻一起吃（见苏轼《服胡麻赋》）。苏轼非常擅长养生之道，这茯苓加芝麻的吃法，也让他受益良多。

作为流传了几千年的“四时神药”，茯苓常与其他药食两用药物配合使用，很多有效的茯苓食疗方传承至今。

（一）寓治于食之用

1. 朱雀丸

用料：白茯苓 100 克，沉香 25 克。白茯苓与沉香的比例为 4 ∶ 1。另备人参适量供煎汤。制法：上二味，共同打成粉末，用炼过的蜂蜜和药粉混合，制作成小豆大小的药丸。服法：每次服 30 丸，饭后用参汤送服。功效主治：补益心脾，养心安神。适用于由心肾不交（心火不降，肾水不升）引起的心神不定、心悸怔忡、恍恍惚惚、失眠、健忘、经常闷闷不乐等症。现代适用于调治神经症，如神经衰弱、强迫症、焦虑症、恐怖症、躯体形式障碍等。

以人参汤送服药丸，汤药较丸剂起效快，补一身之气，有兵马未动粮草先行之意。心气足能下通于肾，脾气足能补先天肾气，肾气足使肾水上济于心。白茯苓、沉香为丸，缓缓起效，在参汤送服后调补一身之气，白茯苓宁心安神，沉香温肾纳气，引心气下藏于肾，交通心肾。

2. 四君子汤

用料：人参 9 克，白术 9 克，白茯苓 9 克，甘草 6 克。制法：上四味，打碎成粗粉末。加水浸泡 30 分钟，用砂锅或搪瓷锅大火煮沸，转文火煎煮 40 分钟，滤取药汁。服法：每日两次，早晚各一次，饭前服用。功效主治：补气健脾。适用于脾胃气虚、运化不利而见有面色萎黄、语音低微、气短乏力、食欲减退、经常腹泻的患者。

（二）养生膳食之用

1. 茯苓霜

制法：容器内盛凉水，将白茯苓掰成小块放进去，浸泡 2 小时。然后再将泡好的白茯苓放在笼屉上，用中火蒸 40 分钟。蒸好的茯苓取出，和适量牛奶一起放进粉碎机，粉碎至细腻无颗粒，然后倒进砂锅，用大火烧开后立刻关火，冷却后，加入适量的蜂蜜搅匀，茯苓霜就做好了。服法：每日吃茯苓霜，每次 10 ～ 30 克，连续服用。常服茯苓霜可以使肌肤润泽，脾胃健运，令身体强健。

《红楼梦》第六十回中就有服茯苓霜养生的情节，并详细介绍了其服法：用牛奶或沸水将茯苓霜冲化、调匀，每日晨起时吃上一盅，其滋补效力最好。

2. 茯苓饼

茯苓制作成饼，食用较为便捷。大文豪苏轼也曾制作过茯苓饼，并认为配上芝麻更适合他的体质。据说慈禧太后在晚年颇喜欢食用一种茯苓饼，用料：白茯苓，黑芝麻，白蜜（或白糖）。制法：茯苓去皮，和九蒸芝麻、白蜜或白糖一起，做成饼，烙熟或烤熟。服法：可长期每天食用。

茯苓健脾，芝麻补肾，蜂蜜润肺，制成茯苓饼，长期服用可使人脏腑调和，气力不衰，体健少病。茯苓性平和，可与粳米一起煮粥，或者与米酒搅拌，制成茯苓酒饮用，也可与羊肉等同煮食。

（三）茯苓美容便方

茯苓美白面膜，原料为白茯苓与蜂蜜各适量。将白茯苓磨成极细粉末，用蜂蜜调匀，做成面膜。供每天夜里敷面，可连续使用。具有美白养颜的效用。可供女性经常或间断使用，尤适宜于存在面部黑斑、雀斑者。

（四）使用宜忌

茯苓性质平和，适配性广泛，可搭配绝大多数食材同用，健脾助运，从而促进人体对营养的吸收与利用。

《药性论》中曾有茯苓“忌米醋”之说。在食用茯苓时，可尽量避免与醋、山楂等味酸的药物同时服用。

二、山药：山中薯粮

山药有迹可循的食用历史最为长久，早于让人类引以为豪的农作物。在远古时代，农作物尚未培育，先民们若能采食到山药，能令人“不饥”，随之对山药产生崇拜。所以，山药的文化源远流长，山药也当之无愧地跻身于古代仙药之列。

据《湘中记》记载，永和初年，有一采药人来到衡山，因迷路而粮尽，只好到一山崖下休息。忽遇一老翁，看上去好像有四五十岁那么年轻，对着石壁作书。采药人告之以饥，老者给他食物吃，这种食物便是署预，并指给他出山的路径。采药人经六天才回到家，此时还不知饥。采药人由此深知署预功效神奇。这署预后来写作薯蓣，即山药。

山药在《神农本草经》中属于上品。众所周知，一般的植物根茎，被切割成段后都会腐烂，埋进土里也会腐烂，但山药却与众不同。春分或清明前后，春分把切成段的山药埋进土里，不但不会腐烂，还能化腐朽为神奇，假以时日，便长得与原来一模一样，成了一株新的山药，仿佛获得了重生。难怪道家喜欢服食山药，以求长生不老。食用了它，慢慢体会到它饱腹充饥之后，还有滋补强壮作用，甚至让古人笃信久服可耳目聪明，轻身延年。

山药真的具有延年益寿的神奇功效吗？现代研究发现，山药富含多种营养素，氨基酸有 17 种之多，是一种优质的食物。另外，山药含有不饱和脂肪酸，可预防心血管疾病；还含有淀粉酶、薯蓣皂苷、三萜类皂苷、尿囊素等物质。山药具有助消化、抗溃疡、降血糖、祛痰、脱敏、促进上皮生长、抑菌、抗病毒、抗炎、降脂、抗肿瘤等多种药理作用。

中医学认为，山药生长于地下，得太阴之地气，味甘性平，“补中，益气力，长肌肉，强阴”，具有健脾养胃、生津益肺、补肾涩精功效。可用于治疗脾虚食少、久泻不止、肺虚喘咳、肾虚遗精、白带过多、尿频、虚热消渴、小便频数等症。中医学视肾为人体先天之本，脾为人体后天之本，山药既能补先天肾气，又能补后天脾胃，脾肾双补，从而令人身体健康，体质强健，由此古人认为山药能延年益寿，也就是自然而然的事了。

清末民初著名医家张锡纯最擅长使用山药。他积数十年经验，有很多用山药救急拯危的经验。他认为山药既滋阴又利湿，能滑润又收涩。功能健脾补肺，固肾益精，且含蛋白质最多，在滋补药中为无上之品。他指出：“色白入肺，味甘归脾，液浓益肾，能滋润血脉，固涩气化，宁嗽定喘，强志育神。”所以山药可用于主治泻泄久痢、久喘虚喘、淋病遗精、虚劳久渴、带下产后、血证尿频等许多病症。

山药的用法，张锡纯主张用生山药煮汁饮用，或生者轧细煮粥，或轧细蒸熟。他是不主张使用炒山药的。

食养食治，山药适合的烹调方式多样，可蒸食、炒食，可煮粥、煲汤，众多吃法，多样化搭配，充分发挥其善补脾肾虚损的效用。

（一）寓治于食之用

1. 山药双生散

用料：单味山药，生炒各半。制法：山药一半生用，一半炒香泛黄，共同粉碎成细末。服法：每次服用 4 克，用米汤送服。功效主治：止痢。可食治小儿泻痢。山药生用补阴，可补充因泄痢流失的阴液；炒用健脾止泻。生的与炒的合用，可以更好地治疗脾虚泄痢。

2. 山药人参丸

用料：山药 30 克，白术 30 克，人参 20 克。制法：上三味粉碎成粉末，加入适量水，揉搓成小豆大小的药丸。服法：每次用米汤冲服四五十丸，嚼服也可。功效主治：健脾补胃。治疗脾胃虚弱，不思饮食。

（二）养生药膳之用

金玉羹。用料：山药、板栗、羊肉，比例为 2 ∶ 1 ∶ 3。姜片、精盐等必要的调料。制法：山药、羊肉切块，板栗去皮，一起放入锅中，加适量水，以及生姜、盐等调料，大火煮沸后转小火，熬至羊肉熟烂即可。服法：每日一中碗，可连吃数天。

用山药、板栗搭配羊肉的此款金玉羹，具有健脾益肾、气血双补效用，实为温补佳品。尤其适宜于气血两虚证人群的饮食调理，如平素有容易疲劳、畏寒怕冷、面色憔悴、嘴唇与指甲颜色淡白等表现者。

山药还可与红枣、蜂蜜等做成山药泥，软糯滋补，香甜可口。

（三）使用宜忌

山药对普通人群多无禁忌，较为普适。中医临床强调，山药对气滞患者慎用；大便干结者不宜；不宜与鲫鱼同食。

三、芡实：水中鸡头

在平民百姓眼里，它是饥荒时救命的口粮；在道家手中，它是保持长生不老的秘方；在文人雅士的笔下，它是“都城百物贵新鲜，厥价难酬与珠比”的珍馐美味；在医家看来，它更是一味滋补良药。它就是水中珍品——芡实。

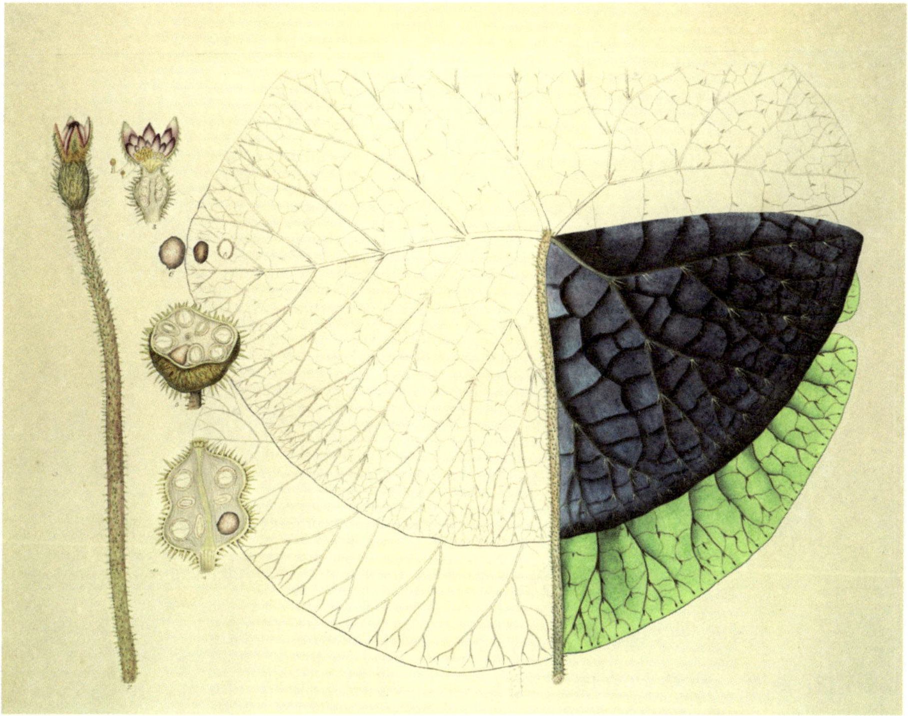

《科罗曼德海岸植物》中的芡彩绘图

芡实为睡莲科水生植物芡的成熟种仁，它与莲藕、茭白、荸荠等八种水生植物并称为“水八仙”。采摘前，它的果实外露在水面上，外形像极了鸡头的模样，故有鸡头实、鸡头米、鸡豆、雁头、雁喙实、刺莲蓬实等多个形象的俗称，它最常被简称为鸡头，只不过它不是陆上的家禽，而是水中珍品的鸡头。唐代徐凝《侍郎宅泛池》给出了诗意的描绘：“莲子花边回竹岸，鸡头叶上荡兰舟。”

芡实既是调制美味的食材，也是疗效显著的药材，素有“水中参”的美誉。去皮后的芡实珠圆玉润，洁白可爱，吃起来软软糯糯，腴而不腻，熬粥、煲汤、清炒、烧饭，久吃不厌。在《红楼梦》第三十七回中就有着享用鸡头（芡实）与红菱鲜果的细节描写，它们被装在小掐丝盒子中，足显其珍。有研究者利用芡实制作成了一道考究的美味，命名其“大蚌炖珍珠”，传言其与《红楼梦》有关，成为一款珍馐。制作这一菜品并非使用蚌与珍珠，而是将珍珠般的芡实米塞进鲫鱼肚里烹制而成。菜名中将鲫鱼喻大蚌，芡实喻珍珠，用蚌含珍珠来比拟此菜品的珍贵。

在古代，芡实最早是帮助人们度过荒年的一种野生食物，人们食用后，又逐渐认识到它的治病功能，将其作为药食两用佳品。古代道家常将芡实与莲子一起服食，以求长生不老。六一居士欧阳修第一次吃芡实，忍不住挥毫泼墨，写下了《初食鸡头有感》，把芡实比作珠玉，盛赞了一番。美食家、养生达人苏东坡也喜食芡实，《东坡杂记》中详细记载了他吃芡实的方法：把芡实煮熟后，一枚一枚地细嚼慢咽，每天吃 10 ～ 30 粒，持之以恒，长年不辍，能使“华液通流，转相挹注”，滋润脏腑，补益肾精。因此，苏东坡把芡实叫作水硫黄。

《神农本草经》将芡实收入上品药中。从中医的药性理论来认识，它味甘，性平，入脾、肾经，具有益肾固精、补脾止泻的功效。古代医家认为，芡实生长于水中，所以能化水；芡实花向阳而开，昼开夜合，故子实性暖，用于治疗梦遗、滑精、遗尿、尿频、脾虚久泻、白浊、带下、小便不禁兼有湿浊者。

中医常用芡实，因被大家熟知，还把它用作度量的标准。如在古代本草与方剂典籍中，就会遇到将丸药制成“鸡头大”。如此的描述，正是用药丸的大小来比照鸡头米（芡实粒）的大小。既不可想象成家禽的鸡头那么大，也不是整个芡实果“水鸡头”那么大。如果不懂得相关生活常识，遇到传统典籍里把药丸制成“梧子大”或“鸡头大”之类的描述，是无法准确理解的。

（一）寓治于食之用

1. 期颐饼

用料：生芡实 200 克，鸡内金 90 克，白面粉 250 克，白糖适量。制法：将生芡实用水淘去浮皮，晒干，研细；鸡内金研细，用开水浸泡透。将芡实粉掺和在白面粉中，酌加适量白糖，用浸有鸡内金的水和匀，做成薄饼，烙成黄色，以饼熟为度。服法：可当点心食用。功效主治：补脾肾，助消导。

适用于气虚痰郁，胸部满闷，胁下疼痛；或老年人气虚痰盛等症。

2. 芡实莲肉粉

用料：芡实 125 克，莲肉 125 克，山药 125 克，白扁豆 125 克，白糖 250 克。制法：前四种原料分别粉碎成细粉，与白糖拌匀，蒸熟即可。服法：每次 50 克，当点心食用。功效主治：滋补脾肾。适用于脾肾虚弱所致大便稀溏，反复发作，食欲减退，精神倦怠，面目虚浮等症。

芡实与金樱子等份做成丸，名为水陆二仙丹，可滋阴益肾，收敛固摄。治疗肾虚所致男子遗精白浊、女子带下，以及小便频数、遗尿等症；芡实与莲子、茯神炖粥，可宁心安神，益肾固精，健脾除湿，用于食疗调治肾虚劳神，经常有失眠健忘、夜卧不宁或梦遗等症。

（二）养生膳食之用

鸡头粥（芡实粥）。用料：芡实 30 克，粳米 30 克。制法：先煮芡实去壳，研如泥或煮烂熟如泥，再与粳米同煮作粥，宜用慢火，煮粥至熟烂。服法：每日三餐，温热食用。

此款粥品兼具芡实健脾祛湿、固肾涩精、聪利耳目等滋补效用。普通人群可结合辨别体质而选用。食疗调治可用于脾肾虚弱，腹泻便溏，性欲减退，小便频多，腰膝酸软无力，视物模糊，头昏倦怠，面色苍白，肢冷畏寒，遗精遗尿，妇女湿热带下或带下清稀等症。

芡实与猪肚、鸭肉、鸡肉同煮食，可增进食欲，增强滋补作用。

（三）使用宜忌

芡实不宜多食，食多难以消化。且药性收涩，凡大便秘结、小便不利者忌用；凡外感前后，邪气尚盛，泻痢痞痔，气郁痞胀，食不运化，以及新产后皆不宜使用。

第三节　香药调鼎

——胡椒、丁香、肉豆蔻，品味辛香

无论是《诗经》里的“彼采艾兮，一日不见，如三岁兮”，还是《楚辞》里的“沅有芷兮澧有兰”，人们对散发着迷人芳香的香草、特殊气味的香料，喜爱有加，传唱称颂至今。中药中的香药，恰巧也多有或辛香料或调味品的香料身份，具备既供调鼎也供药用的功能。

香药除了带给人们直观愉悦的感受，还具有芳香辟秽、理气止痛、温阳化湿等功效。在交通不便的古代，一些生长于热带地区的香药向来是名贵之品，如胡椒、丁香、肉豆蔻等辛香料，曾经价比黄金，引发了欧洲大航海时代（地理大发现）的来临。我国本土的著名调味料如生姜，随着世界文明之间的交流而更早向全球传播，成为调和众口的普适食材。

一、胡椒：香料之王

世界的香料之王只能是胡椒，是全球贸易与地理大发现成就了它不可替代的香料霸主的地位。全球贸易数量、曾经高昂的价格、多方参与的争夺、饮食文化的扩散、对政治经济的巨大影响等多种因素，决定了胡椒在香料界唯我独尊的历史地位。香料即香药，又决定了它成为中药宝库中的一味药食两用品种。

作为香料之王，胡椒是全球范围内普遍运用的美食佐料。现今它虽已褪去历史上那无比耀眼的光环，然而回望却仍然让人惊叹。若让我们穿过时光隧道，来到唐朝，如果你在谁家的厨房里发现了胡椒，那这家一定是钟鸣鼎食之家。

在古代很长一段时间里，无论欧洲还是中国，胡椒甚至可以作为货币使用，畅通世界。明成祖朱棣就曾拿它当俸禄发给官员，叫作“胡椒折俸”，一斤胡椒相当于十到二十两银子。这还不是最贵的，胡椒最贵的行情出现在中世纪的欧洲，那时曾经与黄金等价甚至超过黄金。所以在古代，胡椒还有区分社会阶级的作用，西方的“胡椒袋”成为巨富之家的象征。

古代胡椒为什么贵比黄金？又在什么时候传入中国，从贵族的餐桌走向千家万户，并成为一味良药呢？

胡椒的老家并不在中国。虽说它的果实胡椒粒早在汉代已经传入中国，但中国是在 20 世纪 50 年代初才在海南岛上成功引种了胡椒，到目前只有不到百年的时间。

古代用“胡”字来命名一些舶来物种，如胡瓜（黄瓜）、胡蒜（大蒜）、胡萝卜，它们大都是经过丝绸之路由西域传入的。至晚在汉代，胡椒粒便已传入中国，西晋时期的《续汉书》提到胡椒的产地在天竺，指向印度；同时期的《博物志》里载有胡椒酒的制作方法。直到唐朝，胡椒才开始较大规模地传入，不过此时的胡椒仍然是贵族阶层少数人才能享用的奢侈品。

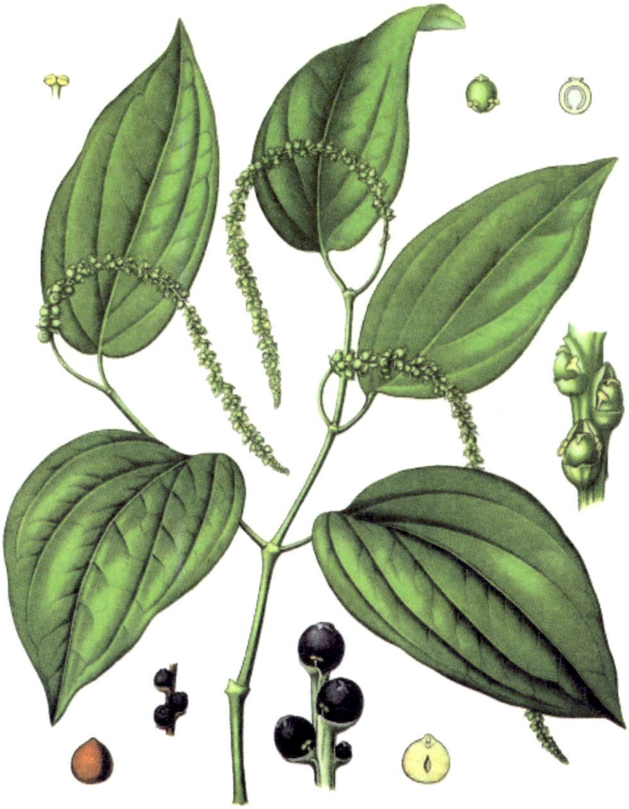

《科勒药用植物》中的胡椒彩绘图

随着航海技术的发展，郑和七下西洋，带回了大量的胡椒，无疑等于带回了大量的财富。明成祖永乐皇帝轻松愉快地给官员发折俸，耗费巨资疏通隋炀帝为之魂断的运河、编修《永乐大典》、南征北战等，一定程度上有来自胡椒的经济支持。曾经有明朝后期胡椒引种到中国的说法，但并非史实。直到20世纪50年代我国首先在海南引种成功了胡椒，后来从海南到云南等地的胡椒种植才发展起来。海外品的引种成功，使得我们拥有了本土产出的胡椒，这才真正为胡椒走入千家万户提供了最大的便利。

天然香料几乎全部天生具有治病之用，因而它们又被人们普遍称为香药。胡椒最初首先是用以调味、防腐的，世界各地的人们在使用胡椒的过程中，又赋予了它特别的药用价值，因之产生出巨大的经济价值，甚至于社会文化价值。古希腊人用胡椒来治病，乃至壮阳，西方医学之父希波克拉底就曾用胡椒治疗发热。古埃及人曾将胡椒用于制作木乃伊。有文字记录的、最早把胡椒端上餐桌的则是古罗马人。从海外舶来中国，唐朝时胡椒除了用于治病，人们还用胡椒煮茶、煮酒、熏香、洗浴、护肤等，可谓多方利用。

胡椒从什么时候成为良药的呢？作为药食两用品，胡椒的药用史与食用史几乎同样悠长。最早记载胡椒药用的是希腊医生迪奥斯科里德斯，在他的《药物论》里记载了胡椒的功效：胡椒有使人健康的作用，可以祛寒、利尿、促进消化、排气、缓解疲劳、明目等，它甫一出场简直就已经成为包治百病的万能灵丹。

胡椒味辛辣，性温热，气味芳香，非常适宜于寒湿体质的人，或者寒湿证疾病。中医学认为，辛辣的胡椒主入胃经、大肠经，具有温中止痛、散寒、止泻、下气、消食、芳香解毒的作用，用于治疗寒痰食积，脘腹冷痛，反胃，并有解食物毒的作用，在与鱼、肉、鳖、蕈诸物同食时，可防食物中毒。胡椒适宜于风寒感冒，胃寒冷痛，呕吐泄泻，食欲减退及感受风寒或遭受雨淋之人食用。胡椒外用，还可以芳香避秽。现代研究认为，胡椒的主要成分是胡椒碱，也含有一定量的芳香油、粗蛋白、粗脂肪及可溶性氮，能祛腥，解油腻，开胃，助消化。

黑白胡椒完全来自同一种植物，差别只在于成熟及去除果皮与否，所以从食性而言，黑白胡椒在味觉功用上基本近似，有时往往会兼顾菜肴的特色而有个别选择，并因此形成饮食烹饪中的一些使用习惯。

（一）寓治于食之用

1. 枣椒丸

用料：白胡椒 49 粒，大红枣 7 枚。制法：红枣去枣核，每个枣内放入白胡椒 7 粒，用线扎好，上锅蒸熟，取枣肉，制成如绿豆大小的小丸。服法：每服 7 ～ 10 丸，温开水送服。如果服后不再胃痛，但觉胃里热，且有饥饿感，可辅以稀粥，胃中作热作饥感即可消失。功效主治：温胃止痛。可用于治疗脾胃虚寒性脘腹疼痛。

2. 胡椒生姜饮

用料：胡椒末 1.5 克，生姜 50 克。制法：将生姜在火上稍煨一下，切成片，与胡椒末加入锅中，加水约 1000 毫升，煎取约 350 毫升，去滓。服法：分三次温服。功效主治：温胃止痛止呕。可用于治疗因受寒或胃寒而反胃、呕哕、吐食。

胡椒分别与葱白、生姜、紫苏等搭配，可发汗祛寒，解毒助消化。

（二）养生膳食之用

胡辣汤。主要用料：胡椒、辣椒、草果、牛肉粒、面筋、细粉条、黄花菜、花生、木耳、豆腐皮、骨汤等。制作：在锅中放入适量水，加入高汤，放入胡椒、辣椒、草果等，大火烧开；水开后放入牛肉粒、面筋、花生，待其熟后，再向锅中加入适量淘洗面筋的水进行勾芡，烧至汤汁变稠时，放入粉条、黄花菜、木耳、豆腐皮，调入葱、盐、味精、酱油，文火稍加熬制即成。起锅盛汤，可依据个人口味放入适量香油、醋。

本款小吃，以胡椒的加入为主打调味，体现出典型的胡辣与香辣口味，温胃而开胃，寒冷时节更相宜。

胡辣汤又叫糊辣汤，由多种天然香料如胡椒等按比例配制，再加入辣椒，又用骨头汤作底料制成。特点是汤味浓郁、汤汁黏稠，香辣可口，十分适合配合其他早点进餐。它是中原地区的特色汤类食品，已经发展成为河南及陕西等周边省份都喜爱的知名小吃。

（三）胡椒外用便方

白胡椒神阙贴。取白胡椒 10 粒，研成细末，加黄酒或白酒调成糊状。外贴于小儿肚脐（神阙穴）上，再用棉纱布覆盖固定。泄泻严重者，每小时换一次，轻者 14 小时左右换一次。每次敷前用酒精棉球对肚脐及周边进行消毒。若小儿有脱水症状，应及时送医。该胡椒贴脐疗法具有温中止泻功效。适用于治疗小儿内外受寒或脾胃虚寒所引起的腹泻。

胡椒研成粉，煮沸后放凉，外洗患处，有燥湿止痒的效果。适用于治疗阴囊湿疹；胡椒浸泡于高度白酒内，七天后过滤，可外涂冻伤处；胡椒粉与醋调，可止痛，外敷治疗毒虫咬伤。

（四）使用宜忌

胡椒气味厚，辛热纯阳，阴虚有火、内热素盛的人忌食。中医学强调胡椒多食损肺并损目，令人吐血、目昏。

胡椒一般不与花椒同用。

二、丁香：鸡舌香口

每当庭院里袭来一阵阵幽甜的丁香花的味道，便预示着北方的夏天将要来临。然而，作为香料和香药的丁香药材，与庭院里观赏的丁香花只是名字相同而已，它们的花蕾外形均似丁，故名丁香，其实是截然不同的两类物种。

药食两用的丁香，是桃金娘科的一种高大常绿乔木，仅生长于热带地区，原产于印度尼西亚的香料群岛。在古代，胡椒贵比黄金，是贵族阶级的专享，丁香则比胡椒更稀少，因而也就更珍贵，普通百姓更加难得一见。

丁香，又名鸡舌香、丁子香、支解香、瘦香娇、百里馨，药用时有公丁香、母丁香之分。公丁香是丁香花蕾由绿转红时采摘加工而成，母丁香是丁香花结的果实。公丁香香气浓郁，气味强烈；母丁香相对而言香气较淡，更适合含在口中，因此又名鸡舌香。

生长于遥远热带国度的丁香，用它不可抵御的芬芳之气，早在汉代便已传入我国。宋代《太平御览》记载：汉桓帝时期，侍中迺存因年老有口臭，“帝赐以鸡舌香，令含之”。迺存不识丁香，还以为是皇帝赐的毒药，经人点拨，才恍然而知是香口之药。后来，蔡文姬的叔祖蔡质编写《汉官典仪》，规定尚书郎向皇上面奏时要含鸡舌香。口含鸡舌香从此成为一项宫廷礼仪制度，也成为在朝为官的一种象征。“新恩共理犬牙地，昨日同含鸡舌香。”“御杯共醉龙头榜，春雪同含鸡舌香。”诗句中所描绘的情形，均是此意。知

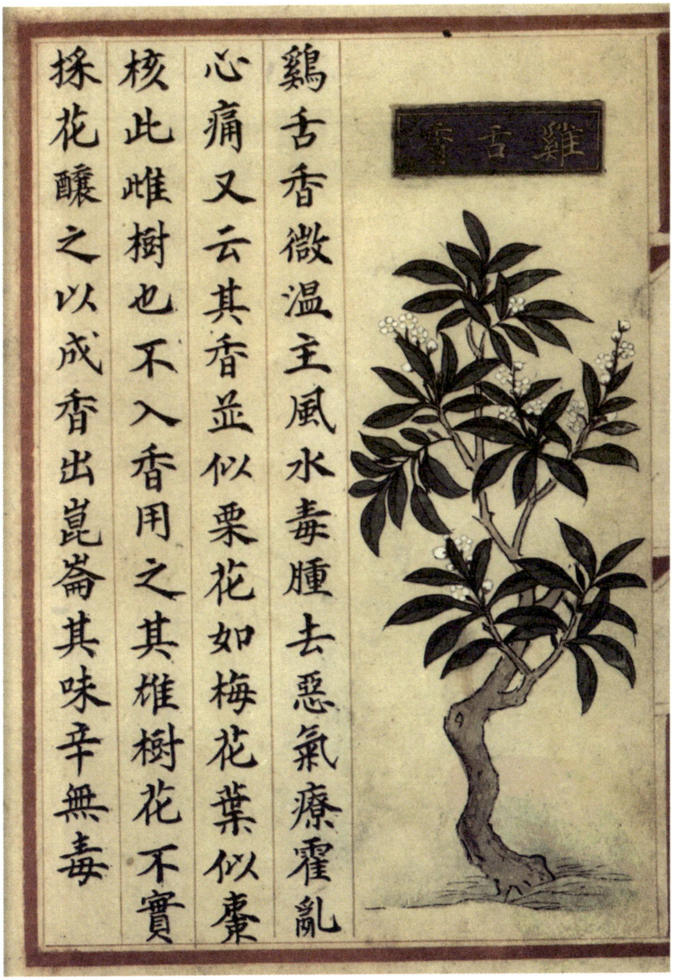

《补遗雷公炮制便览》中的鸡舌香图文

道了鸡舌香的这层含义，就不难理解发生在《魏武帝集》中赠药的故事。

话说曹操曾“奉鸡舌香五斤”送给诸葛亮。人们一直猜测曹操为什么给诸葛亮送丁香？想来“挟天子以令诸侯”的曹操也是风雅之人，欲借鸡舌香的寓意，向以复兴汉室为己任的诸葛亮示好。何况五斤鸡舌香，在当时更是极其贵重之物，显示了曹操满满的诚意。

唐代时，丁香在贵族阶层当作“口香糖”的习俗仍有保留。比如风流倜傥的大才子宋之问，为了获得女皇武则天的青睐，经常口含丁香，结果却因为人品太差而遗臭万年，成为人们的笑柄。

丁香用作辛香料，主要用于肉类食材的加工，或烹调或卤制等，它是复合调料“五香粉”的主要组分之一。

根据中药药性理论，丁香味辛而性温，归脾、胃、肾经，具有温中降逆、散寒止痛、止呃逆、止呕吐的功效，可用于治疗胃寒所致的脘腹疼痛、痹痛、疝痛、腹泻等病症。它还具有温肾助阳的作用，用于肾虚所致男子阳痿尿频、女子寒湿带下等症。当然，丁香气味芳香，可以辟秽，减轻口臭，也是它的医药作用所在。

研究认为，丁香有抗菌、祛虫、健胃、止痛等作用。丁香含有的丁香挥发油、丁香酚，可促进胃液分泌，却不会增加酸度，有助于消化，还能止腹泻；丁香酚有广谱抗菌作用，可有效抑制葡萄球菌、大肠杆菌、幽门螺杆菌、链球菌等多种致病微生物。药理研究，丁香具有抑制血小板聚集、抗凝血、预防血栓、降血压等作用。

作为香料的丁香，提取的丁香油可以添加到食品、香烟以及高级化妆品中，也可以作为牙科药物中的防腐镇痛剂使用。

（一）寓治于食之用

五香丸。用料：豆蔻、丁香、藿香、零陵香、青木香、白芷、桂心各 14 克，香附子 28 克，甘松香、当归各 7 克，槟榔 2 枚。制法：将上十一味研磨成细末，用蜂蜜调匀，制成黄豆大小的丸药。服法：每天白天三粒，晚上一粒，含在嘴里慢慢咽化，吞咽津液。功效主治：芳香避秽，下气去臭，止烦散气。

适用于素有口臭及身臭症状者。文献称其“五日口香，十日体香，二七日衣被香，三七日下风人闻香，四七日洗手水落地香，五七日把他手亦香”。

《备急千金要方》所载的古人配制的五香丸，放在嘴中咀嚼，非常类似如今的口香糖，能起到净化口气效果。唐代王公贵族还会在其中加入冰片、麝香等名贵香料，令口气更加清新，效果持久。

丁香与柿蒂、人参、陈皮分别相配，可代茶饮，能够温胃止呕。

（二）养生膳食之用

丁香酸梅汤。用料：乌梅 500 克，山楂 20 克，陈皮 10 克，桂皮 1 克，丁香 5 克，白糖 500 克。制法：乌梅、山楂逐个拍破，与陈皮、桂皮、丁香同装纱布袋中，扎口，放锅内，加水 2500 毫升，武火烧沸，文火熬 30 分钟。去药袋，锅离火静置 15 分钟，滗出药汁，加白糖调匀。用法：每日数次，频频饮用。

本品是一款偏于温热性的植物饮品。具有生津止渴、宁心除烦的效用。适用于调治虚寒体质者烦渴难耐、食欲减退、口燥舌干等症。作为功能饮料，对肠炎、痢疾患者有益。

丁香与茉莉花 5 ～ 6 朵，代茶饮，可以提振精神，缓解紧张情绪，而且可以温中助运、消胃肠寒积。

（三）外用便方

丁桂脐贴。用料：肉桂 5 克，丁香 5 克，鲜姜适量。制法：取肉桂、丁香粉碎成细末，鲜生姜捣碎，一起搅拌调匀备用。用法：填敷于肚脐，外用纱布或贴纸固定。功效主治：健脾温中，散寒止痛，止泻。此法尤适用于儿童肚腹外感寒侵或过食生冷后引起的腹痛、腹泻等症，家庭处治方便，且易于被患儿接受。

（四）使用宜忌

人体对丁香没有明显的不良反应，但丁香属于温热性质，对于素体阴虚内热，或胃火旺，或肾阴虚者应禁忌服用。因热证而呕吐、呃逆者忌服。

丁香一般不宜与郁金配伍。

三、肉豆蔻：珍贵玉果

肉豆蔻、胡椒、丁香，曾经生长于与世隔绝的海上“香料群岛”，产量有限，价比黄金，令世界为之疯狂。其中有玉果之称的肉豆蔻被认为是“撬动欧洲历史的传奇香料”。

肉豆蔻，简称肉蔻，又名迦拘勒、玉果、肉果、顶头肉、扎地、麻失等，从名字便可推测是外来物种。肉豆蔻原产于印度尼西亚群岛中神秘的香料群岛，后来扩散到了世界其他地方。在遥远的加勒比海向风群岛上，有个叫格林纳达的国家，面积仅 344 平方公里，后来就成为盛产肉豆蔻的宝地，这个国家将肉豆蔻图案印在了国旗上。格林纳达那面长方形的国旗，由红、黄、绿三种颜色构成，在它的左侧鲜明地突出了一颗肉豆蔻的种子，在成

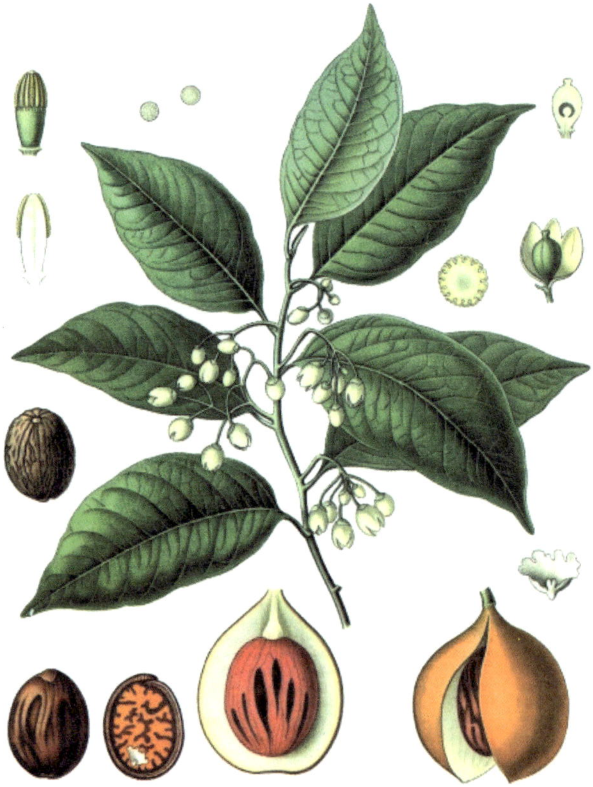

《科勒药用植物》中的肉豆蔻彩绘图

熟后果肉开裂、绽放出红色“肉花”。这里最初的肉豆蔻树苗，还是19世纪中叶由英国殖民者从香料群岛带来的，从此扎根结果。

在向全球传播的过程中，肉豆蔻作为香料兼香药，在不同地区、不同历史时期的功用不尽相同。传入肉豆蔻最早的国家是印度，成书于公元前1500年左右的印度文献《吠陀经》，经常提到肉豆蔻。后来的印度医学将肉豆蔻作为治疗心脏病、消耗性疾病、哮喘、牙痛、痢疾、肠胃胀气和风湿病的重要药物。在古埃及，肉豆蔻被用于宗教仪式、医疗、化妆品以及食品保存，也是木乃伊防腐剂的重要成分之一。在意大利，人们将杜松子、丁香和肉豆蔻一起燃烧，当作防御疫病的熏香使用。在中世纪的欧洲，人们认为肉豆蔻可以治疗感冒及其他各种疾病，甚至用来预防黑死病、抵御瘟疫和堕胎，简直视为可包治百病之良药。作为舶来品进入中国，它既成为中药材，也供作食用香料。肉豆蔻作为药物进入本草典籍，首载于唐代甄权的《药性论》，唐代陈藏器《本草拾遗》亦载之。陈藏器的记述是：“肉豆蔻，大舶来即有，中国无之。”宋代肉豆蔻多是通过朝贡进入中国的。中医人将它用于治疗腹痛腹泻、食欲不振、消化不良等。宋代《太平圣惠方》所载肉豆蔻单方，是将它用面裹放火中煨后，捣末用粥汤送服的实用食疗方法，曾被李时珍予以转录：

> （治）冷痢腹痛，不能食者。肉豆蔻一两去皮，醋和面裹煨，捣末。每服一钱，粥饮调下。

用来治病只是小试身手，肉豆蔻更是大名鼎鼎的香料，广泛应用于西式甜品、布丁、巧克力等食品中，也是咖喱粉的重要配料。在我国，人们喜欢用肉豆蔻来去腥提香，用于肉类食材的加工烹饪，它与丁香共同成为著名传统香料“十三香”的主要组分。

根据中药药性理论，肉豆蔻味辛、涩，性温，归脾、胃、大肠经，具有除寒燥湿、温中行气、涩肠止泄功效，常用于治疗脾胃虚寒、久泻久痢、宿食不消、脘腹疼痛、食少呕吐等病症。《本草经疏》认为，肉豆蔻味辛，能散能消，其气味芬芳，香气先入脾，脾主消化，温和而辛香，故开胃，为理脾开胃、消宿食、止泄泻之要药。经典成方二神丸、四神丸、肥儿丸、真人养脏汤、肉豆蔻丸中均含有肉豆蔻。

肉豆蔻含有挥发油，如肉豆蔻酸甘油酯、肉豆蔻醚等多种活性物质，具有抗菌、抗炎、抗氧化、抗癌、降血糖血脂等多种药理活性。其挥发油中所含的甲基异丁香酚有抑制中枢神经、麻醉作用，还能抑制金黄色葡萄球菌和肺炎双球菌。所含有的肉豆蔻醚和黄樟醚是肉豆蔻中的毒性成分，对正常人有致幻作用，当服用达到一定量时，可引起肝脏脂肪变性而致死。

（一）寓治于食之用

1. 肉豆蔻散

用料：肉豆蔻 40 克，生姜汁 70 毫升，面粉 80 克。制法：肉豆蔻研为细末。用姜汁和面做面饼，包裹肉豆蔻末，煨令黄熟，研为细散。服法：每服 10 克，空心米饮调下，每日 3 次。功效主治：健脾止泻。可用于治疗水泻无度、肠鸣腹痛等症。

2. 四神丸

用料：肉豆蔻 60 克，补骨脂 120 克，五味子 60 克，吴茱萸（浸炒）30 克，生姜 120 克，红枣 50 枚。制法：前四味研磨成细末。将生姜切碎，加水与红枣一起煎煮，煮至枣熟，弃去生姜，取枣肉与药末调匀，揉搓成如梧子大药丸。服法：每次服用 50 ～ 70 丸，每日一两次。功效主治：温肾暖脾，涩肠止泻。适用于脾肾两虚导致的五更泄泻。

（二）养生膳食之用

肉豆蔻适合在鱼肉之类荤菜中使用，并且多为复合调香，并非“单打独斗”独呈其香。

肉豆蔻饼。用料：煨肉豆蔻 30 克，生姜 50 克，面粉 100 克，红糖 100 克。制法：先将煨肉豆蔻研为细粉末，过 100 目筛备用。生姜洗净后，刮去外皮，捣烂后，加入冷开水适量，用纱布包裹绞取姜汁备用。再将面粉、肉豆蔻粉与红糖倒入面盆，用生姜水和成面团，制成 30 块小饼，用平底锅烙熟即可。每日两次，每次嚼食一两小块。

此面饼有温中健脾、消食开胃、降逆止泻功用。适用于调治儿童因脾虚寒滞、食积不化所致脘腹胀满、食欲减退、矢气频频、大便稀溏，或受凉后见水泻者，也可用于功能性消化不良、胃肠功能紊乱等症的食疗调养。

（三）使用宜忌

肉豆蔻性温，体内有热者慎用，湿热痢疾等热性病症禁用。因含有毒性成分，食用过量的肉豆蔻能够导致中毒。

一般认为，肉豆蔻粉成年人的摄入量每次不宜超过 7.5 克，《中华人民共和国药典》规定肉豆蔻临床使用剂量范围为 3 ～ 10 克。

第四节　五果为助

——桑椹、乌梅、龙眼，果果有益

早在农业文明发展之前，我们的祖先“食草木之食，鸟兽之肉，饮其血，茹其毛”，度过了漫长的岁月。植物的果实，为人类的生存和繁衍提供了必要的营养。到了农耕时代，《黄帝内经》提出了“五谷为养，五果为助，五畜为益，五菜为充”的饮食搭配原则。果类食品，以为助益。人类在长期食用植物果实的过程中，积累了珍贵的食用与药用的双重经验。充作军粮的桑椹，帝王代言的乌梅，视为珍馐异果的龙眼，我们不妨以它们为代表，加深对中医学“五果为助”的认识。

一、桑椹：农桑本源

“农者食之本，桑者衣之源。”古代中国以农耕文明为主体，而蚕桑文化正是我国农耕文明的重要代表。我们的祖先选择了以农耕立命，很早就发展了种桑养蚕活动，从此告别茹毛饮血的狩猎时代，向农耕文明发展，所以蚕桑文化的历史相当悠久。

桑树有桑果可供直接食用，饱腹充饥，树叶树皮都可利用，很受古人的重视。在古人的心目中，桑树是神圣的，重要的礼仪要在桑树下举行，据说尧舜禅让就是在桑树的见证下进行的。毫无疑问，桑树也是蚕桑文明

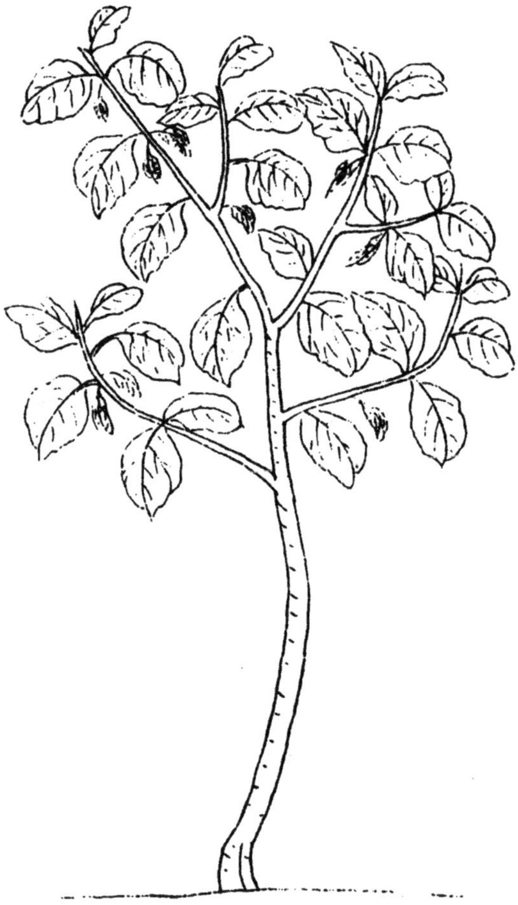

《救荒本草》中的桑椹图

时期重要的战略物资，“卑梁之衅，血流吴楚”的典故，就讲述了由桑叶引发的战争。

蚕桑文化与人的一生交织在一起。男孩一出生，要送他一把桑弓，希望他具有桑蓬之志；青年男女在春天的桑林里劳作，自然而然地产生“桑林之会”；“失之东隅，收之桑榆”，“日垂桑榆端，人至黄昏后”，桑榆被用以代指人的暮年。

植桑用桑，令桑又成为美好的象征。古人习惯在房前屋后种满桑树、梓树，当走出去怀念故土之时，“桑梓”成为故土的象征。鸡犬桑麻，是古人日常生活与生存的必需，慢慢地却在人们的心中变成了对美好生活向往的愿景。“狗吠深巷中，鸡鸣桑树颠”，“开轩面场圃，把酒话桑麻”，化为诗意，为人们呈现出一幅自给自足、恬静安逸的田园生活景象。

古代有一位名叫罗敷的采桑少女，一出场便令“耕者忘其犁，锄者忘其锄”，吸引所有人的目光，她聪慧、美丽、坚贞的形象，千年传诵。采桑养蚕之余，美丽的罗敷也该吃了不少的桑椹。桑椹有“圣果”的美誉。

桑树这种古老的树种，古人自从接触到它，就应该是人类食用桑椹的开始，所以食椹比桑叶饲蚕更早才是。神农尝百草之时，在能品尝到的各种野果中，其中也该包含有桑果。也许远古时代的桑果更多地是用于果腹充饥，尚未品透其药味，以致于后人未能在《神农本草经》中看到桑椹的身影。

每年初夏，过去属于青黄不接的时节，人们不得不忍饥挨饿，日子最为煎熬。桑椹恰在此时成熟，天赐宝物，可代粮助人们度过艰难的荒岁。桑椹晒干可以久贮，方便携带，所以古人曾把它充作军粮。“兵马未动，粮草先行”，桑椹用作军粮，其重要性不言而喻。据《三国志·魏书》的《武帝纪》和《杨沛传》记载，袁绍、曹操的军队都曾食桑椹。《后汉书·献帝纪》甚至把桑椹的非时而生隆重地写入史书，作为祥瑞的象征，普天同庆：“九月，桑复生椹，人得以食。”透过历史的云烟，我们仍然能感受到当时人们的喜悦和对桑椹的崇敬之情。“食我桑椹，怀我好音”，就连那些叫声令人厌恶的猫头鹰，在吃了桑椹以后，它的声音也变得好听了呢！

桑椹味美，能充饥，且入药，后人称颂“四月桑椹赛人参”。中药药性理论认为，桑椹味甘、酸，性寒，能大补肝肾、补血滋阴、生津润燥、乌发，常用于治疗眩晕耳鸣，腰膝酸痛，心悸失眠，须发早白，津伤口渴，内热消渴，血虚便秘。

桑椹果的颜色有白有紫有黑，古人发现紫色桑椹药用效果最好，所以药用时专门取用紫色者。紫色的桑椹富含花青素类物质，现代研究证明它对人体具有多方面益处。桑椹中还含有透明质酸，可对皮肤起到保润的效果，具有美容护肤的作用。

说到“桑者衣之源”，正是得益于先人从食桑椹到饲蚕缫丝的转变。相传有一天，嫘祖在摘桑椹时，偶然发现桑虫结的黄茧，便摘来含在口中玩耍，由于唾液浸泡加热溶解了胶质，嫘祖无意中顺手理出了茧中的丝线。用手一摸，还挺结实，不像蜘蛛丝那样容易断。聪明的嫘祖顿生编织蚕丝以代替兽皮树叶为衣服的想法。后来，嫘祖将野桑蚕变为家养，又发明了一些缫丝的工具，实现了衣以丝绸的梦想。

（一）寓治于食之用

文武膏。用料：桑椹鲜果。制法：取熟透的桑椹果，捣碎，以布绞取桑椹汁，慢火煎熬成膏。宜量大，方易熬膏。熬锅忌用铁器。服法：每次服用一匙，米汤或温开水冲服，每日三次。功效主治：养血润燥，滋补肝肾。适用于肝肾不足，血虚风燥者，如表现为健忘失眠，腰酸腿软，须发早白，阴虚便秘，男子遗精，女子月经量少。

（二）养生膳食之用

1. 桑椹粥

桑椹与糯米和葡萄干等干果煮粥，经常食用，发挥桑椹补肝滋阴、养血明目功效，适用于调治肝肾阴虚引起的头晕目眩、视力减退、耳鸣、腰膝酸软、须发早白以及肠燥便秘等症。

2. 桑椹酒

用料：桑椹1000克，高度白酒1000毫升。制法：将桑椹鲜果拣去杂质，洗净，稍沥干，捣成汁，然后入锅煎沸即可。或者可直接上锅蒸，水开后蒸5分钟即可。将放凉后的桑椹汁倒入装有白酒的瓶内，轻轻摇晃均匀，密封保存勿使漏气，约三周后即可饮用。贮存于阴凉处。注意：制作过程保持洁净，如果酒味酸败，则禁止服用。服法：每次20～50毫升，每日早晚服用。

桑椹酒功可补益五脏，滋阴养血，生津止渴，聪耳明目，润肠养颜。适用于老年人或体质虚弱者，可用于治疗肝肾不足导致的水肿、腰膝酸软、头晕耳鸣、双目干涩、迎风流泪等症。

（三）使用宜忌

药用时对血虚有寒者不宜，脾胃虚寒便溏者禁服。《神农本草经疏》告诫：“脾胃虚寒作泻者勿服。”

桑椹含糖量高，糖尿病患者不宜过多食用。桑椹中含有较多的鞣酸，能够抑制胰蛋白酶，从而影响到人体对铁、钙、锌等的吸收，易导致人体缺铁甚至贫血，因此儿童不宜多食，也不宜与铁剂同时服用。

桑椹属于寒性果品，素体虚寒、脾胃虚弱的人，经期中的女性和孕妇，均不宜多吃。

二、乌梅：生津佳果

说到生津的果子，还有能胜过梅子的吗？说起曹操在行军路上指引大军“望梅止渴”的典故，又谁人不知、何人不晓呢？而中医人通过恰当的炮制，由青梅而得到的乌梅，药用更有效，生津更殊胜。可以说，一味乌梅，更成佳品。

一杯酸酸甜甜、清凉爽口的酸梅汤，是人们消夏的绝佳饮品。《红楼梦》第三十三回、三十四回讲，宝玉挨了一顿毒打，几乎丢了半条性命，被救下后，他什么也吃不下，“只嚷干渴，要吃酸梅汤”。可见酸梅汤的味道十分诱人。

用梅实制作饮料，可上溯到3000年前的商代，但直到南宋，才开始使用乌梅。到了清代，上至皇帝，下到文人墨客、贩夫走卒，酸梅汤深受上上下下各阶层人们的欢迎，其内容大同小异。从宫廷御厨，到街头店铺，各自都有秘方，甚至形成了一个行业，并奉朱元璋为行业的祖师。贵为大明王朝的开国皇帝，朱元璋为什么成了酸梅汤行业的祖师呢？原来，出身贫苦的朱元璋在发达前曾贩卖过乌梅，反清复明人士借此光明正大地加以供奉，酸梅汤也因此带上了一丝不寻常的色彩。

酸梅汤的主角当然是乌梅。乌梅又名青梅、乌梅肉、梅实、熏梅、春梅、桔梅肉、酸梅。摘下蔷薇科植物梅将熟未熟的果实，进一步低温烘干，闷至颜色变黑（古法用火炕焙两三天，再闷两三天），便成了乌梅。

也许有人对乌梅感到陌生，但却对梅花十分熟悉。早春赏梅开，入夏尝青果。梅在我国有着悠久的栽培历史，中原也是它的原生地，河南裴李岗遗址发现了距今约7000年的梅核。梅不但种植在庭院内外，也在中国人的精神世界里占据重要地位，一度被评为国人最受欢迎的花。南宋诗人范成大撰写了世界上最早的梅花专著《梅谱》。梅花与兰、竹、菊同列为“花中四君子”，与松、竹并称“岁寒三友”。梅花坚强和高洁的品质常用来形容文人风骨，深深刻在中国人的精神基因里。梅花飘落后，便结了青青的梅子，继续充实我们的精神生活：有望梅止渴的鼓舞，有青梅煮酒的豪迈，有“郎骑竹马来，绕床弄青梅”的憧憬，有“黄梅时节家家雨”“梅子黄时日日晴”的阴晴不定。在江南，梅子成熟时，恰逢连绵雨季，这便是江南独有的梅雨季节。

《神农本草经》记载了梅实入药，将其列为中品。中医学认为，乌梅味酸、涩，性平。梅花在早春盛开，梅实在夏天成熟，得木之气，味道极酸，入肝经及脾、肺、大肠经，酸涩收敛，因此乌梅能生津止渴，敛肺止咳，涩肠止泻，安蛔止痛，酸甘止呕。用于治疗肺虚久咳、虚热烦渴、久泻、痢疾、便血尿血、妇女血崩、蛔厥腹痛、呕吐等病症。适宜于虚热口渴、胃呆食少、消化不良、慢性痢疾肠炎者食用，以及孕妇妊娠恶阻者、胆道蛔虫患者食用。

中医既重视其药用，也不忘其食宜。清代王孟英《随息居饮食谱》记载：“梅，酸温……温胆生津，孕妇多嗜之。”其外治也得到重视，如明代名医吴崑《医方考》的第一方就是一首乌梅擦牙关方，系救急之用。可用于病人刚中风之时，牙关紧闭，用乌梅肉一味药频频擦牙，牙齿酸软，口便易张开，也就可以继之给病人饲药，方便进一步的治疗。

据现代研究，乌梅含柠檬酸、苹果酸、草酸、琥珀酸、延胡索酸等多种有机酸，能够促进消化，增强食欲，改善肝脏功能，故消化不良及肝病患者宜食之。而且梅子中的有机酸可软化血管，延缓血管硬化，具有抗氧化、抗衰老等作用。乌梅中含钾多而含钠较少，据此，长期服用噻嗪类排钾性利尿药者宜食之。

（一）寓治于食之用

乌梅膏。用料：乌梅 2500 克。制法：加水煎煮，去核浓缩成膏约 500 克。服法：每次服半汤匙（约 9 克），每日三次。功效主治：敛肺止咳。可用于治疗肺虚久咳无痰或少痰；还可治疗牛皮癣。

（二）养生膳食之用

1. 乌梅饮

用料：乌梅 8 枚，冰糖适量。制法：将乌梅用刀切开，碎乌梅连核一起放入容器，加足量清水浸泡 30 分钟，大火烧沸，再转文火煮 20 分钟，将乌梅汤盛出，加冰糖调味即可。服法：代茶饮。乌梅代茶饮可消食开胃，生津益胃，尤适用于虚火上炎所致失音等症的食疗。

2. 酸梅汤

用料：乌梅 75 克，山楂 50 克，陈皮 15 克，甘草 5 克，白砂糖 450 克，开水 1000 毫升，凉开水 2000 毫升。制法：将乌梅、山楂、陈皮、甘草洗净，加入开水浸泡 5 小时，然后倒入锅中煮 1 小时，滤渣，得到复合乌梅汤汁。在乌梅汤汁中兑入凉开水，加入白砂糖，搅匀令溶。放入冰箱中冰镇。服法：代茶频饮。

酸梅汤开胃生津，消解暑热，增进食欲，是夏季适口的大众清凉饮料，既可温饮，也可凉饮。

（三）使用宜忌

凡感冒发热，咳嗽多痰，胸膈痞闷者忌用乌梅；菌痢、肠炎初期，忌用乌梅；临床对有实邪的患者当忌用乌梅。

妇女正常月经期以及孕妇产前产后均应慎用；胃酸过多者慎用。青梅或乌梅不可多食或超量使用，否则易损齿、伤骨。

乌梅不宜与维生素 B_{12}、呋喃妥因、阿司匹林、吲哚美辛及多种抗生素同用，也不宜与含钾、钙、镁等金属离子的药物同用。因其所含有机酸可与含钙、钾、镁等金属离子的化学药物生成相应的盐，形成结石。

三、龙眼：桂月佳果

龙眼又名桂圆，是我国南方亚热带的名贵特产，既是老少咸宜的果品，也是一味历史悠久的滋补良药，民间素有“南桂圆，北人参”的说法。

农历八月称桂月，桂花香，桂圆熟。龙眼、桂圆一物两名，各有来源：龙眼是说它果大粒圆肉润似眼，而以龙比拟其高贵；桂圆是说它桂月而成熟，圆润而令人有圆满的感觉。它还有益智、荔枝奴、鲛泪、骊珠等名号。

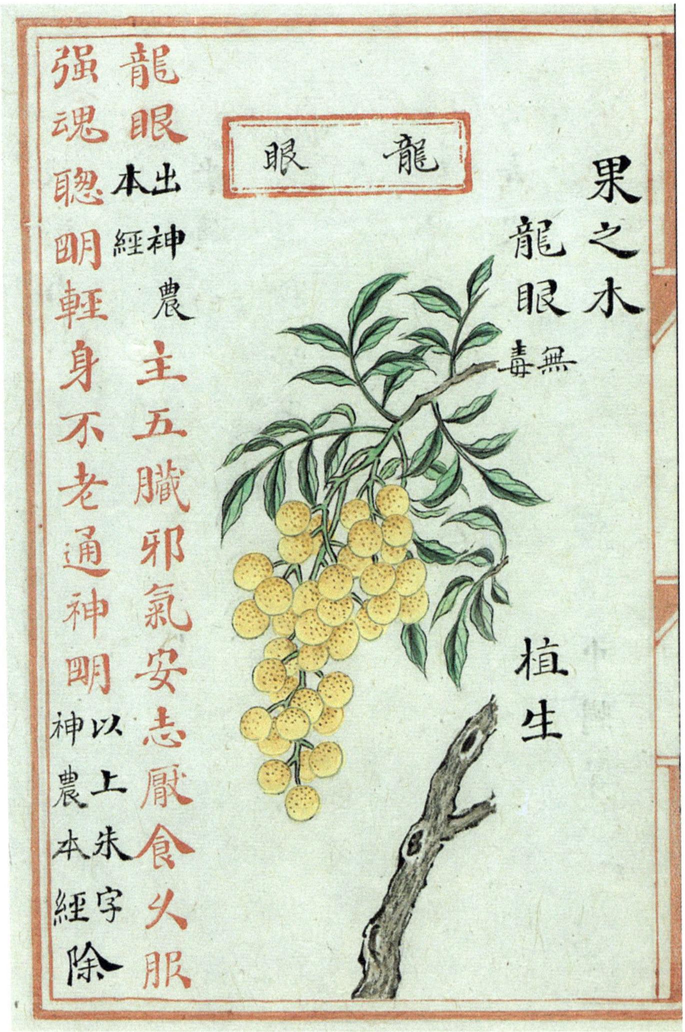

《本草品汇精要》中的龙眼图文

龙眼果肉晶莹，甜美多汁，既是招待贵宾的奇珍异果，更是滋补佳品。桂圆之名更具有丰富多彩的文化寓意。古代七夕节习俗，少妇少女们忙着摆贡品，拜织女，准备乞巧，其中重要的一项巧果是“五子”，即桂圆、红枣、花生、瓜子、榛子。斋戒沐浴后，女子们纷纷轮流向织女乞巧、乞美、乞寿、乞子、乞爱。

作为药物，龙眼进入本草典籍，最早收录于《神农本草经》中，列为中品。龙眼味甘，性温，性质平和。具有补益心脾、养血安神、补虚长智功能，适宜于治疗心脾两虚导致的失眠、健忘、气血不足、头昏眼花、面色萎黄、月经不调等。

现代研究认为，龙眼肉富含果糖、蔗糖、粗蛋白、酒石酸、腺嘌呤、胆碱、维生素及多种微量元素等，营养丰富，能够治疗各种贫血，以及因缺乏烟酸造成的皮炎、腹泻、痴呆，同时对癌细胞有一定的抑制作用。

清代名医王孟英行医于民间，深知百姓疾苦。他推崇以食代药，认为“药极简易，性最平和，味不恶劣，易办易服”。他在《随息居饮食谱》中记载了用龙眼创制的食疗名方“玉灵膏”，即用龙眼、西洋参加入白砂糖，蒸后冲服，大有滋补疗效。王孟英誉其“大补气血，力胜参芪”，堪称滋补气血的珍品。对于衰羸老弱、产妇临产，服之尤妙。龙眼肉配其他滋补果品，或熬成膏滋，或浸制药酒，或煮粥进服，可根据需要灵活选择，发挥其应有效用。

（一）寓治于食之用

1. 玉灵膏（代参膏）

用料：龙眼肉、西洋参（二者比例为 10 ∶ 1）。白砂糖适量。制法：将龙眼肉洗干净，与西洋参粉按照 10 ∶ 1 比例搅拌均匀，置于炖盅。放入锅中隔水炖或放入笼屉中蒸，经慢火长时间蒸炖即成。既便于人体吸收，而且滋补效力佳，味道好。用法：每日早晚取一勺，放入杯中，开水冲调食用。此膏密封包装后冰箱冷藏保存，可久贮。功效主治：补血益气，安神定志，改善睡眠。适宜于血虚气虚，面色差，易疲劳，心悸，失眠多梦者；产妇与女性经期需调补气血者；精力不济，思虑过多，血虚气虚，失眠健忘，体弱易病老者。

2. 桂圆参蜜膏

用料：党参 250 克，沙参 125 克，桂圆肉 120 克，蜂蜜适量。制法：党参、沙参、桂圆肉以适量水浸泡透发后，加热煎煮，滤出药液，合并三次煎液，以小火浓缩至稠黏，加入蜂蜜一倍量，浓缩收膏，贮存备用。用法：每次一汤匙，以沸水冲化顿饮，每日三次。功效主治：补元气，清肺热，开声音，助筋力。适用于体质虚弱、消瘦、烦渴、干咳少痰、声音嘶哑、疲倦无力等症。

（二）养生膳食之用

桂圆醴。用料：桂圆肉 200 克，高度白酒 500 毫升。制法：将桂圆肉放入细口瓶内，加入 50 度以上的高度白酒，密封瓶口，每日振摇一次，半月后即可饮用。不宜使用低度酒。用法：每日两次，每次 10 ～ 20 毫升。

此款桂圆补酒具有温补心脾、安神定志效用，是民间常见的自制滋补果酒。适用于调养体质虚弱者，尤其适合调治易患失眠、健忘、气短乏力、惊悸、早泄等症者。

（三）使用宜忌

龙眼生食易致人腹胀，可蒸熟或开水烫过后食用。

糖尿病患者不宜食用。素体火盛或湿热蕴阻者，多有舌苔黄腻表现，不宜食用。感冒期间不宜食用。

第五节　凉茶滋味

——夏枯草、薄荷、金银花，清解热毒

炎夏酷暑，湿热交蒸。所谓热毒难耐，南方之地，感受尤深。极端的情况对人的身体也是一种考验与磨炼，必要时也需要通过饮食起居的调节加以应对。于是，遵循中医“以寒治热”的原则，饮用凉茶的保健方式就

在我国南方应运而生。

口味各异、包装五彩缤纷的饮料，并不是现代独有的。在古代，人们早就学会利用一些特殊的植物制作饮料。不必说由果实自然发酵产生的水果酒，也不必说历史悠久的茶，让我们数一数大唐饮子、宋代熟水、元明渴水……品类之繁多，令人目不暇接。其中，颇具地理特色的南方凉茶，通常具有清热解毒、生津止渴、祛火除湿等功效。凉茶制作简单，基于一定的中医基础理论与本草药性学识，凉茶的运用普适性极强，合乎因地制宜，因需取用，多可在厨房里简便制作，应时而用。举例凉茶原料中的夏枯草、薄荷、金银花，介绍常见凉茶的配方与其他食疗保健应用等。

一、夏枯草：夏至而枯

《黄帝内经》讲，“夏三月，此谓蕃秀。天地气交，万物华实”。在炎炎夏日，草木茂盛、果实丰硕，天地间一派繁盛景象之时，大自然中偏偏就有一种特殊的小草，在夏至到来之际，应时而枯，它就是夏枯草。

作为土生土长的本土植物，夏枯草分布广泛，遍及全国，不同地方有不同的叫法：北方有叫它夏枯头、四棱草的，西南地区叫它麦夏枯、铁色草，另外还有叫棒柱头草、灯笼头草、大头花、棒槌草、榔头草、夏枯球，总有一个名字是你熟悉的。

夏枯草是一味运用历史悠久的中药材，从《神农本草经》到《中国药典》，已经使用了2000多年。2010年，卫生部第3号公告中明确将夏枯草、布渣叶、鸡蛋花列为凉茶饮料的原料。夏枯草味苦、辛，性微寒，入肝、胆经，具有清热养肝、明目、散结消瘿、行肝气、开肝郁的功效，常用于治疗目赤肿痛、目珠夜痛、头痛眩晕、瘰疬、瘿瘤、乳痈、乳癖、乳房胀痛等。

研究发现，夏枯草全草含有抗人类免疫缺陷病毒（HIV）的酸性多糖夏枯草多糖，还有夏枯草苷、熊果酸、齐墩果酸、芸香苷及挥发油类物质，具有降压、降血糖、抑制某些常见皮肤病致病真菌、免疫抑制、抗I型单纯疱疹病毒等作用。《现代实用中药》认为夏枯草还可以利尿，对淋病、子宫病症有效。夏枯草的杀菌作用，其煎剂外用于清洗创口，治疗化脓性炎症、

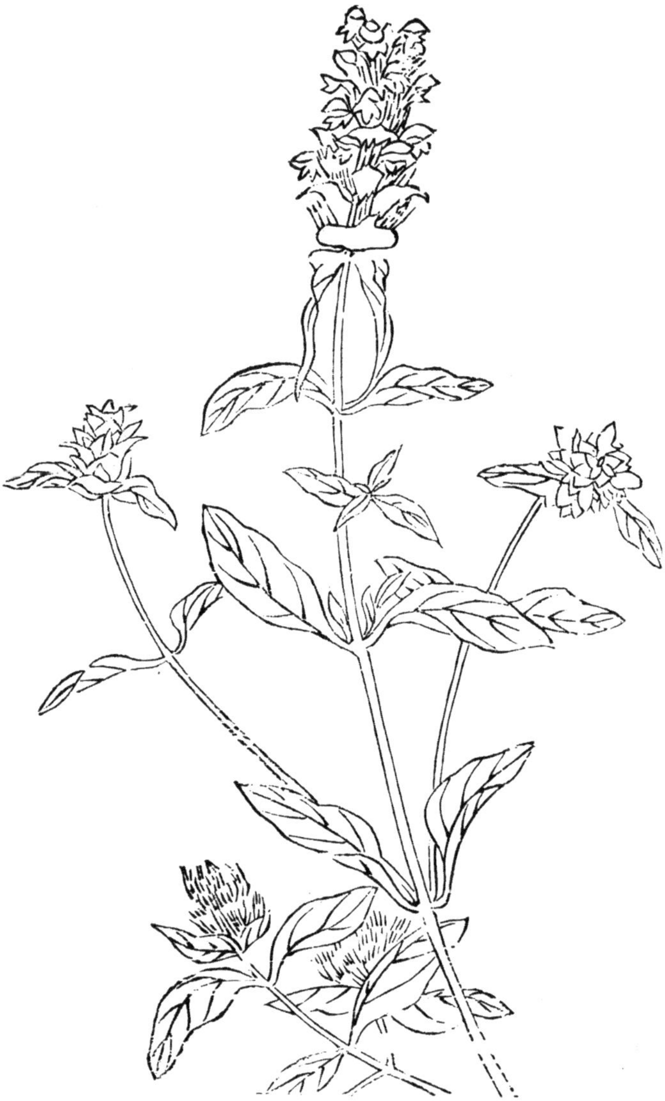

《植物名实图考》中的夏枯草图

妇科阴道或子宫炎症等具有较好疗效。

夏枯草可食并不是从凉茶而始的习俗。明代《救荒本草》记载了夏枯草的食用方法：三四月间，采摘夏枯草的嫩苗，洗净后用开水烫熟，再换水浸泡去苦味，最后加入油、盐凉拌即可。

夏枯草是南方制作凉茶的常用原料。在云南，人们夏天吃烧烤的时候，常常备上一壶夏枯草凉茶。在制作凉茶时，夏枯草多与清热解毒的金银花、清肝明目的菊花等配伍。本于清代吴鞠通《温病条辨》的经典名方桑菊饮，可制备成夏桑菊凉茶，清热解毒，并可清肝明目，其温和的辛凉配伍，适合更广泛的人群在暑热时节饮用。

在我国南方，夏枯草用于败火尤其是用于制作凉茶，有着很深的群众基础和很久的使用习惯。南方的人们也多熟知夏枯草的功用，熟知其产地、采摘时节和功效，正是为了取其益处。

（一）夏枯草凉茶方

夏枯草凉茶。用料：夏枯草60克。制法：夏枯草去掉根，只留茎叶和果穗，清洗干净，然后放进煮茶的壶里，加水300毫升，大火煮沸后关火即可。也可以使用刚煮好的夏枯草茶汤，冲泡绿茶、菊花等。服法：温饮或凉饮皆可。

单味的夏枯草凉茶具有较显著的清热祛火、利尿消肿、清肝明目效用，适合在夏季根据体质有选择地饮用。

另外，夏枯草还可与桑叶、菊花、槐花、小蓟、甘草、蒲公英等配合代茶饮。

（二）使用宜忌

使用夏枯草宜辨别体质与治病需求。夏枯草药性寒凉，凡脾胃虚弱、寒证及虚寒体质者，应忌用或慎用。同样，因其性质寒凉而不宜长期大量使用。

二、金银花：清解毒热

金银花是藤本植物忍冬的花。它一蒂二花并放，花开两色，刚开放时呈白色，完全开放后又慢慢变成黄色，如此形成黄白衬映，如金似银，成双成对，花形优美，故人们用“金银”来美称它。又叫它银花、双花、二花、二宝花等。它的花朵，内有花蕊如丝状，故又名老翁须、金钗股。因忍冬是藤本植物，又名鸳鸯藤、鹭鸶藤、左缠藤、千金藤。到了冬天，忍冬的叶子格外肥厚，像薜荔枝，又名大薜荔。

如今金银花已是家喻户晓的清热解毒良药、药食两用佳品，但这块金子却曾经被埋没了上千年之久。

忍冬入药历史悠久，《本草经集注》中已有它的身影，但最初使用的是忍冬的茎和叶。直至南宋，陈无择才明确提出花、茎、叶的效果是一样的。而真正大量使用金银花，则在明清时期，此时广泛发扬了它的清热解毒功能。清代蔡淳《金银花》写道："金银赚尽世人忙，花发金银满架香。"可见，金银花已经是深受人们喜爱的庭院芳草。

金银花之名，首见于北宋时期的《苏沈良方》，这是苏轼《苏学士方》与沈括《良方》的合集。在《苏沈良方》中，沈括讲述了一个治痈疽神秘验方的发现之旅。

沈括在江西的时候，有一位高僧叫鉴清，通医术，他善于用一味叫作老翁须的药治疗发背疽，疗效非常好。发背疽是痈疽的一种。痈疽属于毒疮，在体表、四肢、内脏都可能发病，相当于细菌感染所致的化脓性炎症。在抗生素发明之前，任何细菌感染都可能导致可怕的后果，痈疽便是这样一种凶险的病症。老翁须能轻松治好痈疽，自然让沈括感到很神奇。又过了十年，沈括来到金陵，听说当地名医王琪善于用水杨藤治疗痈疡，经再三恳求，终得以见到药材，沈括发现，水杨藤原来就是老翁须。又过了几年，沈括听说朋友王子渊得到一个神方，救活了好几个人，方中有一味药叫大薜荔。兜兜转转，沈括来到历阳，当地一位姓杜的医生善于治疡，用的药叫千金藤。等沈括经过宣州时，发现宁国尉王子驳也有一个治痈疽的方，用的是金银花。后来，沈括听说海州士人刘纯臣有用金钗股治痈疽的效方。以上这几位先生，都说自己所用的药能治好痈疽，效果出神入化，而他们使用的药各有其名，涉及老翁须、水杨藤、大薜荔、千金藤、金银花、金钗股等。经过沈括的考察，它们虽然名字不相同，却是同一味药，使用的都是忍冬的茎、叶、花。沈括搞明白后，便将忍冬治疗痈疽的绝佳疗效进行了公开。

金银花味甘、苦，性寒，被誉为清热解毒之要药，而且有"治疮无二"的赞誉。金银花清热解毒、消炎退肿，主治外感风热或温病发热，中暑，热毒血痢，痈肿疔疮，喉痹，现代研究证明它对多种感染性疾病都有良好的治疗效果。金银花气味芬芳，黄白可爱，秀色可餐，也是一味易得的植物性食材，鲜食、干用均可，可凉拌调食、煮粥、泡茶、煎汤、熬膏、蒸露等。

药理研究发现，忍冬藤、叶、花均含绿原酸、异绿原酸、木犀草素等几十种活性成分，具有抗菌、消炎、解热作用，可抑制葡萄球菌和枯草杆菌的生长，对卡他球菌、白念珠菌、伤寒杆菌、痢疾杆菌、变形杆菌等多种致病微生物有不同程度的抑制作用。

金银花是一味上佳的凉茶原料，用它制备的凉茶能清解热毒，既可温热饮用，也可冰置冷饮，根据个人喜好，各取其宜。

（一）金银花凉茶方

金银花茶。用料：金银花 5 克，绿茶 3 克。制法：将金银花和绿茶置于茶杯中，加入开水冲泡 5 ～ 10 分钟即可。服法：代茶饮，至茶味变淡为止。

金银花茶具有清热、解毒、抗菌的效用。适用于夏季热盛时饮用，清热祛暑并败火。也可用于外感发热、慢性肠炎、肺炎、扁桃体炎、肾炎的食疗调治。

金银花还可与淡竹叶、茶叶、菊花、连翘、板蓝根、甘草、绿豆、桑叶等搭配代茶饮。

（二）寓治于食之用

1. 金银花露

用料：新鲜未开放的金银花花蕾 250 克。制法：金银花清洗干净，置蒸馏瓶中，加水适量，依蒸馏法，收取蒸馏液 1000 毫升为止。服法：冷饮或温饮，每次 30 ～ 50 毫升，每日两次。可单用，或与其他清热解毒类饮料兑用，除增其清热解毒功效外，还可调香。功效主治：清热解毒，消暑，为暑季清热解毒常用品。用于治疗小儿胎毒、暑温口渴、热毒疮疖、温热痧痘，血痢等症。

2. 金银花酒

组成：鲜金银花 150 克（干者亦可，不及生鲜者力速），甘草 30 克。

制法：上二味用水 500 毫升，煎煮至 250 毫升，再加入酒 250 毫升略煎。用法：分早中晚各服一次。重者一日两剂，服至大小便通利，则药力最佳。外以生金银花捣烂，用酒调匀，敷于患处周围。功效主治：清热解毒。用于治疗一切痈疽恶疮，不问发在何处。治疗肺痈、肠痈时，尤以初起效著。

（三）使用宜忌

虚寒体质及女性月经期内不宜使用。

金银花作为保健养生或用作植物花茶、凉茶等，选择在暑热季节使用较为合适。可根据体质选择使用，以调和保健。

金银花药性偏于寒凉，会影响到脾胃的运化，脾胃虚弱者不宜常用。

三、薄荷：香浓欲醉

目前，世界上用量最大的香料是什么？居然是普普通通的薄荷。

“牡丹架暖眠春昼，薄荷香浓醉晓晴。”如果说牡丹是具有天姿国色的美人，那么薄荷则像邻家小妹，是小家碧玉型的，在寻常人家的庭院中易见。薄荷以其娉娉婷婷、清香扑鼻，又常常出现在诗人的笔下。大诗人陆游曾题诗句：“薄荷花开蝶翅翻，风枝露叶弄秋妍。”

薄荷，又名夜息香、银丹草，可观赏、可食用、可药用。

薄荷的食用方法十分丰富，如薄荷饭、薄荷汤、薄荷酒、薄荷茶等，它也可作调料，用于糕饼点心，饮料汤羹；可作蔬菜，或生食，或炖炒，入口清凉芬芳，是人们再熟悉不过的味道。薄荷最普遍的用途是放进各类饮料、零食中，以增加风味。

薄荷清凉芬芳，常伴花入酒。清代《调鼎集》记载有一种“花酿酒”，制作方法非常有特色：采集各种香花，与酒一起，再加入冰糖和薄荷少许，入酒坛封固，一个月后即可饮用。

不过，与浸酒相比，人们还是更喜欢简单一些的饮用薄荷茶。宋代李纲写下“淮舟昔共茱萸酒，闽馆今同薄荷茶”的诗句，可见薄荷早已是人们喜爱的植物茶饮品种。

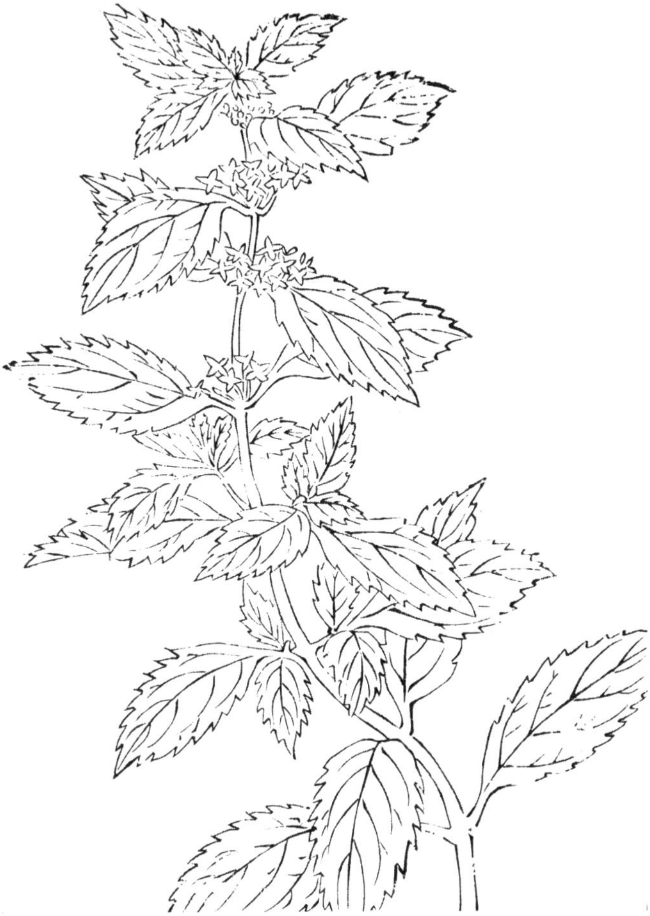

《植物名实图考》中的薄荷图

薄荷味辛性凉，喜欢生长在温暖湿润、阳光充足、排水良好的沃土中，通身碧绿，茎和叶都有清凉的芳香之气，气味雄厚，力能内透筋骨，外达肌表，宣通脏腑，贯穿经络，所以能透表发汗，被医家认为是温病宜汗解者的要药。用于治病，薄荷少量用则善于调和，治肝气不顺，胆火郁结导致的胸胁疼痛，对痢疾初起，兼外感风热者，以及泄泻，一切风火郁热导致的病症，都有良好疗效。又因薄荷善于透表，止皮肤瘙痒，味道辛香，也是儿科常用药。总之，薄荷气味辛散清凉，能够疏散风热，清利头目，宣解郁滞，透疹止痒，芳香之气还能辟秽、通窍，适于治疗风热感冒、鼻塞头痛、咳嗽失音、头目有火、恶心口臭、口舌生疮、心胸胀闷等病症。

古代贵族曾经口含昂贵的丁香以求口气芬芳，而平常百姓更愿含上一片清凉的薄荷，也能清新口气。直到今天，口香糖的主打口味还是以薄荷最为出色。

薄荷含有薄荷醇、薄荷酮，是清凉油的主要成分。薄荷醇涂抹在皮肤上有清凉感，有清凉止痒作用，外涂可缓解头痛、神经痛、瘙痒等；内服可作为祛风药，治疗头痛及鼻炎、咽炎、喉炎等病症。作为添加剂和赋香剂，薄荷醇大量应用于牙膏、口香糖、糖果、化妆品、香水、饮料和香烟中。薄荷醇的酒精溶液有防腐作用，对呼吸道炎症有一定疗效。

此外，薄荷精油有解痉作用，薄荷中的总黄酮类具有利胆作用。现代研究认为，薄荷具有杀菌、抗病毒、镇痛止痒、止咳、利胆的作用。

（一）薄荷凉茶方

薄荷凉茶。薄荷叶与甘草、桑叶、菊花、香薷、淡竹叶、芦根等搭配，煮后代茶饮。

夏季常饮薄荷凉茶，具有提神醒脑的效果，也可辅助用于预防风热感冒。或用薄荷煮茶，根据个人喜好，灵活加入冰糖、蜂蜜或者果汁，温热饮用或冷饮皆可。

（二）寓治于食之用

薄荷蜜丸。用料：薄荷、蜂蜜。制法：薄荷研磨成细末，加入炼蜜，揉搓成如芡实大的药丸。服法：每次含化 1 丸。功效主治：清化痰，利咽膈。可用于治疗风热疾病。

（三）使用宜忌

阴虚血燥，肝阳偏亢，表虚汗多，咳嗽自汗者忌服。病体初愈或体质虚弱的人慎用，服薄荷或令人虚汗不止。消渴病人慎用。

薄荷属于辛香药材，中医学认为辛香伐气，过用易致人体质虚冷，损肺伤心，故不宜多服久服。